Antonie Peppler
Hans-Jürgen Albrecht

Kreative Homöopathie
Der Weg
zur Lebenslust

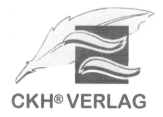

CKH® VERLAG

Die Deutsche Bibliothek - CIP-Einheitsaufnahme

Peppler, Antonie; Albrecht, Hans-Jürgen

Kreative Homöopathie - Der Weg zur Lebenslust

CKH® Verlag Großheubach, 1. Auflage 2008

ISBN 978-3-933219-02-2

Verlag: CKH® Verlag, Klingenweg 12, D-63920 Großheubach

Druck & Einband: wk Werbestudio & Druck,
                   Pfarrer-Henning-Straße 2-4, D-63868 Großwallstadt

Vertrieb: CKH® Verlag, Klingenweg 12, D-63920 Großheubach
            Telefon: 0049 (0)9371 2059
            Fax: 0049 (0)9371 67030
            Internet: www.ckh.de
            Email: info@ckh.de

HOMÖOLOG®" ist eingetragenes Warenzeichen der Medicom Computer Vertriebs GmbH.
„CKH®" ist eingetragenes Warenzeichen des Centrum für Klassische Homöopathie, Großheubach.
„Kreative Homöopathie nach Antonie Peppler®" ist eingetragenes Warenzeichen von Antonie Peppler.
„HOMÖOLOGIE®" ist eingetragenes Warenzeichen von Hans-Jürgen Albrecht.

Auch schon probiert?

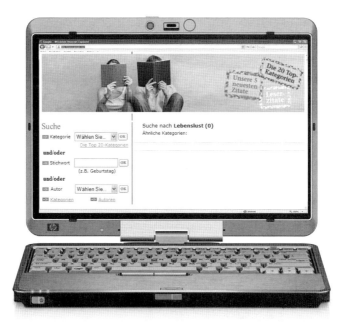

An dieser Stelle befindet sich in unseren Büchern in der Regel ein Zitat.

Während unserer Internet-Suche nach etwas Zutreffendem sozusagen 100%ig Passendem zum Thema Lebenslust wurden wir auf einer der einschlägigen Zitatenwebseiten in etwa wie oben abgefunden.

Einleitendes Vorwort

Es war gar nicht so einfach, herauszufinden, was sie eigentlich ist, diese Lebenslust. Und so mussten nicht nur Sie, lieber Leser, etwas länger auf dieses Buch, sondern auch wir, die Autoren, durchaus etwas länger auf diese warten. Einerseits schien sich die Lebenslust ständig zu wandeln, andererseits ist in der Zeit der Vorbereitung zu diesem Buch wie auch in den „Pausen" dazwischen vieles geschehen. So haben wir in diesen Jahren unter anderem erfahren dürfen, was Lebenslust eben nicht ist. Die Wege, welche wir beschritten haben, um uns selbst zu begreifen, haben Sie, lieber Leser, nun vor sich - oder vielleicht vor sich, wenn Sie wollen; genau so, in doppelter Bedeutung.

Für uns war es anstrengend und spannend zugleich, zu erleben, welche unserer Lebensthemen sich im Verlauf der Jahre als übernommene Konflikte, Verhaltensmuster und Glaubenssätze, z.B. aus unseren Familien, herausstellten. Die Frage „Was will jeder von uns selbst, ist das wirklich das Eigene?" stellte sich immer wieder und wieder. Und dieser Prozess ist mit der Fertigstellung des vor Ihnen liegenden Buches keineswegs beendet, denn der eigene Lebensrhythmus und die persönliche Einstellung dazu werden sich auch in Zukunft immer wieder verändern.

Was bleibt, sind die Wandlungsfähigkeit, die Flexibilität und die Freude über all jene interessanten, lehrreichen und manchmal abenteuerlichen Erfahrungen, die das Leben zu bieten hat.

Ein wesentlicher Teil der Lebenslust ist verbunden mit der härtesten Lernaufgabe die das Leben stellt, das Erkennen der Eigen- oder Selbstverantwortung und das vollständige Begreifen, wie weitreichend dieser Denkansatz ist. Zuständigkeiten behalten und nicht andere für die eigenen gelebten Erfahrungen verantwortlich zu machen, das Bewusstsein zu haben, das alles im Leben selbst kreiert wird, darüber die Konsequenzen zu erspüren und auch tragen zu wollen, all dies gehört zur angewandten Lebenslust.

Bei dieser Gelegenheit möchten wir all jenen danken, die an dieser persönlichen Entwicklung sowie an der des Buches, welches Sie nun in Händen halten, beteiligt waren, danken. Dies betrifft alle jene Menschen, die uns begegnet sind und uns erfreut, beschenkt, bereichert, zugehört oder inspiriert, aber auch an jene, die uns belogen, betrogen, bestohlen oder hintergangen haben. Vermutlich wissen wir heute, warum dies geschah, können unseren persönlichen Anteil an diesen Entwicklungen mit Gelassenheit zu Kenntnis nehmen und haben daraus gelernt, dass man das eigene Verhalten gelegentlich rechtzeitig ändern sollte und kann.

Für die technische, gestaltende und auch bei Formulierungen mehr als hilfreiche Unterstützung gilt unser spezieller Dank Marietta Bachmann, die wieder einmal Nächte und Wochenenden „geopfert" hat, damit die Lebenslust nun, so wie unterdessen in ihrem Privatleben, auch bei anderen um sich greifen kann. Für die Umsetzung von Diktaten und Korrekturen danken wir Angelika Böhlke, Dania Irmler, Malvina Schricker, Dr. Stefan Scheibel, Rosemarie und Donatus Scheuren sowie Christiane Socha.

Die angegebenen homöopathischen Arzneien sind möglichst treffende Beispiele, haben aber keinen Anspruch auf Vollständigkeit. Die homöopathischen Potenzen der so genannten Drogen wie z.B. Cocainum hydrochloricum sind in Deutschland bedauerlicherweise nicht erhältlich, da es sich jedoch um interessante und teilweise signifikante Mittel handelt, entschieden wir uns sie dennoch vorzustellen in der Hoffnung, dass sie in homöopathischer Form, die ausschließlich hilfreich ist, gesetzlich freigegeben wird. Denjenigen, die sich mit der Wirkung homöopathischer Arzneien befassen wollen und vielleicht noch zu wenig Erfahrung damit haben, sei empfohlen, dabei mindestens Potenzen ab der C 200 zu nutzen. Bei aufkommenden Fragen bezüglich der Potenzen können Sie den diesbezüglichen erläuternden Artikel unter www.ckh.de herunterzuladen und /oder eines der zahlreichen Seminare zum Thema Lebenslust unserer Akademie zu besuchen.

Viel Vergnügen auf Ihrem Weg zu Lebensfreude und Lebenslust wünschen Ihnen

Antonie Peppler und Hans-Jürgen Albrecht

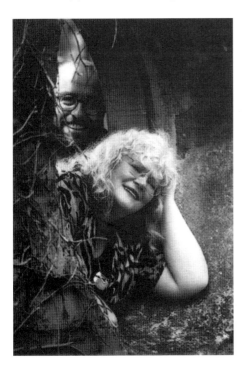

Inhaltsverzeichnis

Fahrplan zur Lebenslust

Lebenssituationen und ihre Körpersymptome

Wenn die Emotionen verrückt spielen...

Materia Medica ausgewählter homöopathischer Mittel

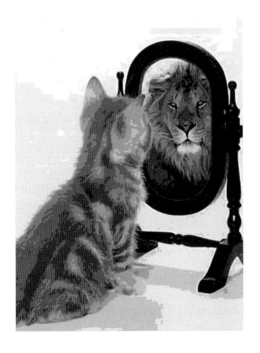

Fahrplan zur Lebenslust

Von der Leichtigkeit des Seins

Lebensfreude und Lebenslust zu entwickeln wird gern als simple Angelegenheit beschrieben, obwohl die individuellen Definitionen von Lebenslust sehr unterschiedlich ausfällt. Es scheint, als müsse man lediglich ein paar Schalter umlegen und schon verwandelt sich beispielsweise das Mauerblümchen in eine strahlende Businessschönheit, die - mit oder ohne Prinz - in den Morgenhimmel reitet. Ersatzweise statt auf dem weißen Pferd im schicken Flitzer, und in Ermangelung eines Prinzen nicht selten mit einem Potpourri eigener Kreditkarten ausgestattet. Endlich erfolgreich. Nach diesen Regeln wird auch der stotternde, errötende „Versager" zum verständnisvollen und vor allem endlich verstandenen Womanizer. Wir müssen nur wollen.

Gern wird behauptet, man müsse sich nur an die „richtigen" Verhaltensmuster und Spielregeln halten, dann klappt es schon – was „es" auch immer sei. Befolgt man die einschlägigen Ratgeber, wird sich der Erfolg zwangsläufig einstellen; und wenn nicht, so wird suggeriert, man sei blockiert oder habe wohl nicht recht „durchgehalten". – Glück als zwangsläufiges Ergebnis eines diktierten Wohlverhaltens? Um sich mit diesem Thema ehrlich auseinanderzusetzen, sollte man sich durchaus gelegentlich in Selbstironie üben. Sind wir nicht alle ein klein wenig anfällig für die Heil- und Schönsprechungen verheißungsvoller Dinge oder Gedanken?

Eine gesamte Industrie schwimmt inzwischen im seichten Fahrwasser eines allgemeinen Wellnessbegriffs, der sich mit all seinen alterspezifischen Varianten zum größten Marketing-Clou der letzten Jahrzehnte entwickelt hat. Im Zentrum der fast schon klassischen Umdeutungen stehen dabei „Selbst"-Werte wie Schönheit, Intelligenz, Humor oder das eigene Auftreten bzw. „Fremd"-Werte wie Trends, Mode und wirtschaftlicher Erfolg.

Auch „psychosomatische Themen" werden abgehandelt, als ließen sie sich mit ein paar Verhaltensregeln ganz einfach lösen. Und tatsächlich: Folgen wir all den zweifellos motivierenden Ratschlägen für den Alltagsrat, so verzeichnen wir kleine, durchaus erfreuliche Erfolge bei der Steigerung unserer Lebensqualität. Zweifellos sind Kreativität, die Kraft der eigenen Gedanken und die Fähigkeit zur Fokussierung auf die eigenen Stärken wesentliche Aspekte bei der Entwicklung alltäglicher Lebensfreude. So machen wir es uns an der Oberfläche einer teilweise illusorischen Gedankenwelt durchaus bequem. Lebenslust ist jedoch nicht nur ein Begriff, der sich auf Wellness oder die aktuelle Befindlichkeit bezieht. Im Zusammenhang mit den Begriffen „Gesundheit" und „Krankheit" eröffnet sich eine weitaus breitere und tiefer gehende Betrachtungsweise dessen, was Lebensqualität ausmacht oder aber blockieren kann.

Lebenslust und Lebensfreude - Weg *und* Ziel

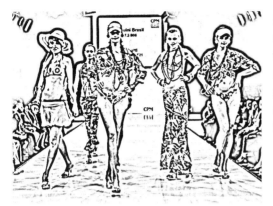

Ganz gleich, ob Tennis, Golf oder Party - sich öffentlich und möglichst demonstrativ zu amüsieren, „Spaß haben", gleich auf welchem gesellschaftlichen Niveau, gehörte und gehört zum guten Ton in der vielleicht ausklingenden Ära der Spaßgesellschaft.

Neue Medien ermöglichen eine neue Form der Beteiligung: Über Handy-Videos oder Großleinwände kann man scheinbar jedes Ereignis live erleben. Nur zu gern werden diese Erlebnisse, der Spaß daran und das oberflächliche Vergnügen mit Lebenslust verwechselt.

Signalisiert diese scheinbar übersprudelnde Lebensfreude doch, dass der Mensch teilnimmt am so genannten aktiven Leben, dass er flexibel, stets mitten im Geschehen und damit erfolgreich ist. Aber ist Erfolg tatsächlich mit Lebensfreude gleichzusetzen? Dabei sollten wir uns auch eines bewusst machen: Es sind die Medien, die all dies als notwendig suggerieren, und es sind die Menschen, die sich diese Sichtweise ebenso gedankenlos wie kritiklos suggerieren lassen.

Die heutige Alltagspräsenz der Medien hat durchaus etwas vom „Brot und Spiele" des Römischen Reiches. So dürfte es niemanden verwundern, wenn Statistiken beispielsweise die reine Genussorientierung der jugendlichen Unterschicht beklagen.

Lebensfreude und Lebenslust werden gemessen an der Beteiligung des Einzelnen an öffentlichem Vergnügen. Daran unbeteiligte Menschen gelten häufig als passiv und damit als erfolglos und „unglücklich". Lange „In & Out"- Listen verpflichten monatlich zu neuem Sein, und eine Vielzahl von Gruppen erfindet sich in Moden und Trends täglich neu. Vielfalt und Wechsel vermitteln den Eindruck von unglaublicher Individualität. Durch diese demonstrative Funktion wird Spaß zur Pflicht und ist damit nicht selten weit von Lebenslust und Lebensfreude entfernt.

Ist dieser Spaß der Mediengesellschaft nun tatsächlich so „verwerflich", wie es die vorangegangen Worte anzudeuten scheinen? Was ist so schlecht daran, „aktiv" zu sein, „Spaß" zu haben, die „Mühen des Alltags" ein paar Stunden lang zu vergessen oder zu verdrängen?

Um Irrtümer zu vermeiden: Spaß zu haben ist weder verwerflich noch schlecht. Vielmehr kommt es darauf an, wie wir diese Prozesse und Geschehnisse betrachten, erleben und bewerten. Ist es das, was wir wirklich wollen, oder haben wir unbemerkt ein strenges, diszipliniertes Lebensprinzip gegen eine „Spaßdiktatur" eingetauscht? Wissen wir um die tatsächliche, innere Bedeutung unserer Handlungen und Ansichten oder lassen wir uns lediglich mitreißen wie Treibholz auf einem immer schneller werdenden Strom? Wie bewusst und mit welcher „inneren Freiheit" nehmen wir an all dem teil?

Viele Menschen haben die Oberflächlichkeit des modernen Lebens erkannt und suchen nach Bewusstseinserweiterung sowie einem anderen Umgang mit sich, ihrem Leben und ihrer Umgebung.

Lebenslust und Bewusstsein

Der Lebenslust, wie wir sie hier verstehen, liegen natürliche Individualität, innere Ruhe und Frieden zu Grunde. Innerer Frieden deutet darauf hin, dass ein Mensch Zugang zu sich selbst, seinen Potentialen und seiner Kreativkraft, zu seinem so genannten „göttlichen Anteil" hat. Am besten vergleichbar ist dieses Potential mit einer Bühne, nennen wir sie „Bühne des Lebens", auf der jeder Mensch sein Leben kreiert. Auf dieser Bühne spielen sich all jene Komödien, Dramen oder Tragödien ab, die das Leben auszumachen scheinen.

Dabei müssen wir zunächst verstehen, dass alles, was im Außen geschieht, das Ergebnis unserer meist unbewussten Kreativkraft ist. In einer Zeit globaler Medienreize wird es immer schwieriger, den Gedanken der bewussten Kreativkraft zu verinnerlichen, sind wir doch scheinbar vom Außen getrieben. Dabei ist es gerade dieses Außen, das uns die Möglichkeit gibt, unser Inneres zu reflektieren und den Schlüssel für Lebensfreude und ein selbstbestimmtes Leben zu finden.

Eines jener spannenden universellen Lebensgesetze, die uns zu innerem Frieden und somit zur Lebenslust verhelfen können, ist ein Grundgesetz der Homöopathie: „Innen wie Außen". Es besagt, dass das Außen, d. h. alles, was uns umgibt, ein Spiegel unseres eigenen Inneren ist. Wenn wir das im Außen Existierende, das uns Umgebende, genau betrachten, können wir Rückschlüsse auf unser Inneres ziehen. Das Außen mit all seinen Problemen und Konflikten, aber auch mit seinen positiven Aspekten, spiegelt uns und unseren inneren Zustand. Es zeigt uns, wie es uns geht.

Sind wir konsequent in dieser Betrachtung, erfahren wir, dass eine Veränderung des Außen unmittelbar über eine Veränderung des Inneren stattfindet. Wie aber gelingt uns das, und welche Chancen öffnen diese Erkenntnisse für eine Veränderung unseres „Inneren"?

Zuerst einmal sollten wir unser Inneres verändern, indem wir mit dem vorhandenen Außen anders umgehen. Den Schlüssel hierzu finden wir in einem klaren Bewusstsein, im Wahrnehmen der wirklichen Geschehnisse im Außen und darin, uns selbst in Relation zum Außen zu setzen. Mit einem aktiven Bewusstsein können wir unser Leben verändern und mit Themen, die uns belasten, anders umgehen als bisher. Wir können uns jederzeit dafür entscheiden, damit zu beginnen.

Bewusstsein und Kreativkraft

Ignorieren wir dieses Bewusstsein oder vernachlässigen wir einen Teil der verschiedenen Aspekte unserer Persönlichkeit, so kann das Gefühl aufkommen, dem Leben hilflos gegenüber zu stehen. Diese Hilflosigkeit kann sich in dem Zwang äußern, sich an der „Spaßgesellschaft" zu beteiligen, aber auch dazu, sich in die Opfer- oder Verliererrolle zu begeben und im eigenen Umfeld immer wieder scheinbar negative Entwicklungen zu entdecken.

Betrachten wir ein Beispiel: Eine Frau wurde immer und immer wieder mit streitenden Menschen konfrontiert. Sich selbst allerdings sah sich als sehr friedfertig an. Sie konnte nicht verstehen, warum es in ihrer Umgebung immer wieder zu aggressiven Ausbrüchen kam. Es belastete sie, im Außen ständig Reaktionen zu erleben, die sie für sich selbst ablehnte. Erst als sie begriff, dass sie sich selbst polarisiert hatte, gelang es ihr, die Problematik aufzulösen. Das Außen, so wie sie es betrachtet hatte, war negativ; sie selbst fühlte sich innerlich als positiven Gegenpol. Der Schlüssel zur Lösung ihres Problems lag darin, dass sie sich nun auch in ihrem Inneren Dualität zugestand und aggressive Potenziale für sich selbst erlaubte. Allein diese Entscheidung veränderte ihr Leben. Sie war nun nicht mehr ständig von streitenden Menschen umgeben. So hatte sie durch Veränderung der inneren Betrachtung der unbewussten Glaubenssätze unmittelbar auf die Veränderung des Außen eingewirkt.

Ein zweites Beispiel: Eine junge Frau hatte beschlossen, asketisch zu leben. Sich selbst gönnte sich wenig; andere dagegen beschenkte sie ununterbrochen. Dennoch befanden sich in ihrer Umgebung viele Neider, die sie aufs schärfste verurteilten. Ständig sah sie sich Beurteilungen ausgesetzt, die sie verletzten. Eine bewusste Betrachtung ihres Inneren ließ sie wahrnehmen, dass sie selbst innerlich „neidisch" war und dass sie sich doch mehr Fülle und Lebensfreude für sich wünschte. Ihr eigenes puritanisches Leben, zu dem sie sich einst entschieden hatte, erfüllte sie nicht. Nachdem sie das erkannt und sich entschieden hatte, dies zu ändern, verschwanden auch die Neider aus ihrem Blickfeld und damit aus ihrem Leben. Sie selbst entwickelte aufgrund dieser Erkenntnis größere Lebensfreude, ihre Umgebung und ihre Familie empfanden sie jetzt als erheblich angenehmeren Menschen.

Beide Beispiele beschreiben polarisierte Spannungsfelder, die ins Bewusstsein gerückt wurden. Es gelang den Betroffenen zu hinterfragen, warum Konflikt- oder Streitsituationen in dieser Form vorhanden und wie sie entstanden waren. Dieses bewusste Erkennen der mangelnden inneren Polarität ist unabdingbar notwendig, um Veränderungen herbeiführen zu können. Fehlt dieses Bewusstsein, wiederholen sich Konflikte ununterbrochen und werden zur Gewohnheit. Je gewohnter etwas ist, desto manifester wird die Problematik und desto schwieriger wird die Entscheidung, etwas zu verändern. Denn das Gewohnte, auch wenn es noch so negativ ist, ist uns als wichtiger Erfahrungsbereich „lieb und teuer" geworden.

Kreativkraft und Wahrnehmung

Eine wesentliche Grundlage zur Veränderung besteht darin, die bestehende Situation zunächst bewusst wahrzunehmen und bedingungslos zu akzeptieren. Diese Wahrnehmung und Akzeptanz zu entwickeln, ist nicht immer einfach. Zitate wie „Die Hoffnung ist die Willenskraft der Schwachen." (Henry de Montherlant) oder „Hoffnung verlängert das Leiden." belegen eindrucksvoll die Schwierigkeiten in diesem Prozess. Schließlich ist es wenig sinnvoll, wenn wir uns eine Sache schönreden oder uns in Wünsche und Vorstellungen verstricken, die der Realität nicht oder nicht mehr entsprechen.

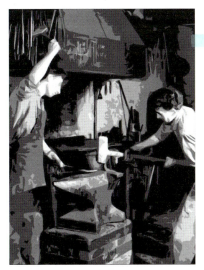

Erst wenn die Situation, in der wir uns befinden, grundlegend analysiert und akzeptiert wird und wir diese als Status Quo bedingungslos annehmen, können wir mit der Veränderung beginnen. Diese Denkweise gilt für alle inneren und äußeren Lebensbereiche, ob es sich um persönliche Veränderungen oder um die Sanierung eines maroden Unternehmens handelt.

Der nächste Schritt hin zu diesen Veränderungen ist die Entwicklung jenes Bewusstseins, das uns erkennen lässt, dass wir unseres eigenen Glückes Schmied sind und unser Leben selbst kreieren.

Eine der damit verbundenen Schwierigkeiten ist die Wahrnehmung von scheinbaren Fremdbestimmungen unseres Lebens. Hierzu zählen wir die z.B. Anpassung an die so genannten wirtschaftlichen Umstände, unsere Zugehörigkeit zu einer gesellschaftlichen Gruppe oder die immer stärkere Undurchlässigkeit der Grenzen so genannter Schichten.

Auch Gefühle wie das der zwingenden Anpassung an die gesellschaftliche Mitte, an Strömungen, ja selbst an die Vergnügungen einer scheinbaren Spaßgesellschaft zählen zu diesen „Manipulationsthemen". Hier schließt sich der Kreis auch zur üblichen Sicht auf die Krankheiten, die als ebenso unabdingbar und von außen kommend angesehen werden. In diesem Kontext ist es schwierig, sich auf den Gedanken der Kreativkraft einzulassen und unsere ureigenste Motivation, warum wir unser Leben so kreiert haben, wie es ist, herauszufinden.

Wahrnehmung und Gewohnheit

Zwei der wesentlichen Aspekte unserer Existenz sind die Gewohnheiten und Wiederholungen. „Der Mensch ist ein Gewohnheitstier." - Gewohnheiten sind aber nicht nur bequem, sondern bieten auch scheinbar den Schutz des Bekannten. Diesen nehmen wir zuerst nur unbewusst wahr. Unser Verhalten ist möglicherweise in einer uralten, manifestierten Denkstruktur begründet, die wir als Glaubenssatz bezeichnen.

Nehmen wir einmal an, wir sind in einem Gefühl verletzt worden. In dieser Situation haben wir beschlossen, uns irgendwann zu rächen. Die Situation der Verletzung muss nun noch einmal gelebt werden, damit wir überhaupt die Chance bekommen, sie durch Rache auszugleichen. So suchen wir ähnliche, gewohnte Situationen, d. h. wir kreieren diese. Auch wenn uns die Ursituation selbst dabei meist nicht bewusst ist, werden alte, vergangene unangenehme Situationen immer wieder aufs Neue erschaffen, um etwas bewirken und verändern zu können oder um ein zunächst störendes negatives Gefühl relativieren zu können.

Ein analoges Beispiel finden wir in der Partnerwahl. Nicht selten ähneln sich aufeinander folgende Partner eines Menschen und die Konfliktthemen der einen Partnerschaft werden in der nächsten wiederholt. Sie werden sozusagen mitgenommen, um sie in wiederholten Versuchen aufarbeiten zu können. Auch latente Generationskonflikte, beispielsweise mit einem Elternteil, werden in Partnerschaften aufgearbeitet. Die Gewohnheit lässt auch hier häufig Ähnlichkeiten zwischen Partnern und Elternteilen erkennen. So kreieren wir uns ständig Situationen, die uns ermöglichen, verdrängte Konflikte aufzuarbeiten. Eine Auflösung ist jedoch erst möglich, wenn wir bereit sind, von Bewertung und Polarisierung loszulassen und uns auf das Leben in Gänze einzulassen.

Gewohnheit und Erwartung

Eine wesentliche Rolle spielen dabei unsere Erwartungen und Bewertungen. In der geistigen, bewertungsfreien Welt existieren das „Negative" und die Negation nicht. Erst durch unsere gesellschaftlichen Werte und Bewertungen entstehen Polaritäten von Lebensaspekten oder Geschehnissen. Diese Bewertungen wiederum führen zu Hoffnungen und Erwartungen. Erwarten oder befürchten wir etwa Negatives, so steuern wir direkt darauf zu - wir erschaffen es uns geradezu. Nicht umsonst heißt es „Gedanken sind Kräfte", und die beachtenswerten Theorien und Forschungen z. B. von Rupert Sheldrake zu den so genannten morphischen oder morphogenetischen Feldern sprechen dem universellen Bewusstsein eine durchaus höhere Bedeutung zu als allgemein anerkannt. Wir haben aber nun einmal bestimmte Bewertungen verinnerlicht, ohne unseren eigenen Anteil an unserem Leben zu verstehen und zu akzeptieren. Warum nur fällt uns das Loslassen von den Bewertungen so schwer?

Einerseits besteht unser Leben aus Schutz gebenden Gewohnheiten. Die bekannte Situation, sei sie auch noch so unangenehm, bietet uns scheinbar mehr Sicherheit als das Unbekannte. Vor dem nicht Einschätzbaren fürchten wir uns. Ein Großteil unseres Anpassungsverhaltens basiert auf dieser Urangst vor dem Unerwarteten.

Anderseits haben viele Menschen zweifellos verinnerlicht, dass jede Wiederholung eine Chance zur Aufarbeitung in sich birgt. Wir verstehen jedoch diese Aufarbeitung meist nicht als inneren Erkenntnis-, sondern als äußeren Veränderungsprozess. Da aber diese mögliche Veränderung mit Erwartungen verbunden ist, die wir aufgrund unserer bewerteten Ansicht der Dinge hegen, ist die Thematik oder der Konflikt polarisiert. Somit ist eine wirkliche Auflösung nicht möglich.

Betrachten wir beispielsweise das bereits beschriebene Gefühl der Verletzung, so scheint Rache das einzige adäquate Gefühl zu sein. Wir verstehen uns als Opfer, das nun im Tausch der Täter-Opfer-Rolle im Außen eine Veränderung herbeiführen muss, damit „der Gerechtigkeit Genüge getan" und die Thematik aufgelöst wird. So verlagern wir eine emotionale Thematik aus unserem Innern und richten unsere Erwartungen auf einen äußeren Ausgleich. Findet dieser Ausgleich dann tatsächlich statt, stellt sich die erwartete innere Zufriedenheit jedoch kaum oder nur kurzzeitig ein. Stattdessen empfinden wir häufig nur ein Gefühl großer Leere.

Erwartungen und Wünsche

Um die gegensätzlichen Pole und die belastende Thematik tatsächlich aufzulösen, ist es notwendig, ihre Existenz innerhalb des eigenen Bewertungsschemas zu akzeptieren und gleichzeitig aus der inneren Bewertung zu entlassen.

Auch wenn ich erkenne, dass ich bis jetzt meine Lebenssituationen eher negativ gestaltet habe, kann ich nun beschließen, mein Leben in etwas Positives umzuwandeln, indem ich es bewusst kreiere. Hauptbedingung für dieses bewusste Kreieren ist die aktive Wahrnehmung der Gegenwart. Viele Menschen leben in der Vergangenheit oder in der Zukunft, immer wieder sind Formulierungen zu hören wie „Ab morgen wird alles besser...", „Morgen fange ich damit an..." oder auch, vornehmlich von Älteren, „Ach, was war die Jugend schön...", „Früher war alles besser..." etc. So verklären sich Vergangenheit und Zukunft. Aber dass das Heute, die Gegenwart, eine angenehme Erfahrung sein kann, dass ich in der Gegenwart meine Kraft spüre, mein kreatives Potential zur Verfügung habe und mir aus der Gegenwart die Zukunft gestalte, das scheint vielen Menschen nicht wahrnehmbar.

Die Vergangenheit, das Gewohnte, ist das wesentlichste Element des Lebens geworden. Alles Bekannte ist kalkulierbar, und alles Unbekannte erscheint gefährlich. Die Gegenwart, der Kontakt mit der eigenen inneren Kraft, den inneren Werten und dem eigenen Innern ist vielen Menschen zu riskant. Uns ist oft nicht bewusst, welch gutes Gefühl es ist, sich selbst zu spüren, den Atem der Gegenwart bewusst wahrzunehmen und zu genießen. Wenn problematische Situationen aufgelöst werden, wird Energie frei. Diese Energie können wir dann einsetzen, um Lebensfreude zu genießen. Die Erkenntnis, dass wir unser Leben selbst kreieren, ist sicherlich die wichtigste, die wir als bewusste Menschen machen können. In diesem kraftvollen Zustand im Bewusstsein der Gegenwart gestalten wir aktiv unser Leben.

Bärbel Mohr beschreibt dies z.B. in ihrem Buch „Bestellungen beim Universum" als Gestaltannahme und Materialisation jener Wünsche, die wir ans Universum senden. Es ist ein universelles Gesetz, dass sich unsere Wünsche verwirklichen. Es entzieht sich jedoch unserem Einfluss, in welcher Form sich die Wünsche gestalten. Deshalb ist es wichtig, auf die Qualität des Wunsches zu achten, gibt diese uns doch einen wichtigen Hinweis auf unsere Wunsch-Motivation. Manifestieren wir unsere Wünsche der Vergangenheit, des Bekannten oder Traditionellen, organisieren wir uns gleichsam unsere Wiederholungen und begegnen ihnen häufig auf die gewohnte Weise. Hier spielt uns etwas, was wir gern „Erfahrung" nennen, einen Streich, und der Glaubenssatz „Das war schon immer so." findet neue Nahrung.

Beispiele hierfür finden wir in jenem Jobwechsler, der schon nach kürzester Zeit wiederum in Konflikt mit seiner ihn scheinbar schikanierenden Umgebung gerät, oder jener Frau, die nach der Gewalt im Elternhaus nun auch immer wieder aufs Neue Gewalt in Beziehungen erlebt. Solchen und ähnlichen Permanentkonflikten liegt nicht selten ein unbewusstes Verhalten zugrunde, in dem traumatische Ausgangssituationen verdrängt wurden und sich als Verhaltensmuster im Unterbewusstsein manifestiert haben. Kernthema ist dabei auch das Abspalten eigener, scheinbar negativer Aspekte einer Persönlichkeit. Durch die Nichtakzeptanz der inneren Dualität offenbart sich diese im Außen, die Welt um uns erscheint klar unterteilt in Täter und Opfer.

So geht unser Jobwechsler möglicherweise grundsätzlich von einer feindlichen Haltung ihm gegenüber aus, denn er selbst steht Neuem abweisend gegenüber. Auf diese Weise kreiert er Konflikte, die nur scheinbar nicht von ihm ausgehen. Und ein Mensch, der im Elternhaus Gewalt erlebt hat, kapselt vielleicht unbewusst seinen eigenen aggressiven Anteil aus Furcht vor bzw. Ablehnung von Gewalt so stark ab, dass er ebenso unbewusst einen Antagonisten im Außen sucht, bis die Problematik durch eine neue Denkweise, eine Veränderung des Blickwinkels und die „Entwertung" der Ausgangssituation auflösbar wird.

Wünsche und Lebensfreude

Manifestieren und materialisieren wir jedoch die Wünsche, die aus unserem Bewusstsein, unseren eigentlichen Bedürfnissen und unserem kreativen Inneren stammen, dann haben wir die Möglichkeit, unser Leben aktiv zu gestalten. Die notwendige Grundlage hierfür finden wir in unserem Mut, dem Mut, sich ohne Bedingungen auf Neues einzulassen. Lebensfreude, Freude am Leben, Freude am Neuen sind letztendlich die Basis des Kreativen. Der schwierigste Punkt des Kreierens liegt allerdings darin, wenn ein Wunsch „ins Universum geschickt" wurde, diesen in Ruhe materialisieren zu lassen. Der Zweifel daran und der Versuch der Kontrolle und der direkten Einflussnahme, all das kann den Wunsch zunichte machen.

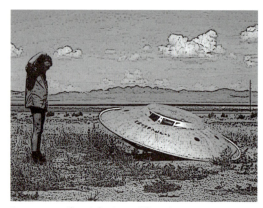

Denn der Wunsch ist lediglich die Initiation, Umsetzung und die Gestaltung kommen in der Form zurück, die uns selbst entspricht. Schon allein deshalb ist nicht jede ausgelieferte „Bestellung" auf den ersten Blick als solche erkennbar.

Daraus ergibt sich: Je größer das Bewusstsein eines Menschen ist, desto klarer gehen die Wünsche auch in der Weise in Erfüllung, wie sie gewünscht sind. Ist der Wunschimpuls gegeben, sollte man ihn tunlichst ruhen lassen, vielleicht sogar vergessen. Irgendwann, wenn er sich erfüllt hat, wird er ins Bewusstsein drängen. Spätestens dann zeigt sich auch, ob das Ergebnis unseren Vorstellungen entspricht. Für so manchen Menschen gilt: Sei achtsam mit deinen Wünschen, sie könnten in Erfüllung gehen.

Lebensfreude und Lebenslust

Menschen, die Abenteuersinn und Interesse an Neuem haben, die positiv und risikobereit sind, Spaß und Freude genießen können, haben die größten Chancen, die Erfüllung ihrer Wünsche freudig entgegenzunehmen und sich ein freudvolles, lustiges Leben zu kreieren. Es bedarf großer innerer Stabilität, einen Wunsch nach außen zu senden und die Geduld und vor allem die Sicherheit zu haben, dass dieser Wunsch sich verwirklichen wird. Wenn man bereit ist, sich auf das Leben einzulassen, ist die Neugierde im positiven Sinn eine wertvolle Qualität. Sie hilft dabei, das Leben zu genießen und Lebensfreude zu entwickeln.

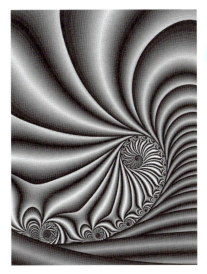

Die Lebensfreude ist der annehmende, passive Aspekt des Lebensgenusses. Ihr steht der aktive Aspekt partnerschaftlich gegenüber: die Lebenslust. Die aktive Nutzung der Kreativkraft hängt von der Fähigkeit ab, sich seiner selbst bewusst zu sein, eigene Qualitäten und Talente zu entdecken und die Wünsche darauf auszurichten. So ist es hoch spannend sich selbst die Frage zu stellen: „Warum lebe ich eigentlich?" „Was möchte ich auf dieser Erde?" „Was reizt mich, was macht mir Spaß?" „Welche Lebensaufgabe habe ich?"

Die Menschen, die Antworten auf diese Fragen gefunden haben, besitzen die sicherste Grundlage für ein freudvolles, „lebenslustiges" Leben. Sie haben ein Ziel, eine Aufgabe, und sie haben eine Vorstellung davon, was sie auf dieser Welt wirklich wollen und was sie erfüllt. In diesem Bewusstsein zu leben und aktiv zu handeln, sich selbst einzubinden, das eigene Leben positiv und gleichzeitig im Dienste aller zu gestalten, das ist echte Lebenslust.

Lebenslust und Kreative Homöopathie

An dieser Stelle könnte man dieses Buch kurzzeitig zuklappen und sich noch einmal des Titels auf dem Cover vergewissern. Schließlich wissen wir jetzt ungefähr darüber Bescheid, welche Qualität von Lebensgenuss wir in diesem Buch als Lebenslust bezeichnen. Beim Lesen ist sicher aufgefallen, in welche ganz allgemeine Denkfallen und Muster man täglich hineinlaufen kann. Und wir ahnen schon, dass viele Dinge, die uns scheinbar belasten und manipulieren, sozusagen „Einstellungssache" sind. Und irgendwann kommt sicherlich die Frage auf, wie das alles denn mit der Kreativen Homöopathie zusammenhängt.

Die Kreative Homöopathie nach Antonie Peppler® ist eine ganzheitliche homöopathische Behandlungsmethode, die auf den Erkenntnissen dreier wesentlicher Ebenen basiert. Das ist zunächst einmal die Homöopathie im Sinne ihres Begründers Samuel Hahnemann, verbunden mit der Anwendung der Kenntnisse über die Vernetzung gespeicherter Informationen im Gehirn. Die Natur an sich und der Mensch spiegeln einander, und jeder Aspekt der Existenz findet sich in beiden wieder.

Die zweite Ebene ist die der Psychologie. Mit ihrer Hilfe erkennen wir die Position und Stellung des Einzelnen und damit die Wandlungsbedingungen innerhalb einer Gruppe oder Familie, und wir können die Integration des Betreffenden in gruppendynamische Prozesse einschätzen. Die dritte Ebene bilden schließlich die Bedeutungen und konkrete Anwendung der Symptomsprache. Sie sind eine wesentliche Hilfe zur Ermittlung und Analyse der vorhandenen sichtbaren wie auch verdeckten Konflikte.

Die Kreative Homöopathie ist jedoch mehr als nur die Summe dieser Einzelkomponenten. So fügt sich aus dem Ganzen auch ein Weltbild, das keineswegs einfach neu, sondern vielmehr natürlich und ursprünglich ist. Dabei ist es wesentlich, wieder den konkreten Bezug zu Erkrankungen bzw. Symptombildern herzustellen.

In der Kreativen Homöopathie gehen wir unter Anwendung des Lebensprinzips „Innen wie Außen", davon aus, dass alle äußeren Zustände innere seelische Zustände, Bewusstseinsentwicklungen oder Konflikte widerspiegeln. In einem solchen Zusammenhang kann Krankheit bedeuten, dass sich zum Beispiel ein verdrängter, unbewusster innerer Prozess manifestiert und im Außen zeigt. Ein innerer Konflikt, den man bisher nicht zur Kenntnis genommen hat, äußert sich so, dass man sich damit auseinandersetzen kann bzw. muss.

Bei diesen inneren Prozessen handelt es sich jedoch nicht einfach nur um aktuelle Konflikte, die als so genannte psychosomatische Erkrankungen in Erscheinung treten, sondern um den Ausdruck einer bestimmten Entwicklungsphase im jeweiligen Individualisierungsprozess. Um diesen bestehen zu können, sind wir gezwungen, uns mit bestimmten Themen immer wieder auseinanderzusetzen, bis wir in der Lage sind, diese sozusagen wert- und belastungsfrei zu betrachten. Verhindern wir diese innere Auseinandersetzung, z. B. weil wir dazu unfähig scheinen oder sie verweigern, äußert sich der Konflikt im Außen.

Krankheit ist somit ein Prozess, der direkt aus dem Unbewussten kommt. Ist ein Patient soweit gereift, dass ein bestimmter Entwicklungsprozess möglich wäre, ist aber die innere Aufarbeitung blockiert, so ist es möglich, ja sogar wahrscheinlich, dass sich der Konflikt als Krankheit äußert. In diesem Sinne ist Krankheit auch eine Hilfe, wichtige unbewusste Themen in sich selbst von emotionalen Bewertungen zu befreien.

Dabei sind diese emotionalen Bewertungen vielschichtig und keinesfalls nur in den aktuellen Befindlichkeiten zu suchen. Unsere Erfahrungen in der Gesamtheit, z. B. traditionelle Strukturen und karmische oder - für diejenigen, die sich dem karmischen Gedanken nicht annähern mögen - auch genetische Prägungen, bestimmen unser Unbewusstes.

Wenn Krankheit aber der Ausdruck vernetzter innerer Prozesse ist, so ist es notwendig, nicht Symptome und damit Konfliktthemen und Prozesse zu blockieren. Vielmehr benötigt man Initialzündungen zur Heilung der Thematik. Solche Initialzündungen sind Gegenstand einer Behandlungsmethode, die der deutsche Arzt und Apotheker Hahnemann in der zweiten Hälfte des 18. Jahrhunderts entwickelte: der Homöopathie. Die Lebenslust und unser Weg dahin haben also durchaus etwas mit Kreativer Homöopathie zu tun, denn wir können diese nutzen, um die tieferen Ursachen von Symptombildern und Erkrankungen und die damit verbundenen Blockaden und Bewertungen aufzuspüren und aufzulösen. Solche Blockaden können sich als körperliche wie auch als so genannte geistige Symptome äußern.

Schließlich ist es nur scheinbar ein Unterschied, ob jemand sich morgens mit Herzklopfen oder Magenschmerzen quält oder den ganzen Tag mit heruntergezogenen Mundwinkeln und schlechter Laune umherläuft. Der Einfluss auf den Lebensgenuss ist gleich negativ, und der Schritt zu Gelassenheit und entspannter Lebensfreude scheint weit entfernt.

Kreative Homöopathie – der Blick hinter die Kulissen

Soviel zur schönen, auf den ersten Blick so einfachen These von Lebenslust und Lebensfreude durch Bewusstwerdung. Die Frage nach dem intensiven Prozess, der damit verbunden ist, führt uns zunächst zur Thematik der wirklichen und scheinbaren Hindernisse, die sich uns oder denen wir uns in den Weg stellen.

Was geschieht mit all jenen Menschen, die unbewusst sind und aus ihrer Lebensangst heraus ihre bisherigen, nicht selten negativen Erfahrungen mit Ausdauer und Opferbereitschaft ständig aufs Neue wiederholen? Die bisher noch nicht die Möglichkeit gesehen haben, ihre Talente zu erforschen? Kurz: Was geschieht mit den Menschen, die den Bewusstwerdungsprozess noch nicht begonnen haben oder die noch nicht erkannt haben, dass sie ihr Leben selbst kreieren? Und warum ist der Weg der Bewusstwerdung eigentlich so kompliziert?

Damit wir uns besser verstehen lernen, sollten wir systematisch vorgehen. Welche „alten" Prägungen beeinflussen eventuell unsere Lebensqualität, und warum tun sie es? Wie wirken sich unsere Alltagsumstände aus, und warum fällt es manchmal so schwer, auf den richtigen Schluss die richtige Tat folgen zu lassen?

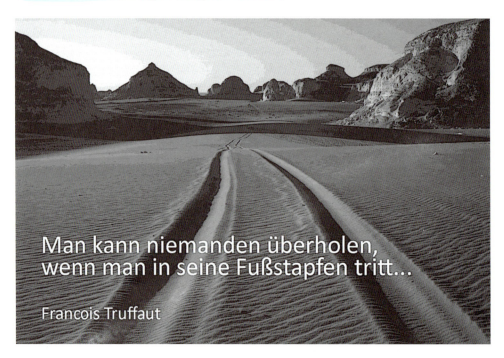

Man kann niemanden überholen, wenn man in seine Fußstapfen tritt...

Francois Truffaut

Archaische Prägungen

Prägungen und Motivationen

Archaische, urgeschichtliche, teilweise schon in der Genetik manifestierte Prägungen werden mit fortschreitendem Vergnügen als „Ausreden" oder (Unfähigkeits)-Begründungen genutzt; ur- und vorgeschichtliche Ängste werden zu manifestierten Traumata erklärt. Gern werden heutige rüde Verhaltensweisen mit dem urgeschichtlichen Macht- und Existenzkampf in Zusammenhang gebracht, Jäger in uns geweckt, menschliche Opferhaltung als Ergebnis pathologischer Kriegssituationen betrachtet. Alles in allem nur Erklärungen, warum der Mensch, fatalistisch betrachtet, eben so sei: „ein zivilisiertes Tier"?

Andererseits werden auch tatsächlich oder scheinbar positive Verhaltensweisen und Aspekte wie Mut, Stärke oder Durchsetzungskraft gern „der Genetik" oder „dem Archaischen" zugeschrieben. Auch unsere aus ursprünglichen Bedürfnissen resultierenden, heute noch wirkenden positiven Motivationsmuster sind ein wesentliches Betrachtungsfeld. Schließlich hat jedes Ding mindestens zwei Seiten und nicht selten mehr als nur diese beiden Wirkungsaspekte.

Diese Ursachenforschung birgt eine gewisse Zweischneidigkeit: Einerseits ist es wichtig, archaische Aspekte und ihre Bedeutung zu betrachten, und es wäre unklug, auf die Gewichtung dieser tiefenpsychologischen Aspekte im heutigen Kontext zu verzichten. Andererseits birgt diese Betrachtung eine Gefahr: Bewerten wir das Archaische als losgelösten Einflussfaktor, dem wir sozusagen ausgeliefert sind, so führt dies zwangsläufig zu Lebenseinstellungen fern von Selbstbestimmung und Selbstverantwortung. Es ist dann immer möglich, eine Begründung – nennen wir es ruhig eine Ausrede – für das eigene Verhalten zu finden. Dennoch gehört die Auseinandersetzung mit den Wurzeln menschlicher Gesellschaft zwingend zum Verständnis der tiefenpsychologischen Prägungen.

Die urgeschichtliche Gemeinschaft

Blicken wir deshalb zurück zu den Anfängen gruppendynamischer Urthemen. Mit der Entwicklung der Zivilisation und mit der Entwicklung von Möglichkeiten, sich gemeinsam gegen Naturgewalten und äußere Gefahren zu schützen, formierten sich in diesem Überlebenskampf Gemeinschaften. Einzelne Gruppen, beginnend mit den Naturvölkern, wuchsen zusammen, lernten sich kennen und wurden so vertrauter. Basis dieser Entwicklung von Zugehörigkeit war der Existenzkampf, die Sicherung der Grundbedürfnisse. Gleichzeitig gab es schon in den Frühformen der menschlichen Gesellschaft archaische Arbeitsteilungen, die auf körperlichen Unterschieden beruhten wie z. B. die Familienpflege auf der Gebärfähigkeit der weiblichen Individuen und die Leitung der Gruppe auf die körperliche Stärke und sowie der Potenz der Männer.

Jäger und Sammler(in)… - archaische Arbeitsteilung

Die geschlechterspezifische Rollenverteilung und alle heute damit verbundenen Veränderungen sind im Rahmen der in unserem Zeitalter möglichen neuen Persönlichkeitsentwicklung ein gern und heiß diskutiertes Thema. Heerscharen von Soziologen befassen sich mit dieser Thematik und beleuchten sie aus allen nur erdenklichen Blickrichtungen. Dabei wird auch diskutiert, inwiefern Rollenmuster bereits Einzug in die Genetik gefunden haben und welchen „Nutzen" oder „Schaden" Emanzipation tatsächlich mit sich bringt. All diese Themen unterliegen heute – meist kritischen – Bewertungen.

Tatsächlich aber existierte nun einmal jene gewachsene geschlechterspezifische Arbeitsteilung. Diese entstand ganz nüchtern aus der Zweckmäßigkeit. Jeder Mensch tat, was er gut konnte, bzw. wurde von der Gruppe dazu angehalten. Ein schneller Läufer mit einem starken Arm konnte jagen und Beute erlegen. Ein Kind konnte helfen, indem es lärmte und das Wild aufscheuchte. Eine Frau konnte gebären, den Nachwuchs säugen und hüten und dabei Kleidung nähen; männliche Individuen konnten sie beschützen. Dabei gab es im Ursprung keine Bewertung der verschiedenen Tätigkeiten.

Aus einer Veröffentlichung der Anthropologen Steven L. Kuhn und Mary C. Stiner, Universität Tucson, Arizona, aus dem Jahr 2006 ergibt sich sogar noch ein weiterer tiefgreifender Aspekt. „Der Wettbewerbsvorteil des modernen Menschen rührte nicht nur von neuen Waffen und Gerätschaften her […]". Ebenso bedeutend sei „die Art und Weise, wie sein ökonomisches Leben um Kooperation und einander ergänzende Rollen von Männern, Frauen und Kindern […] organisiert war." Im Gegensatz zu den Siedlungen des Homo sapiens war an den Ausgrabungsorten der Neandertaler das Fehlen typischer Gegenstände wie Knochennadeln u. ä. aufgefallen.

Die Spezialisierung von Frauen und Haushalt, Männern und Handwerk führte dazu, dass es dem modernen Menschen erlaubt war, Ressourcen seiner Umwelt in größerem Maße zu nutzen und sich widrigen Umständen entgegenzustellen, eben sich zu entfalten. Diese ursprüngliche geschlechterspezifische Arbeitsteilung, die von Kuhn und Stier zu Recht als Spezialisierung bezeichnet wird, spielt also eine erhebliche Rolle bei der Organisation menschlichen Zusammenlebens und war der entscheidende Anstoß in der Keimzelle der menschlichen Gesellschaft auf dem Weg zu komplexeren organisatorischen „Organismen". Gruppen formierten sich zu Völkern. Wanderungsbewegung, Vorratswirtschaft und Handel entwickelten sich mit steigender Qualität sowohl der Grundbedürfnisse als auch der technologischen Möglichkeiten. In dieser Phase der Vergesellschaftung des Menschen entwickelte sich auch ein Gefühl für die Zeit, für zukünftige Anforderungen.

Schutz und Anpassung

Aus diesen evolutionären Prozessen lässt sich ableiten, dass der Gemeinschaftszwang ursprünglich für das Überleben sinnvoll war. Jedes Mitglied einer Gruppe war veranlasst, sich an die Regeln der Gruppierung zu halten. All jene, die dagegen verstießen, wurden konsequent aus der Gruppe eliminiert. Für die Existenz der Gruppierung war dieser „Reinigungsprozess" überlebensnotwenig. Besonders dann, wenn materielle Ressourcen knapp waren. Die Erfahrung, allein dazustehen und nicht mehr einer Gruppe anzugehören, ermöglichte einen Lernprozess mit unterschiedlichen Ergebnisvarianten. Eine dieser Varianten ist die reumütige Unterwerfung, das Erleben, dass man es alleine nicht schafft und schwach und unterwürfig wieder in eine Gemeinschaft zurückkehrt. Das eigene Schutzbedürfnis ist fast immer stärker als das Bedürfnis nach Individualisierung. Diese erste, „schwache" Variante führt über die scheinbare Notwendigkeit zur Anpassung zum Anpassungswillen. In einer Art selbsterfüllender Prophezeiung wird Anpassung gelebt, sobald der geringste Druck in dieser Richtung ausgeübt wird.

In jeder Gruppe findet bekanntermaßen ein gruppendynamischer, hierarchischer Rivalisierungsprozess statt. Der Reife- oder Stärkungsprozess jedes einzelnen fordert eine machtvollere Position. Unter der Beibehaltung der Regeln, die in einer Gruppe definiert sind, verändert sich die Gruppendynamik ständig. Ununterbrochen finden in einer Gruppe Macht- und Unterwerfungskämpfe statt. Je weniger eine Gruppe von ihrer Umgebung bedroht wird, desto härter werden die Rivalitätskämpfe im Inneren. Wenn der Feind im Außen fehlt, verlagern sich die Kämpfe nach innen. Je „kultivierter" eine Gruppe ist, desto subtiler, aber vielleicht auch brutaler sind die internen Machtkämpfe. Eine wesentliche Basis der Anpassungs- und „Opfer"-Haltung finden wir in der manifestierten Existenzangst. Aus der Furcht, die Versorgung durch die Gruppe zu verlieren, entwickelt der Mensch unterschiedliche Verhaltens-, Begründungs- und (Selbst)Verständnismuster. Der Selbstbetrug erhält sozusagen innere Plausibilität – und damit Stabilität. Zu diesen Mustern gehören der Fatalismus, das „Es ist eben so.", der „Weg des geringsten Widerstandes" und die „Wahl des kleineren Übels". So hat die schwache Persönlichkeit, die sich einer Gruppe unterwirft, um überleben zu können, auf dem Weg zur Individualität sogar einen steinigeren Weg zu bewältigen als beispielsweise ein „Trotzkandidat", der sich und seine Kraft selbst ausprobiert.

Dabei muss man sich auch bewusst machen, dass z. B. Anpassung lediglich dann stattfindet, wenn ein Individuum selbst eigene Handlungen als Anpassung wahrnimmt und diese Handlungen gleichzeitig von anderen ebenso wahrgenommen werden. Erst durch diese Kongruenz der Projektion manifestiert sich ein Zustand.

Trotz und Individualisierung

Für den trotzig agierenden Menschen ist sein weiterer Entwicklungsweg aus der Erfahrung, sich selbst zu spüren, aus sich selbst heraus Überlebenskraft zu gewinnen. Diese zweite Variante entsteht aus dem Trotz, macht mutig und irgendwann unabhängig. Der Aktive, Starke hat die größere Chance, sich zu individualisieren. Dieser Individualisierungsprozess hat zum Ziel, sich als Persönlichkeit, als spezielles, eigenständiges, sich von anderen unterscheidendes Wesen wahrzunehmen, sich anzuerkennen und das eigene Besondere ohne Rivalitätskämpfe anzunehmen und zu leben. Der Individualisierungsprozess läuft in diversen Stufen ab. Die Wahrnehmung der eigenen Stärke ist ein erster, kleiner Schritt, der das Selbstbewusstsein stärkt, damit weitere Schritte in Richtung Individualisierung unternommen werden können. Die Suche nach dem eigenen göttlichen Anteil erfolgt gewöhnlich erst dann, wenn die eigene Stärke stabilisiert ist und zunächst Kraft und Macht in der Außenwelt gewonnen wurden.

Gruppendynamik als Entwicklungsmotor

In der Realität gruppendynamischer Prozesse der menschlichen Gesellschaft führten solche Individualisierungen zu Abspaltungsprozessen, die zur Entwicklung neuer Gruppierungen mit letztlich ähnlichen Mechanismen führte. Auch diese Gruppe benötigt dann für ihre Weiterentwicklung nach einer Phase der Orientierung und Positionierung so genannte „starke" und „schwache" Mitglieder. Die Chancen für eine Weiterentwicklung sowohl des Individuums als auch der Gruppe liegen gerade in den Reibungspunkten der systemimmanenten Polarität.

Diejenigen, die „dazugehören" wollen, halten sich an Regeln. Auch wenn sich die ursprüngliche, aus der Not heraus entstandene Gemeinschaft sehr verändert hat und heute beispielsweise zu einer traditionellen Gemeinschaft geworden ist, hat sich das Motiv nicht verändert. Das Motiv der Gruppe ist immer die Angst. Die Angst, allein zu sein, das Leben nicht bestehen zu können, und die Orientierung im Außen, die Orientierung am anderen. Üblicherweise gibt es in jeder Gruppe „Ausreißer", „schwarze Schafe", die dem Gruppenerhalt als Regulatoren dienen.

Die Position des „schwarzen Schafes" ist ein wesentlicher Schritt in der Entwicklung der Individualität. Die „schwarzen Schafe" steigen entweder freiwillig aus der Gruppendynamik aus, oder sie werden durch die Gruppe, z.B. bei einem Scherbengericht, ausgeschlossen oder eliminiert. Häufig finden wir dabei einen zusätzlichen regulativen Effekt, der darin zu bestehen scheint, dass ein einzelnes Individuum jene Freiheitsimpulse, die in allen angelegt sind, „übernimmt" und letztlich „austrägt". Diese Individuen sind quasi Vertreter des aufbegehrenden, sich entfaltenden Potentials.

Je weniger Not eine Gruppe bedroht, desto stärker wird innerhalb einer Gruppe der Zwiespalt zwischen Anpassung und Individualisierungsbedürfnis. Je mehr Sicherheit vorhanden scheint, desto stärker wird der Freiheitsimpuls, desto mehr steigt das Bedürfnis, individuelle Ansprüche anzumelden.

Dieser Impuls ist aber in gewissem Sinne gleichzeitig befruchtend und gefährlich für eine Gruppe, denn je mehr Individualität gefordert und entfaltet wird, desto instabiler wird die Gruppierung. Ein solches Mitglied einer Gruppe vollzieht für sich selbst eine sprunghafte Entwicklung und hinterlässt danach eine scheinbar intakte Gruppe. Am verständlichsten wird dieser Effekt vielleicht in der liebevoll-ironischen Bemerkung: „Bei uns ist jeder zu gebrauchen, und sei es als abschreckendes Beispiel…".

Bedürfnisse nach Maslow

Dabei ist es wesentlich, auf welcher Qualitätsstufe menschlicher Existenz sich diese Gruppendynamik abspielt. Nach der Maslowschen Bedürfnispyramide gilt es zunächst die Überlebensbedürfnisse abzusichern. Erst später, wenn der Mensch sich sicher fühlt, wenn er möglicherweise ein luxuriöseres Leben führt, erst dann wird das Bedürfnis nach Persönlichkeitsentwicklung und der Individualisierung der eigenen Persönlichkeit als Wunsch überhaupt spürbar.

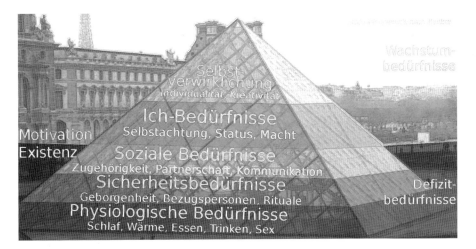

In den Fragen des Überlebens bewegen wir uns dabei innerhalb der Basisstufen dieser Darstellung. Je mehr sich ein Individuum mit dem Themen der existenziellen, der so genannten Defizitbedürfnisse befasste oder befassen musste, desto geringer war die Gefahr, dass es den qualitativen Sprung zur Motivation über die Wachstumsbedürfnisse wagte. „Panem et circenses" – „Brot und (Zirkus)Spiele" ist, gleich ob wir dem die Spiele Anbietenden Populismus unterstellen oder dem Genießenden Dekadenz, noch immer ein probates Mittel, um von höheren Ansprüchen abzulenken.

Macht und Hierarchie

Um die bestehende Lebensqualität auch zukünftig zu erhalten, mussten Entscheidungen über den Tag hinaus und Vorkehrungen für die Zukunft getroffen werden. Mit dieser Verantwortung der Starken für die Gruppe wurde gleichzeitig ein Einfluss auf die Gruppe definiert, den wir heute als Macht bezeichnen. In diesem Prozess wurde aus dem Schutz gebenden Gruppenführer der „Mächtige" und später – nämlich dann, wenn eine gewisse Sicherheit erreicht war und kein Feind von außen wirkte – aus diesem Mächtigen ein scheinbarer Täter. Die schutzsuchenden Individuen entwickelten sich zu scheinbar ohnmächtigen Opfern.

Nun ist – allein wenn wir einmal die Arbeitsteilung innerhalb einer Gruppe betrachten – recht verständlich, dass es sowohl Führende als auch „Kampf" um diese Position geben muss. Denn jedes in der Entwicklung begriffene Individuum möchte die eigene Kraft und Macht ausprobieren und spüren. Aus den Zeiten vor der Einführung des Lean Management, der „schlanken Verwaltung", wissen wir schließlich alle, als wie wenig sinnvoll sich das Prinzip „Viele Häuptlinge, keine Indianer" in der Realität erweist.

Der entfesselte Machtbegriff

An diesem Punkt kommen wir ganz zwangsläufig zu einer historischen Betrachtung des Machtbegriffes. Dem Worte nach ist Macht das Tun, das Machen – sowohl selbst als auch aus eigener Entscheidung heraus. Wer etwas beherrscht, herrscht; wer etwas „macht", ist „mächtig". Macht in diesem Sinne ist also eine Fähigkeit, das Beherrschen sowie die daraus resultierende Anerkennung durch diejenigen, die diese Fähigkeit nicht haben. Die kupferzeitliche Ausbildung von Hierarchien innerhalb der menschlichen Siedlungsverbände hängt unmittelbar mit der Notwendigkeit zusammen, besondere Tätigkeiten zu verrichten und besondere Fähigkeiten zu entwickeln, etwas zu tun, zu beherrschen und damit Autorität und Einfluss – also Macht – ausfüllen zu können.

Im Sinne traditioneller, klerikal beeinflusster gesellschaftlicher Systeme ist Macht zweifellos eine „Weiterentwicklung" des im wahrsten Sinne des Wortes „urgesellschaftlichen" Machtbegriffes. Über die Qualität dieser Weiterentwicklung darf man jedoch durchaus geteilter Auffassung sein: Immerhin hat sich die ursprünglich mit einer tatsächlichen Qualität, mit Wissen und Fähigkeiten verbundene Autorität verselbständigt und von ihrem ursprünglichen Sinn abgetrennt.

Die heutige Macht hat im besten Falle etwas mit Übersicht, mit der Einschätzung von Situationen zu tun. In diesem Zusammenhang sind auch Erfahrungen wie die im Buch „Das Peter Prinzip" beschriebenen zu betrachten: Eine der Kernaussagen, die lautet: „Jeder wird so lange befördert, bis er den Grad seiner Unfähigkeit erreicht hat.", verweist beispielsweise sehr klar auf die Logik der Spaltung von Können und Macht. Die daraus resultierende Unsicherheit für das Gesamtkonstrukt erweist sich wiederum einerseits als destruktiv, andererseits als systemimmanent, denn nur aus Widersprüchen, den sogenannten Fehlern, resultiert Entwicklung,

Der Kampf um die Ressourcen

Nun gibt es unter all diesen Mechanismen und den daraus resultierenden Prägungen grundsätzlich keine „guten" oder „schlechten" Aspekte. Unter diesem Gesichtspunkt ist eine rein dialektische Auseinandersetzung mit Individualisierung, Gruppendynamik und Machtthematik möglich. Dabei könnte der Mensch dieses Positionsgerangel sportlich betrachten, sich gepflegt zurücklehnen und das Geschehen genießen. Doch in der tatsächlichen, materiellen Existenz geht es nicht nur um sportliche Aspekte, sondern immer auch um die Verteilung der - zeitweise knappen - Ressourcen.

Die theoretischen Ausflüge in diese Sphären höheren Bewusstseins mögen für Menschen in existenziell komplizierten Lebenssituationen um so schwerer zu verinnerlichen sein. Immerhin leben, statistisch gesehen, mit steigender Tendenz ca. 12% bis 15% der Menschen am Rande dessen, was wir in Deutschland das Existenzminimum nennen. Andererseits finden sich viele Menschen in ihren emotionalen Beziehungen nicht aufgehoben, oder sie fühlen sich in einer Welt, die gern als „globalisiert" bezeichnet wird, vom Lebenstempo, der wirklichen und scheinbaren gesellschaftlichen Kälte, wahrgenommenen Erfolgszwängen oder einem scheinbar signifikanten Werteverlust überfordert. Individualität scheint in einer solchen Welt keinen Platz zu haben.

Immer die anderen – aus Verantwortung wird Schuld

Hier gelangen wir zu den Basisaspekten der Lebensfreude: den Themen Verantwortung und Schuld. Verantwortung für etwas zu übernehmen heißt auch, zu erkennen, dass es menschlich ist und dem Lernen dient, Kompromisse einzugehen, Fehler zu machen und für diese einzustehen. Betrachten wir zunächst einmal z.B. das Leben von alleinerziehenden Müttern oder Vätern. Nehmen wir weiter an, dass diese aufgrund fehlender Unterhaltszahlungen völlig auf sich gestellt sind. In solchen Kleinfamilien gibt es für den Ernährer nur zwei Möglichkeiten:

Er kann sich, auf niedrigem Niveau sozial abgesichert, ebenso intensiv um die Kinder kümmern, wie es eine so genannte vollständige Familie im besten Sinne täte, oder er kann sich entscheiden, berufstätig zu sein und dann vielleicht nicht in allen Punkten für die Familie da sein zu können.

Ganz gleich, wie sich diese Person entscheidet, wird es in ihrem und im Leben ihrer Kinder Defizite geben, die von der Umgebung gern und wortreich mit Schuldzuweisungen kommentiert werden, da das Gefühl partieller Unzulänglichkeit des/der Ernährer/in als Resonanzmuster gesendet wird. Und obwohl unseren Beispielpersonen ganz zweifellos die Verantwortung für den jeweils gewählten Weg zukommt, so sind weder so genannte Fehlentscheidungen auf diesem Weg noch deren Ursachen oder Ergebnisse mit dem Begriff realer Schuld verbunden. Es ist vielmehr ein inneres „schlechtes Gewissen" - in diesem Beispiel des Alleinerziehenden, bezüglich jener Aspekte die er nicht leisten konnte oder besser wollte, und die nun über die Umgebung in Form von Vorwürfen zurückgespiegelt wird.

Es ist genau das „Sich schuldig fühlen", welches die Lebensfreude massiv blockieren und auch verhindern kann. In unserer Gesellschaft ist äußerer Erfolg zum Zwang geworden, und Schuld ist noch immer etwas, was man durch Fehlverhalten auf sich geladen hat und wofür man büßen muss. Betrachten wir unsere Umgebung, so stellen wir häufig fest, dass auf kritische Fragen gern mit einem „Ich bin nicht schuld." geantwortet oder vorschnell mit dem Finger auf einen so genannten Schuldigen gezeigt wird, der sich oft tatsächlich innerlich schuldig fühlt und dies ausstrahlt. Das Thema Verantwortung, womöglich das einer globalen oder gesellschaftlichen Verantwortung, wird dann allzu gern theoretisch alternativ diskutiert. Auch hier sind vorzugsweise die Anderen schuld. Besonders detailliert erkennt man diesen Prozess in unserem Umgang mit schweren Straftaten und der Analyse ihrer Umstände, mit der Entstehung von Gewalt und der Perspektivlosigkeit bestimmter Bevölkerungsgruppen.

Das Wort Schuld ist bei uns noch immer mit einem starken Gefühl der Ausgrenzung aus einer Gruppe verbunden, so dass es den meisten Menschen aufgrund ihrer Urängste unmöglich scheint, sich von diesem Begriff zu lösen. Die Unfähigkeit vieler Menschen, die aktive und auch positive Qualität des Begriffs der Ursache, der Verantwortung zu betrachten und die Ergebnisse dieser Betrachtung für innere und damit äußere Veränderungen zu nutzen, führt letztlich zu einer massiven Bewusstseinsblockade. Die permanente Präsenz tief liegender Ur-Existenz- und Ausgrenzungsängste führen dazu, dass wir uns oft scheinbar außerstande fühlen, das uns Umgebende und unsere eigene Spiegelung darin anzunehmen und das Leben auf Basis der Schönheit des Daseins zu genießen.

Unter Umständen

Glaube und Religion

Menschlicher Glaube, gleich welcher Richtung, ist einerseits etwas ursprünglich fast „Reines", denn der Glaube an sich ist zuerst einmal Ausdruck der menschlichen Suche nach Erklärung, nach Erkenntnis, der Antwort auf die Frage nach dem eigenen Sein und nach dem Sinn des Lebens. Der Wertschätzung für ein höheres, schöpferisches Sein stand zunächst die Wertschätzung für das Selbst, für die Schöpfung, adäquat gegenüber.

Andererseits entwickelte sich der Glaube zum Spiegelbild der menschlichen Schwäche, der Verleugnung und Ablehnung von Selbstverantwortung. Die Dynamik dieser Entwicklung geht vor allem mit der Entwicklung von Machtstrukturen innerhalb der Religionsgemeinschaften, der Kirchen, einher.

Die kirchlichen Glaubensregeln

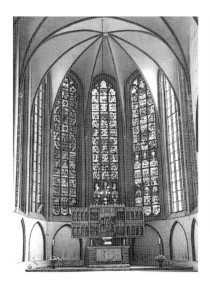

So ist es eben nicht der Glaube, der sich blockierend auf den menschlichen (Selbst)Erkenntnisprozess auswirken kann. Vielmehr sind es die (kirchlichen) Glaubensregeln, die Dogmen der Religionen. Die Religion als Institutionalisierung des Glaubens führte zu einer Vielzahl von Verhaltenregeln, so genannter Gebote, die einerseits zum stützenden Korsett und andererseits zur „Zwangsjacke" wurden. Durch das in Aussicht Stellen einer Belohnung, beispielsweise der „Erlösung vom irdischen Jammertal", entstand der bewusste und unbewusste Zwang zu einer Art vorauseilendem Wohlverhalten.

Die Forderungen an dieses Verhalten selbst waren aber schon längst nicht mehr von der „reinen Vernunft des Glaubens" oder von zwischenmenschlichen moralischen Werten, sondern vielmehr von durchaus machtpolitischen Interessen geprägt.

Ihren Höhepunkt fand diese Entwicklung in der Inquisition. Dieser äußerlich durch Moralisierung, Kontrolle und Gewalt erzeugte „Wohlverhaltenssog" wirkt sich auch heute noch tief prägend auf menschliche Verhaltensmuster aus. Er muss als die Folge der Ablehnung der Selbstverantwortung jedes Einzelnen betrachtet werden muss. Denn die Denk- und Glaubensweise des Einzelnen gestaltet über die Resonanz die Gesellschaft.

Bescheidenheit ist eine Zier? - Verzicht und Enthaltung

Eines der kirchlichen Gebote lautet: „Du sollst nicht begehren…" Menschen mit höheren Ansprüchen werden gern mit zweifelnden Blicken bedacht. Fast schon automatisch wird dann gefragt, ob ein Mensch mit solchen Ansprüchen dieser auch würdig sei. Eher ginge ein Kamel ins Nadelöhr, als ein „Reicher", Anspruchsvoller in den Himmel.

Keine Ansprüche stellen zu können oder dies scheinbar nicht zu wollen ist ein „beliebtes" Anpassungsmuster. Die Askese im Hier und Jetzt macht das Leben einfacher und „garantiert" gleichermaßen den Reichtum auf der spirituellen Ebene nach dem Tod. Da es dort, so wird es gepredigt, keinerlei Auseinandersetzung bedarf. Menschen mit dieser Prägung tragen häufig Glaubenssätze in sich wie „Nur wer leidet, ist ein guter Mensch (und kommt in den Himmel)." oder „Ich muss nützlich sein.".

Die Basis jeder menschlichen Gruppierung ist der kleinste gemeinsame Nenner. Nicht selten wird dies im gemeinsamen „Leid" sichtbar. Scheinbare Bescheidenheit, ja Genügsamkeit enthält jedoch häufig die tiefe Furcht, die Zugehörigkeit zur bzw. die Versorgung durch die Gemeinschaft zu verlieren, sobald man sich mit höheren Ansprüchen außerhalb derselben stellt. Dabei reguliert sich die Gruppe selbst, indem sie über das mittlere Leistungsniveau definiert, welche Ansprüche gestellt werden dürfen oder nicht. Diese Ansprüche beziehen sich durchaus nicht nur auf materielle Güter. Auch Sexualität, Bildung, Kultur oder Kommunikation sind Ebenen, auf denen uns diese scheinbare Bescheidenheit und Enthaltsamkeit begegnet.

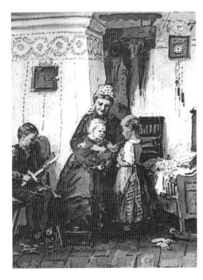

Die aufopferungsvolle Mutter, die zugunsten der Familie auf Bildung, eigene Sozialkontakte oder Kommunikation verzichtet, ist ein Klassiker gerade in der deutschen Geschichte – denken wir nur an das Mutterkreuz als Würdigung der Frau in der Diktatur des Dritten Reiches. Durch den Verzicht werden Aufmerksamkeit und das eventuelle Lob der Gemeinschaft erkauft, zu deren Nutzen man dies scheinbar leistet. Sich zu enthalten, um sich einer anderen, meist spirituellen Richtung zuzuwenden, diese Forderung begegnet uns heute in der wohl reinsten Form im Zölibat.

Dennoch ist der Amtskirche die „verdeckte" Problematik dieser Anforderung durchaus bekannt. Würde die „Mutter Kirche" sonst die Alimente der ersten drei Kinder eines Priesters übernehmen?

Nächstenliebe – Ablass für Privilegien?

Eine andere Erscheinungsform der heutigen Zeit ist das weihnachtliche „Gutmenschentum" des Spendenmarathons. Zwar stellt die jeweils „angemessene" Spende keinen wirklichen Verzicht dar, dennoch ist sie als Teilverzicht gesellschaftlich akzeptiert und damit geachtet. Diese Achtung ist auch richtig, denn sie ist menschlich und „gesellschaftlich sinnvoll". Der Mensch befindet sich als soziales Wesen letztlich immer im Spannungsfeld von eigenen und ebenfalls ureigensten gesellschaftlichen Interessen, von denen einige als „guter Ton" anerzogen sind.

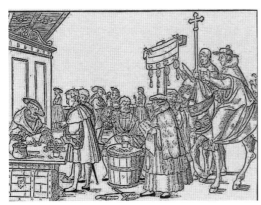

Dennoch sollten wir uns keinen Illusionen über unsere eigene Spendenmotivation hingeben. Es ist ähnlich wie mit dem Mitleid. Letztlich leidet man aus der Entfernung mit und ist froh, nicht direkt selbst auf diese Art zu leiden. Für das eigene Glück wird einmal jährlich bezahlt. „Liebe deinen Nächsten wie dich selbst."

Dieses Zweite Gebot des Neuen Testaments kann man aus zweierlei Sichtweise interpretieren. Einerseits impliziert es, dass man anderen Menschen Aufmerksamkeit und Zuwendung gewähren sollte. Andererseits drückt es aus, dass der Mensch sich selbst lieben und nahe bleiben soll.

Den möglichen Interpretationen dieses Satzes liegt eine klare Wertung zugrunde: Die Wertung der Frage, wer uns wichtiger ist: die anderen oder wir selbst. Ein so genannter bescheidener Mensch wird zumindest nach außen hin andere als wertvoller erachten müssen und damit sich selbst degradieren. Im Sinne von Erich Fromms Werk „Kunst des Liebens" ist ein Mensch aber nur dann liebesfähig, wenn er zunächst sich selbst liebt und annimmt, denn wir können einerseits nur das fühlen und nachfühlen, was wir selbst kennengelernt haben, andererseits entspricht Fromms Denkweise dem Gesetz der Resonanz.

So ist „Liebe deinen Nächsten wie dich selbst." also keineswegs ein Satz sinnloser Selbstaufopferung. Dennoch wurde gerade dieses Zitat gern benutzt, um im Namen scheinbarer Nächstenliebe Beteiligung einzufordern oder zu erpressen. Dem - oft in materieller Umdeutung - „Liebe" Gewährenden wird dabei gern und vollmundig versprochen, dass dieses Wohlverhalten ihn näher an Gott, an die Erlösung bringen würde. Solange das Göttliche oder seine diversen, oft selbsternannten Vertreter als Autorität außerhalb unseres Selbst betrachtet werden, bleiben wir Opfer dieses Wohlverhaltens sein.

Aggression, Hass und Rache

Auch das so genannte Aggressionsverbot ist ein wesentliches Diktat der Kirche, hinter dem sich jedoch noch etwas ganz anderes verbirgt, als es zunächst den Anschein hat. Aggressives Eintreten für die eigenen Interessen ist grundsätzlich ein Mittel der Macht, es ist ein Anspruch der „Mächtigen". Ein „Untergebener", der sich anmaßt, seinen archaischen Aggressionen nachzugeben, wird zur potentiellen Gefahr für das gesamte Machtgefüge.

Aus dem ethischen Gebot „Du sollst nicht töten...." wird unter diesem Aspekt eine Glaubensregel, die besagt, dass sich der Mensch nicht gegen „Obrigkeiten" auflehnen darf. Ein Mensch, der sich wehrt, der realistische, aber vielleicht auch unrealistische Ansprüche stellt, bewegt die bestehende traditionelle Struktur oder stellt sie zumindest in Frage. An dieser Bewertung der Aggression kranken auch heute noch diverse pädagogische Konzepte, die sich vor allem für Jungen als entwicklungshemmend herausgestellt haben.

Zugehörigkeit und Tradition

Traditionen bilden sich nicht nur auf Basis kirchlicher Verhaltensregeln, sondern sind in ebenso starkem Maße von der sozialen, regionalen oder wirtschaftlichen Herkunft geprägt. Denken wir nur an die Bedeutung der Zusammenschlüsse der Handwerker, die Zünfte, an bäuerliche Lebensregeln oder die traditionellen Gepflogenheiten in von Naturgewalten extrem zusammengeschweißten Gemeinschaften wie auf den Halligen oder im Hochgebirge. Auch die Industrialisierung hat z. B. im so genannten Industrieproletariat solche Gemeinschaften mit speziellen Traditionen geschaffen. Oft ist uns nicht bewusst, wie stark die soziale Wurzel unserer Ursprungsfamilie unsere Glaubenssätze und Motivationen auch heute noch beeinflusst.

Betrachten wir einmal den vielzitierten Satz „Handwerk hat goldenen Boden" etwas genauer.

Zünfte, Bruderschaften, Innungen

Erinnern wir uns, dass Macht im urgesellschaftlichen und ursprünglichen gesellschaftlichen Zusammenhang mit dem „Machen", dem „Können" verbunden und an besondere, für die Allgemeinheit wertvolle und nützliche Fähigkeiten gekoppelt war. Dies waren zuallererst Fähigkeiten oder Tätigkeiten, die nach besonderen Kenntnissen, nach handwerklicher Kunstfertigkeit und Geschick verlangten. Aus diesen besonderen Fähigkeiten entwickelte sich ein spezieller Führungsanspruch parallel zur sonstigen Entwicklung der Machtthematik in der Gesellschaft. Im Fokus dieses Anspruchs stand nicht der Begriff der Macht über jemanden oder etwas, sondern vielmehr die Frage nach Anerkennung von Kompetenz und Führung in der Sache.

Wohl konnten Fürst oder Bischof den Bau von Schlössern oder Kathedralen befehlen. Dennoch war es der der Bauhütte vorstehende Bau- oder Hofbaumeister, der das – wie wir heute sagen würden – „Know-how" für die Umsetzung dieser Pläne besaß. Vieles an diesem Wissen war tatsächlich „Hüttengeheimnis". Manches ist im Verlauf der Jahrhunderte verloren gegangen und nicht wiedergefunden worden. Die Zugehörigkeit zu solchen Vereinigungen war mit dem Zugang zu speziellem Wissen und speziellen Fähigkeiten verbunden und gab dem Einzelnen schon aus diesem Grund eine besondere Bedeutung, einen höheren (Selbst)-Wert.

Auch heute noch werden Berufe häufig „vererbt", und Söhne oder Töchter wachsen ganz selbstverständlich in das Handwerk oder die Berufgruppe der Vorfahren hinein. Dabei werden neben materiellen und immateriellen Gütern auch die „gewachsenen" Traditionen und Werte, die „Tricks" und das Spezialwissen der einzelnen Gruppierung mit weitergereicht, sozusagen vererbt. Die Anpassung an diese Tradition bzw. an die Gepflogenheiten, Hierarchien und Werte der Gruppe bot einerseits Schutz und Stabilität, andererseits erwies sie sich nicht selten als einengendes Korsett: das Korsett der Erwartungshaltung innerhalb der Gruppe.

Berufszugehörigkeit als Traditionswert

Ein sehr schönes Beispiel für das Weiterleben solcher Traditionen in unserer Gesellschaft ist das Selbstverständnis der Bergleute – „ Ich bin Bergmann, wer ist mehr?". Ein Selbstverständnis, das ganz in der Tradition der Zünfte auf die Bedeutung der eigenen Arbeit abhebt. Menschen, die mit solchen oder ähnlichen stärkenden Traditionsmustern aufwachsen, ziehen einen nicht unerheblichen Anteil ihres Selbstbewusstseins aus dieser Zugehörigkeit. Unter diesem Aspekt ist es sicherlich verständlich, warum der Zusammenbruch bestimmter Industriezweige in den Kernregionen der ersten industriellen Revolution mehr verursacht hat als nur ein wirtschaftliches Dilemma.

Das kollektive Trauma, welches durch solche wirtschaftlichen Umstrukturierungen erzeugt wird, wirkt im Innen wie im Außen der Struktur scheinbar stabilisierend und dennoch hochgradig destruktiv. Es entsteht eine kollektive Trotzhaltung, die sich den Veränderungen entgegenstellt, Menschen scheinbar zusammenschweißt, auf Bestandssicherung beharrt und damit jegliche Entwicklung blockiert. Damit wird eine gemeinschaftliche Verunsicherung dekoriert und kaschiert, die das Selbstwertgefühl nachhaltig erodiert und unterminiert. Häufig verkommen gerade in dieser Situation Traditionen zu folkloristischen Ritualen, die nur noch touristischen Zwecken dienen. Menschen, die – in der eigenen oder der Vorgeschichte – mit dieser Thematik belastet sind, fehlt es oft unbewusst an Orientierung, die sie auch tatsächlich und real vermissen.

Die informelle Verbindung

Als moderne Daseinsform der Zunft lässt sich heute die so genannte informelle Verbindung betrachten. Als mehr oder minder zufälliger, lockerer Zusammenschluss Gleichgesinnter kann die informelle Verbindung entweder ernsthaft und absichtlich begründet sein, durch aktiven Eintritt etwa wie die „Schlagenden Verbindungen" der Studenten, oder zufällig, so wie bei den Auszubildende eines Jahrgangs eines großen Unternehmens, die selbst dann, wenn sich ihre Weg trennen, durch diesen gemeinsamen Beginn unsichtbar miteinander verbunden sind.

Ganz offensichtlich hat der Mensch ein Bedürfnis, sich zusammenzuschließen. Unter anderem, um den mehr oder minder trügerischen Schutz einer Bestand sichernden Gemeinschaft zu erfahren und sich gleichzeitig innerhalb dieses Konstruktes zu messen und zu werten. Auffällig ist auch hier die starke Spezialisierung der Zusammenschlüsse. Man legt Wert auf ein „Alleinstellungsmerkmal", auf wirkliche und oft auch nur scheinbare Einzigartigkeit, die die Furcht vor Beliebigkeit kaschieren soll.

Einer von uns - „Vereinsmeierei" als Glücksfaktor

Sei es die Schützenkönigin oder der Dackelkönig, es ist fast ein wenig kurios, welchen Ritualen sich Menschen öffnen, um Besonderheit und Zugehörigkeit zu demonstrieren. Tauben zu züchten mag ein schönes Hobby auf dem eigenen Dachboden sein. Wie viel angenehmer aber ist die Anerkennung, die der sorgfältig gehütete Vogel unter Gleichgesinnten genießt. Wem dieses Beispiel nicht zusagt, der möge sich doch einmal fragen, warum es soviel fruchtbarer ist, ein Workout in der Gruppe zu absolvieren oder gemeinsam an Fitnessgeräten zu schwitzen.

Gleichzeitig ist die Arbeit an der Position innerhalb der eigenen, selbst gewählten Gruppe sozusagen die „Nagelprobe „für den „Kampf im Außen". Der Verein oder die informelle Gruppe werden zum Trainingslager für die Realität. Gleichzeitig finden wir hier ein Rückzugsgebiet, in dem es möglich wird, negative Erlebnisse und Erfahrungen zu kompensieren, ohne sich mit ihnen auseinandersetzen zu müssen. Das erklärt, warum manchmal Menschen, die sonst eher unscheinbar und unauffällig wirken, in ihrer Passion oder ihrem Hobby geradezu aufgehen und wasserfallartig darüber referieren können.

Natürlich wollen wir den Glücksfaktor einer entspannenden Freizeitbeschäftigung weder zerreden noch zerstören. Nur ist es manchmal sinnvoll, die eigene Passion zu hinterfragen. Stellt man fest, dass aus dem ausgleichenden Ventil eine Flucht geworden ist, so sollte man den Mut aufbringen, die Ursachen der Flucht zu suchen und – im ureigensten Interesse – zu verändern.

Familiäre (Ver)Bindungen

Der Partner als Gegenpart

Stellen wir uns einmal vor, jeder Mensch wäre eine „Energiekugel", die aus zwei Hälften besteht, dem männlichen und dem weiblichen Anteil. In dieser Energiekugel sind alle „Verhaltensvarianten" vorhanden. Um uns selbst kennen zu lernen und uns an der Verschiedenheit anderer wahrzunehmen, benötigen wir einen Gegenpart. Natürlich fällt uns zunächst der Andere auf, der anders ist als wir selbst. Erst wenn wir diesen Anderen kennen gelernt haben, denken wir vielleicht darüber nach, wie wir selbst sind bzw. wie wir in Erscheinung treten und welche Anteile von uns selbst durch den Anderen gespiegelt werden.

Wichtig ist an all dem, dass jeder Mensch dabei nur einen Anteil aus seiner „Energiekugel" lebt, den anderen zwar besitzt, aber nicht nutzt oder benutzt. Da aber in der Natur nichts „unnütz" ist, stellt sich die Frage nach dem Sinn der „stillgelegten" Anteile.

Für den nicht genutzten Anteil kreiert sich das Individuum einen Spiegel im Außen. Das Gegenüber, z. B. der Partner, „lebt" dabei normalerweise den anderen, spiegelbildlichen Energieanteil. Häufig ist zu beobachten, dass einer der Partner extrovertiert, aktiv im Außen, vielleicht sogar bestimmend auftritt, der andere aber introvertiert, zurückhaltend und ängstlich erscheint. Auf den ersten Blick also zwei grundverschiedene Menschen – und dennoch ergeben beide zusammen eine Energiekugel.

Die Kinder als Spiegel

Dass Partner oft unterschiedlich sind, ist eigentlich nichts Neues. Interessant wird es aber, wenn wir eine gesamte Familie mit Kindern auf dieser energetischen Ebene betrachten. Denn die Kinder nutzen offensichtlich die unterdrückten, nicht selbst gelebten Anteile eines Elternteils als Basispotential zum Leben und Ausleben ihrer eigenen Persönlichkeit. Dies geschieht sogar in einer bestimmten Reihenfolge. Die unterdrückten Anteile der Mutter werden vom ersten, dritten, fünften, siebten Kind übernommen, die unterdrückten Anteile vom Vater werden vom zweiten, vierten, sechsten, achten Kind.

Da Die Eltern je nach Entwicklungsgrad des Bewusstseins auch Antagonisten sind, verhält sich das „ungerade" Kind wie der Vater, das „gerade" Kind wie die Mutter. Lebt die Mutter einen angepassten, ruhigen, sich aufopfernden Lebensanteil, dann ist vermutlich das erste Kind ein kleiner Teufel, der immer das zu tun versucht, was er selbst will. Dieses Kind wird die Mutter vermutlich zur Verzweiflung bringen. Sie wird alles daran setzen, das Kind so zu erziehen, dass es wie sie selbst wird, was natürlich nicht gelingen kann. Je extremer der Druck ausgeübt wird, desto schlimmer werden die Machtkämpfe.

Suchen wir einen Sinn in diesem Anderssein zwischen Mutter und diesem ersten Kind, so erkennen wir, dass die Mutter zunächst in diesem Kind ihre quasi brach liegenden Lebensanteile wiederfinden kann. Dabei sollen diese nicht bekämpft, sondern vielmehr integriert werden. Die Energie der Kinder dient als Spiegel der eigenen unterdrückten Energie, die es zu integrieren gilt. So können wir das erste Kind auch als das anteilmäßig lebendig gewordene Unbewusste der Mutter betrachten. Beide Anteile, das Bewusste und das Unbewusste, spiegeln sich in den beiden Persönlichkeiten. Kommt die Mutter als Persönlichkeit gut mit ihren unbewussten Anteilen zurecht, dann werden auch beide Generationen nur geringe Probleme miteinander haben. Auch die Partnerschaft der Eltern hat Bestand. Je stärker aber der unbewusste Anteil der Mutter negativ bewertete Themen beinhaltet, desto deutlicher wird sich das in der Beziehung zum ersten, dritten, fünften Kind als Konflikt zeigen.

Dieses gleiche Spannungsfeld zeigt sich auch in der Partnerbeziehung. Allerdings sind die Möglichkeiten, der Auseinandersetzung damit auszuweichen, bedeutend umfangreicher als in einer Mutter–Kind–Beziehung. Die Flucht in die Arbeit, in Vereine, ins Hausbauen, in den "Erziehungskonflikte" etc. oder die Anlehnung an Rollenspiele, in denen der Partner zum gegengeschlechtlichen Elternteil avanciert, all das sind Möglichkeiten, dem Spiegelungsprozess Bewusstsein/Unbewusstes auf der Erwachsenenebene zu entkommen. Der Eltern/Kind-Spiegel ist hier erheblich gnadenloser.

Die Entspannung für die Mutter tritt beim zweiten Kind ein. Denn dieses Kind entspricht dem Unbewussten des Partners und ist in seiner Erscheinungs- und Umgangsweise der Mutter ähnlich. Parallel dazu hatte natürlich der Vater des ersten Kindes bereits das Vergnügen, so etwas wie „Verstärkung" zu bekommen. Denn das erste Kind ist in seiner Erscheinungs- und Umgangsweise dem Erzeuger ähnlich. Haben Geschwister unterschiedliche Elternteile, gilt stets der weibliche Part als Basis. Um das wievielte Kind einer Frau handelt es sich? Den Beobachtungen gemäß entspricht die Reihenfolge auch nur den lebend geborenen Kindern. Das Kind muss selbständig geatmet haben, damit sich die unbewusste Lebensenergie eines Elternteiles verselbständigt.

Dieses Phänomen bezieht sich auf die Interaktion der lebenden Mitglieder einer Gruppe oder Familie. In der systemischen Arbeit, z. B. nach Hellinger, ist die Thematik noch etwas anders gelagert: Sicherlich haben auch Verstorbene eine Position innerhalb der Gruppendynamik. Die Eigenschaften und Themen dieses Verstorbenen werden in unserer Betrachtungsweise aber in der Regel von einem lebenden Mitglied übernommen.

Der Sprung über die Generationen

Wenn wir in diesem Ordnungssystem nochmals Bilanz ziehen, dann entspricht das erste, dritte, fünfte Kind etc. dem Unbewussten der Frau. Dabei sehen die Kinder oft dem Mann ähnlich und haben in ihrer Art, sich zu geben, ebenfalls viele Ähnlichkeiten mit dem Vater. In umgekehrter Weise entspricht das zweite, vierte, sechste Kind dem unterdrückten Anteil des Mannes. Diese Kinder sind oft optisch und in der Verhaltensweise der Mutter ähnlich.

Es gibt auch seltenere Fälle, in denen Kinder dem ihm als Spiegel entsprechenden Elternteil ähnlich sind. Dann ist die Beziehung der Eltern eher traditioneller Art; sie sind nicht unbedingt seelisch-reflektorisch verbunden, sie setzen sich nicht auseinander. Häufig sind diese Kinder Legastheniker und/oder hyperaktiv. Die Energien dieser Kinder stellen sich auch deshalb so auffällig dar, weil sie die extrem gestauten Energiepotentiale ihrer Eltern übernommen haben. Diese Stauungen basieren entweder auf einer starken mentalen Divergenz zwischen den Eltern oder auf einem massiven Konflikt zwischen bewussten und unbewussten Prozessen bei einem der Elternteile. Dieser energetische Zustand ist ein gutes Indiz, jedoch natürlich nicht die alleinige Ursache für Legasthenie oder Hyperaktivität.

Erweitern wir das energetische Ordnungssystem auf die Großeltern, so fällt auf, dass die Enkel in ihrem energetischen Muster fast exakt den Großeltern entsprechen. Diese beiden sich entsprechenden Generationen verstehen sich meist, nicht selten zum Ärger der Eltern, fast wortlos.

In der Praxis ist nicht selten zu beobachten, dass die Mütter der Kinder eifersüchtig auf ihre eigenen Mütter oder sogar Eltern sind, ohne zu verstehen, warum dies so ist. Es gibt auch soziologische Modelle, die dieses Phänomen untermauern. Man denke nur an den Trend der heutigen jungen Frauen zu konservativen, an die Lebensphilosophie ihrer Großmütter erinnernden familiären Werten. Die unterdrückten Energien der Großeltern sind denen dieser Kinder nun einmal sehr ähnlich. Damit sind sich Großeltern und Enkel gleich. Diese Generationen sind in der Lage, sich konfliktfrei auszutauschen, denn sie sprechen in der Regel die gleiche Sprache. Die Erziehung der Enkel durch ihre Großeltern ist damit eine durchaus harmonische Angelegenheit für beide Generationen.

Sich selbst definieren

All jene Faktoren, die auf den vorangegangenen Seiten beschrieben wurden, prägten und prägen das menschliche Verhalten in der Interaktion und blockieren den Individualisierungsprozess des Einzelnen. Dennoch handelt es sich immer um „Möglichkeiten". Jeder Mensch hat letztlich die Wahl, welche seiner Erlebnisse er emotional verwendet, d. h. ob er aus seinen Anlagen und Erfahrungen Traumata produziert oder nicht. Was so leicht und einfach klingt, ist jedoch die hohe Schule der Lebenslust. Um die Lebenslust praktizieren zu können, ist eine intensive Bewusstwerdung erforderlich.

Das (Be-)Nutzen der eigenen mentalen Fähigkeiten, die sofortige Reflektion alles Erlebten und das Fragen nach dem „Warum" sind erste Schritte in diesem Entwicklungsprozess, in dem es wesentlich ist, Neutralität und Wertfreiheit zu erreichen. Im Erreichen dieser Zielsetzung entstehen jenes Wissen und das Bewusstsein, dass jeder von uns sein Leben selbst kreiert.

Erfahrung als Reflex

Menschen heben allzu gern auf Ihre Erfahrungen ab. Wir haben dies und jenes erlebt oder gesehen, einen Prozess so oder anders bewältigt, ein Gespräch auf eine gewisse Art und Weise geführt und ein bestimmtes Ergebnis erzielt. Später, in ähnlichen Situationen, haben wir wiederholt feststellen können, welches Verhalten welche Reaktion hervorruft. Kommunikationsmittel oder Bewertungen haben wir sogar bewusst eingesetzt. Der uns bewusste Anteil der Erfahrungen bildet aber nur einen Teil des gesamten Erfahrungsschatzes einer Persönlichkeit.

Die guten wie auch die so genannten schlechten Erfahrungen prägen unsere emotionalen Wertungen. Aus dem Unbewussten heraus steuern sie unser Verhalten ohne bewusste, willentliche Beeinflussung. Die scheinbare Sicherheit der Erfahrungen, der „Beweis", dass etwas tatsächlich so war und damit immer wieder sein kann, bildet nun einen unbewussten Rahmen für Sichtweisen und Handlungen. So kann der Mensch zwar rational einen Teil seiner negativen Erfahrungen relativieren, indem er sie nicht in bewusste Bewertungen einbezieht; ihr unbewusster emotionaler Anteil aber wird immer reflexartige Verwendung finden, d.h. er wird wiederholt.

Ein Mensch, der schon in der Kindheit die Erfahrung gemacht hat, dass Partnerbeziehungen und familiäre Nähe mit Gewalt verbunden sind, der also die Erfahrung „Geschlagen" besitzt, wird sicherlich nicht bewusst nach einem gewalttätigen Partner Ausschau halten. Dennoch ist die Wahrscheinlichkeit sehr groß, dass er sich unbewusst einen gewaltbereiten Partner sucht.

Die Prägung, Opfer zu sein, ist ein bekannter Verhaltensmechanismus. Alles, was erlebt und damit bekannt und in der Wiederholung „gewohnt" ist, wird wieder inszeniert – es sei denn, dass der Sinn der „Gewohnheit" durch eine bewusste Wahrnehmung hinterfragt und als nicht mehr notwendig erkannt wird.

Durch die unmittelbare Verknüpfung der Themen Gewalt und Nähe – wie in unserem Beispiel verdeutlicht – ist es wahrscheinlich, dass Gewalt unbewusst provoziert wird, da auch das als eine Spielart des Miteinanderbefassens und der Zuwendung erlebt und aufgefasst wurde. Dieser unbewusste, reflexartig verwendete Anteil der Erfahrungen muss ins Bewusstsein zurückgeholt werden, um durch eine Auflösung der Bewertung eine Umprogrammierung der erfahrungsgestützten, bewerteten Verhaltensreflexe zu bewirken. An dieser Stelle sei auf das homöopathische Prinzip hingewiesen, welches auf der Erkenntnis einer Wiederholung „Ähnliches heilt Ähnliches" beruht.

Der Erfahrungsglaube

Gerade jene Erfahrungen aber, die – meist kritiklos übernommen und tradiert – schon lange im Unbewussten wirken, haben sich so vielleicht schon über Generationen zu eben jenen erfahrungsgestützten Verhaltensreflexen, den Verhaltenmustern entwickelt. Bei dieser Entwicklung spielen Traditionen und Gruppenerfahrungen eine erhebliche Rolle, weil sie ein Gewohnheitsmuster liefern, das „Terrain", den Boden für das jeweilige Verhalten. Die Gemeinsamkeit oder Ähnlichkeit von Erfahrungen und Denkstrukturen, die Tatsache, dass etwas scheinbar oder wirklich „schon' immer so war", wird als Beweis für deren Richtigkeit empfunden. Dies führt dazu, dass Verhaltenmuster aufgrund eines Erfahrungsglaubens entwickelt werden, der häufig sogar ursprünglich traumatisch ausgelöst wurde.

Die Sicherheit der tradierten Erfahrung wird eventuellen riskanten, non-konformen, neuen individuellen Erfahrungen vorgezogen. Damit aber wird auf Selbstbestimmung verzichtet. Um den unbewussten Erfahrungsglauben so aufzulösen, dass alte Erfahrungen neu oder anders bewertet und neue Erlebnisse möglichst wertfrei betrachten können, ist es oft notwendig und sinnvoll, die Verhaltenmuster auf ihre Ursprünge hin zu überprüfen. Welche gemeinschaftlichen Erfahrungen haben in welchem Kontext zu welchem Ergebnis geführt? Können Individuum oder Gruppe in einem heutigen, anderen Kontext andere Konsequenzen oder Sichtweisen aus diesen Erfahrungen entwickeln?

Dabei ist es nicht so einfach, die „Sicherheit" der tradierten Sichtweisen zu verlassen. Die Auflösung alter Bewertungen wird zuerst einmal Angst machen. Denn diese Auflösung bedeutet nicht nur das Ende der tradierten Verhaltenmuster, sondern häufig genug auch die Loslösung von Strukturen, Gruppen oder Gemeinschaften.

Gewohnheit und Bequemlichkeit

Durch die scheinbar logische Wiederholung von Erfahrungen werden diese zu Gewohnheiten. Dem Individuum ist nicht bewusst, dass es sich bestimmte Erfahrungen wieder und wieder kreiert. Das Ziel von Heilung ist aber nicht die Manifestierung, sondern die Loslösung aus der Erfahrung. Stattdessen werden diese Wiederholungen im täglichen Leben „missverstanden" und als Bestätigung der Richtigkeit von Erfahrungen aufgefasst. So werden die Wiederholungen als Gewohnheiten zu einem festen Bestandteil von Lebensritualen – die dann in ihrer Gesamtheit wiederum die Traditionen ausmachen und bilden.

Und genau dieser sichere Rahmen der Traditionen ist es, der es dann so schwierig werden lässt, Veränderungen zu bewirken. Eben darum, weil es „alle", viele der Mitglieder der sozialen Gruppe, der man sich zugehörig fühlt, so machen. So scheint es zuerst einmal bequemer, innerhalb des festgefügten Rahmens zu verbleiben. Die für die Entwicklung der Individualität notwendigen Veränderungen sind unbequem und machen Angst vor dem Verlust der Gruppenzugehörigkeit. Dabei führt diese zweckgebundene Bequemlichkeit zu einer Kastration der kindlichen Neugierde, der Eigendynamik und der Begierde auf andere Lebensimpulse. Das Gegebene wird als einzig hingenommen, Varianten werden überhaupt nicht mehr betrachtet.

Das war schon immer so... - in Wiederholungen gefangen sein –

Und so scheint es, als müsse geschehen, was schon immer so gewesen ist: Juristenkinder werden Anwälte; Handwerk wird scheinbar vererbt; Verlobung, Hochzeit und dann das erste Kind. Es war schon immer so, dass man Älteren nicht widerspricht, und manchmal ist es auch noch immer so, dass man sich einen Partner innerhalb der eigenen Schicht zulegen soll. Menschen, die diesen Intentionen folgen, orientieren sich am Außen. Die Auffassung der anderen Gruppenmitglieder ist für sie das Maß aller Dinge. Solche Anpassungsmuster werden in der Kindheit entwickelt. Die Handlungen der Vorgenerationen, der Familie oder des bestehenden sozialen Gefüges werden häufig kritiklos nachgeahmt. Durch die Erfüllung der Regeln der Gemeinschaft entstehen Zugehörigkeit und die scheinbare Sicherheit des „Gemeinsamkeit macht stark" im Außen. Es sind zweckgebundene Notgemeinschaften entstanden, die sich gemeinsam gegen einen Feind zu verteidigen scheinen.

Bei diesem Prozess aber muss jeder Mensch, der Teil einer „ursprünglichen Notgemeinschaft" war oder ist, einen Teil von sich, seinen individuellen, neugierigen, nonkonformistischen Teil, abspalten, um existieren zu können. Diese Abspaltung stellt sich dar als Zweiteilung in einen bewussten und einen unbewussten Anteil, die in jedem Menschen vorhanden sind. Im unbewussten „Schatten"-Anteil befinden sich die Erlebnisse und Prägungen eines Menschen, die innerhalb einer Gruppe unerwünscht waren und die der Betreffende darauf hin an sich selbst nicht wahr haben möchte, da sie von den anderen und infolgedessen von ihm selbst nicht akzeptiert sind.

Alle jene Anteile des Menschen, die nicht gruppenkonform sind, wurden verleugnet und verdrängt. Es sei denn, dass der Trotz im Rahmen der Persönlichkeitsentfaltung bereits entwickelt wurde. Die Individualität scheint dabei der Impulsgeber, der Initiator von Veränderung zu sein. Sie macht sich durch die innere Stimme bemerkbar. Die Wahrnehmung dieser inneren Stimme bewirkt, dass bisherige Gewohnheiten hinterfragt werden, damit sich das Individuelle und Ursprüngliche, eines Menschen, der ewig existente göttliche Anteil, befreien kann.

Parallel zur Verdrängung des individuellen Anteils manifestieren sich die kindlichen Nachahmungsmuster. Das Leben wird als Verpflichtung, als ein „ich muss" verstanden und ist scheinbar von außen gesteuert. Betrachtet man eine Familienstruktur über Generationen hinweg, so existiert ein besonders massives verdrängtes Potential bei jenen Familienmitgliedern, die stark in der Anpassung verhaftet sind.

Gefahrenzone Individualität

Dieses verdrängte Potential blockiert die Individualität des Menschen. In dem Maß, wie die Persönlichkeit verdrängt hat, in dem Maß ist auch die Individualität verschüttet. In der Anpassung finden wir die Entsprechung dieses Potentials.

Beide Anteile, Anpassung und Individualisierung, sind gegensätzlich, so dass sie irgendwann nicht mehr vereinbar sind. Dabei wird der tradierte Anteil, die Anpassung an die Gruppe, von Ängsten und Befürchtungen regiert. Die eigene Individualität wird hierbei noch verdrängt. So hat der Mensch das Gefühl, sich in einer Gefahrensituation zu befinden: Je stärker der Grad der Polarisierung dieser beiden Anteile ist, desto bedrohlicher wird die Individualität wahrgenommen und desto mehr Angst hat er vor sich selbst, vor dem eigenen kreativen Lebenspotential, das durch Anpassung blockiert ist. Zunächst ist die Furcht vor Neuem und der Unberechenbarkeit größer als die Neugierde und das Bedürfnis nach eigenständiger Entwicklung.

Bewertungen auflösen

Mit fortschreitendem Individualisierungsprozess, vielleicht durch homöopathische Arznei-
en gefördert und beschleunigt, sind jedoch die gestauten Energien kaum noch aufrecht zu
erhalten. Das Leben soll endlich nach den eigenen Spielregeln gestaltet werden, und das
Bedürfnis nach Selbstbestimmung nimmt klarere Formen an. Um diesen Prozess zu aktivieren, ist es notwendig, die bisher vorhandenen Bewertungen immer mehr aufzulösen.
Aber was bedeutet das eigentlich: eine „Bewertung auflösen"?

Eine Bewertung ist zunächst einmal die emotionale Sichtweise bezüglich einer Erfahrung
in einem bestimmten Kontext. Dabei bestimmen die persönliche Lebenssituation und die
gesellschaftlichen Rahmenbedingungen, ob wir eine Erfahrung oder Entwicklung als positiv oder negativ einstufen. Es spielt eine erhebliche Rolle, wie stark der Entwicklungsim-
puls mit unseren bisherigen Glaubenssätzen und Zielen übereinstimmt.

Eine Liebe, der langfristig keine Gegenliebe entgegengebracht wird, kann so, wenn das Ziel
verfolgt wird, einen Partner für die Ewigkeit zu gewinnen, eine schmerzvolle, tragische Erfahrung sein. Ebenso jedoch könnte diese Liebe dankbar als wunderbare (wenn auch
schmerzhafte) Erfahrung, als Bereicherung für die eigene Gefühlswelt und als Entwick-
lungsimpuls begriffen werden. Voraussetzung dafür wäre aber, dass die eigenen Vorstellungen nicht als starres Muster, sondern als Varianten wahrgenommen werden können.

So stehen die eigenen, emotional bewerteten Erfahrungen als Matrix von Möglichkeiten,
als Spielfeld zur Verfügung, und der Mensch prägt sein Schicksal durch die Vielzahl seiner
Möglichkeiten selbst, anstatt sich von demselben als fest strukturiertes Muster bestimmen zu lassen.

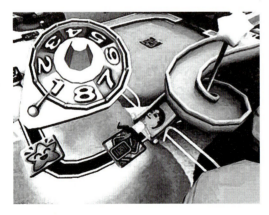

Die nächste Aufgabe ist es nun, die eigenen Spielvarianten auf diesem Spielfeld
kennenzulernen. Die Basis dafür ist der
eigene Bezug zur inneren Stimme, dem
Wahrnehmungsorgan der Individualität.

Es existieren tausende von Spielvarianten, von Möglichkeiten, in denen man sich verlieren kann, die ausprobiert und gelebt werden können und wollen. Die „innere Stimme" teilt mit, was das Individuum selbst plant, welche Position es innerhalb einer „natürlichen" Gemeinschaft, zu vergleichen mit einem natürlichen funktionierenden Organsystem, einnehmen will. Wird aus dem Einzelspiel vieler ein Zusammenspiel, so entsteht ein gemeinsames Ganzes innerhalb einer natürlichen, sich scheinbar zufällig aufbauenden harmonischen Sozialstruktur.

Solange jedoch Verhaltensmuster von ungefilterter Nachahmung geprägt sind und die Bewertung der eigenen Entwicklungsschritte zwingend über die Resonanz aus dem Außen erfolgt, wird eine Entwicklung nur in engen Begrenzungen, beispielsweise über den Trotz, möglich. Mit jedem Schritt ins so genannte Unbekannte – weg von der reinen Nachahmung, hin zu eigenen Ausdrucksformen und jeder daraus resultierenden neuen Erfahrung – kann jetzt das Vertrauen in die eigene Kreativität und die eigenen Potentiale zu einem gesunden Selbstwertgefühl und Selbstbewusstsein wachsen.

Eigenverantwortung leben

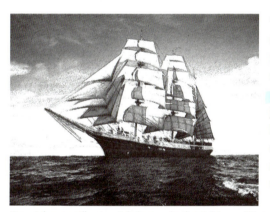

Wenn wir uns bewusst machen, wie stark die Bewertungen, Glaubenssätze und Sichtweisen das Außen definieren und wie groß die Kreativkraft eines Menschen ist, so wird erkennbar, dass sich jeder Mensch sein Leben und seine Lebensumstände selbst kreiert. Sogar bei der Arbeit an diesem Buch hat sich so mancher Aspekt im Außen sehr lebendig und so manches anschaulich dargestellt.

Ein „ich muss", ein „ich kann doch nicht, weil" und erst recht ein „aber" werden in dieser eigenverantwortlichen Sicht gerade gerückt. Und so wird aus dem „Müssen" ein „Wollen", aus dem „Nicht-Können" ein „Nicht-Wollen" und aus dem „Aber" ein „Nein".

Eigenverantwortung heißt vor allem, sich die eigenen Wahlmöglichkeiten der Entwicklungen bewusst zu machen. Niemand „muss" mit einem ungeliebten Partner zusammenleben; niemand „muss" den anstrengenden Nachtdienst, die ungeliebte berufliche Position oder an sich als peinlich empfundene Familienfeiern weiter ertragen. Tut man dies dennoch, so wurde im besten Fall eine bewusste Entscheidung getroffen, diese Situation aufgrund eines höher bewerteten Zieles weiter aufrecht zu erhalten. So stellt sich auch im scheinbaren Kompromiss die gelebte Eigenverantwortung dar.

Das „Spiel" wählen - wir gestalten

Mit dem Bewusstsein der Wahlfreiheit und Emotionshoheit aktiv leben und diese gestalten, darin erfüllt sich die Lebenslust. Ob der einzelne dann dazu neigt, sich einem Lebensentwurf ganz zu widmen, ob er sich alle sieben Jahre oder wie und wann auch immer, neu definiert, ob der eine Tradition lebt und der andere Avantgarde, das sind individuelle Entscheidungen.

Dabei muss durchaus nicht jedes Rad neu erfunden werden. So mancher wird in seinem Individualisierungsprozess feststellen dürfen, dass einige der „alten" Ansichten seiner Persönlichkeit in freier Entfaltung sogar noch mehr ihm selbst entsprechen, als dies unter Zwängen vorstellbar war.

Hat man verinnerlicht, dass auch aus schmerzhaften Erfahrungen Chancen resultieren, wenn man das Ruder des eigenen Lebens übernimmt, so wird man nicht nur Wünsche, sondern auch bewusst eine adäquate Realität kreieren.

Dabei geht es nicht nur darum, den eigenen Motivationszyklus so zu manipulieren, dass vorauseilender Gehorsam und Selbstzensur zu einem scheinbar besten Erfolgserlebnis führen. Nicht systemkonformes Funktionieren ist das Ziel der Individualisierung, sondern der Prozess des Suchens und Findens der ureigensten Lebensposition und die gestalterische Freude in eben diesem Prozess.

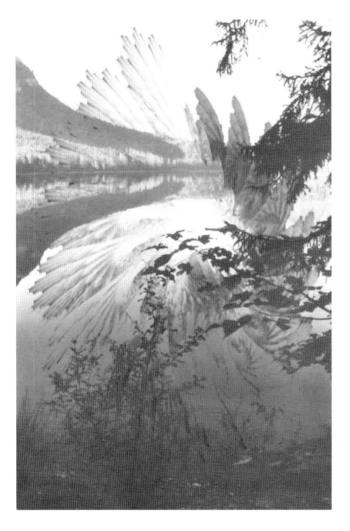

Lebenssituationen und ihre Körpersymptome

Kopfschmerzen

Mit dem Verstand

Menschen mit (Dauer)Kopfschmerzen sind emotional verletzt und haben deshalb – bewusst oder unbewusst – beschlossen, rational, also über den Verstand, mit ihrer Problematik fertig zu werden. Sie verweigern die Emotionalität, um sich keine Blöße zu geben und sich nicht zu blamieren. Sie wollen vermeiden, als schwach dazustehen und infolgedessen von den anderen in ihrer Umgebung missachtet zu werden. Menschen mit starken Kopfschmerzen umgeben sich oft mit Menschen, von denen sie sich nicht verstanden fühlen. Dennoch empfinden sie sich als von diesen abhängig.

So ist der Kopfschmerz ganz und gar wörtlich zu nehmen. Die Betroffenen denken zu viel, sie „arbeiten" zuviel mit dem Kopf, anstatt zu handeln - möglicherweise sogar emotional - und tatkräftige Konsequenzen zu ziehen, die z. B. darin bestehen könnten, sich von der Gruppe zu lösen und der eigenen Individualität zu folgen.

Die Menschen, die regelmäßig Kopfschmerzen haben, gehen sehr diszipliniert mit ihrer Gefühlswelt um. Sind sie einmal unbeherrscht und explodieren, so tut ihnen das meist unmittelbar nach dem Gefühlsausbruch leid. Sie entwickeln sofort das Gefühl, sich daneben benommen zu haben, und erwarten Sanktionen von anderen. In welcher konkreten Lebenssituation der Kopfschmerzpatient sich befindet, hängt stark von der Art und dem Ort seines Schmerzes ab.

Wenn der Kopf platzt….

Ist der Kopfschmerz explosiv, so dass wir das Gefühl haben, der Kopf könnte platzen, dann befinden wir uns in einer Lebenssituation, in der wir unser Denken erweitern und für uns selbst handeln sollten. Wir halten jedoch an alten Verhaltensmustern fest und fühlen uns gefangen. Unsere scheinbar „edle Zurückhaltung" bremst die Entwicklung von Individualität und unsere bewusste Weiterentwicklung.

Infiltrierte Gedanken

Ist der Kopfschmerz stechend, so ist die Thematik, die ihn verursacht, von anderen beeinflusst, sie ist infiltriert. Wir haben zugelassen, dass fremde Gedanken und Verhaltenmuster uns infiltrieren, d. h. in uns eindringen, weil uns unsere Umgebung zu wichtig war und wir alles uns Umgebende zu wenig oder zu unkritisch in Frage gestellt haben. Möglicherweise stammt die Infiltration schon aus der Kindheit, und wir haben sie nie in Frage gestellt.

Wenn wir anfangen, diese Situation in Frage zu stellen, kommt häufig das Gefühl in uns auf, die Gruppe zu verraten. So sind wir gezwungen, uns mit den tiefer liegenden Gründen für unser Anpassungsverhalten auseinanderzusetzen.

Mit dem Kopf durch die Wand ...

Im Stirnkopfschmerz spiegelt sich das Thema: Immer schön durchhalten, egal welche Widrigkeiten uns begegnen. Dabei es handelt es sich meist nicht um willentliches Handeln, sondern um die Durchsetzung von Situationen, die wir der Gruppendynamik wegen erhalten müssen, oder von denen wir zumindest glauben, sie erhalten und aushalten zu müssen.

Häufig genug tritt dieser Kopfschmerz auch bei Kindern auf, wenn sie sich in einer schulischen Situation befinden, die Ihnen absolut nicht zusagt. Möglicherweise kommen sie mit dem Lehrpersonal nicht zurecht, wollen aber ihre Eltern nicht enttäuschen. Sie verbleiben also in der Situation, ohne sich zu erklären oder die Situation zu lösen.

Immer schön nachtragend bleiben ...

Eine völlig andere Thematik verrät uns der Hinterkopfschmerz. Der Hinterkopf symbolisiert die Vergangenheit. Daher kommt die Formulierung „etwas im Hinterkopf behalten" im Sinne von „etwas nicht vergessen dürfen oder wollen". Da in unserer Erziehung und Kultur Gefühle wie Hass und Rache einerseits als unsozial gelten, andererseits die kirchliche Prägung solche Gefühle als Machtanmaßung verbietet, scheint uns keine andere Wahl zu bleiben, als die Sache „im Hinterkopf zu behalten". In einer akuten Situation entsteht ein Gefühl der Wehrlosigkeit: sich rächen, jemanden angreifen wollen, jedoch nicht den Mut dazu haben, dies zu tun. Wir halten uns zurück. Damit bleiben unsere Wut und der Zorn unausgesprochen und bewertet. Die Rache wird auf unbestimmte Zeit verschoben.

Wenn man nicht vertrauen kann …

Schläfenkopfschmerz wiederum ist ein Indikator für eine tiefere innere Verletzung, die nicht gezeigt werden soll. Meist hat diese Verletzung ihren Ursprung in der Kindheit. Häufig genug ist der tiefgründige Auslöser ein Vertrauensbruch. Das Kind, das sich zunächst sicher und geschützt gefühlt hat, erlebt, meist durch ein Elternteil, eine tiefe Enttäuschung und kann nicht mehr vertrauen. In der Regel ist der Schläfenkopfschmerz mit Misstrauen, Vorsicht und innerer Unsicherheit verbunden. Die Angst, etwas falsch zu machen und damit nicht mehr dazu zugehören, ist vernetzt mit dem Gefühl, allein nicht bestehen zu können.

Ich darf „sein"….

Albert Einstein hat gesagt: „Probleme kann man niemals mit derselben Denkweise lösen, durch die sie entstanden sind." Gelegentliche Kopfschmerzen dürften – wenn wir ein wenig gelassen sind – eigentlich noch keine „globale" Frage fehlender Lebenslust oder Lebensqualität aufwerfen. Dennoch sind sie sichere Indikatoren, wie wir emotionalen und / oder belastenden Themen gegenüberstehen oder eben auch nicht. Und sie geben uns wichtige Hinweise, wie wir die Herangehensweise an unsere eigentlichen Probleme verändern könnten. Dann löst sich manchmal nicht nur der Kopfschmerz – sondern auch das Problem. Um den Kopfschmerz zu überwinden, müssen wir unser Gefühl als unser eigenes Wahrnehmungsorgan begreifen lernen. Werden die eigenen Gefühle zugelassen, lernt der Mensch viel über sich selbst. Werden die Gefühle unterdrückt, deutet dies auf ein großes Schutzbedürfnis und die Anpassung an die Gruppe hin. Die Menschen, die ihre Gefühle frei formulieren, leben ihre Selbstsicherheit und verfügen über ein sicheres Gefühl der Existenzberechtigung. Dieses Gefühl ist grundsätzlich und wesentlich, um Lebensfreude und Lebensgenuss empfinden zu können. Folgende homöopathische Arzneien wirken u. a. in diesem Prozess unterstützend:

Carbo vegetabilis	Lebenskraft wird nicht für gesundes Eigeninteresse genutzt
Gelsemium sempervirens	Erwartungsangst aus zurückgehaltener Emotion
Glonoinum	Die Möglichkeit und der Wille zur Bewusstseinserweiterung fehlen
Spigelia anthelmia	Der Vertrauensbruch, der Stich ins Herz
Sulfur	Die Bewusstwerdung wird unterdrückt

Migräne

Wenn scheinbar nur noch Dunkelheit und Ruhe helfen, wenn Übelkeit vorherrscht und der Kopf platzt, hat die Migräne die „Herrschaft" über den Körper übernommen. Was aber teilen uns diese Symptome mit?

Der Patient ist in einer im sprichwörtlichen Sinne üblen Situation, die er aber nicht wahrnehmen möchte. Deshalb wünscht er sich Dunkelheit.

Konfliktsituationen sollen im Unbewussten bleiben, denn würden sie ins Bewusstsein rücken, würde dies sofort das Gefühl der fehlenden Zugehörigkeit auslösen. Deswegen bleiben wir in einer unangenehmen Situation, die wir wortwörtlich „zum Kotzen" finden.

Dominanzen erkennen

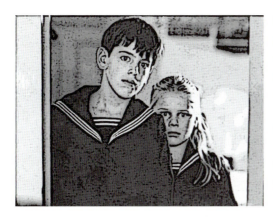

Die grundlegende Lebenssituation der Migräne ist im Gefühl des dominiert werden begründet. Meist ist es ein Elternteil, der großen Einfluss auf die Persönlichkeit genommen hat.

Dessen Dominanz hat einerseits Angst eingeflößt, andererseits aber auch Sicherheit und Schutz gegenüber anderen geboten.

Da die eigene Durchsetzungskraft noch nicht entwickelt und nicht gelebt wurde, ist das Gefühl der Ohnmacht im Unbewussten tief verankert. Es kann sehr leicht wieder ausgelöst werden, wenn eine ähnlich strukturierte Person wie die Dominanzperson in der Kindheit oder in der Auslösungsphase erscheint. Die Migräne kann auch dann noch existieren, wenn jener Elternteil schon lange keinen Einfluss mehr hat oder bereits verstorben ist.

Dominanzen überwinden

Möchte ein Mensch diese üble Lebenssituation, die grundsätzlich in ihm verankert ist, überwinden, so muss die Bereitschaft entwickelt werden, die eigene Ohnmacht zu überwinden und in jene unbewusste Sphären zu schauen, die häufig mit Leid und Unterdrückungsgefühlen verknüpft sind. In der Migräne haben wir die Chance, den Kontakt mit unserer verborgenen, verdeckten Durchsetzungskraft herzustellen und diese nutzen zu lernen, wenn es uns gelingt, jenen Menschen, mit dem wir die Widerspruchsthematik „Dominanz und Schutz" verbinden, zu identifizieren und unser Verhältnis zu diesem Menschen zu relativieren. Damit ist es möglich, die wegen unserer vermeintlichen Schwäche selbst auferlegte Bestrafung aufzulösen.

Es gehört schon eine Menge Mut dazu, in diese Befreiung zu gehen und sich dem Konflikt zu stellen. Konfrontieren wir uns mit unserer eigenen Kraft und unserem Durchsetzungsvermögen dann haben wir Chancen, diese Situation endgültig zu überwinden und das Leben nicht mehr „zum Kotzen" zu finden.

Folgende homöopathische Mittel unterstützen u. a. diesen Prozess:

Coffea cruda	Schuldgefühle, sich der Situation aber nicht stellen
Gelsemium sempervirens	Erwartungsangst aus zurückgehaltener Emotion
Iris versicolor	Steht nicht zu seinem wirklichen Wert

Rückenschmerzen

Verschiebungen eines oder mehrerer Wirbel werden schulmedizinisch meist als Schäden aufgrund „falscher" oder fehlerhafter Haltung diagnostiziert. Wie präzise ist doch die Sprache: Der wortwörtliche Haltungsschaden ist also das Ergebnis eines ungesunden Anpassungsprozesses der Individualität an vorgegebene Schemata und Muster oder das Ergebnis eines permanenten „Nicht für sich Einstehen".

Diese Prozesse sind schleichend und beginnen unmerklich. Die Bedeutung des oder der betroffenen Wirbel deutet auf das persönliche Thema oder Trauma, mit dem eine Auseinandersetzung notwendig geworden ist. Findet diese Auseinandersetzung nicht statt, so manifestiert sich die Thematik auf im doppelten Sinne schmerzhafte Art und Weise. Schmerzen in der jeweiligen Wirbelregion stellen ein Achtungssignal dar, sich mit der betreffenden Thematik zu befassen. Liegt eine so genannte familiäre Disposition für Anfälligkeiten im jeweiligen Wirbelbereich vor, können wir davon ausgehen, dass diese Thematik bereits in den Vorgenerationen relevant war. Beispielhafte Arzneien sind:

Alumina	Der eigene Standpunkt fehlt, die eigene Position wird nicht eingefordert
Carbo vegetabilis	Lebenskraft wird nicht für gesundes Eigeninteresse genutzt
Graphites naturalis	Sitzt zwischen zwei Stühlen
Calcium carbonicum	Sich dem Leben verweigern, Unterstützung wollen
Kalium carbonicum	Ignoranz der eigenen Bedürfnisse
Lycopodium clavatum	Der faule Kompromiss
Natrium muriaticum	Festhalten an dem, was bewährt und bekannt ist
Nux vomica	Durch Überaktivität seine wirklichen Gefühle verstecken
Paris quadrifolia	Der eigene Standpunkt fehlt, die eigene Position wird nicht eingefordert
Rhus toxicodendron	Fühlt sich festgelegt und eingeengt, möchte fliehen

Schmerzen im/der Halswirbelbereich / Cervicalregion

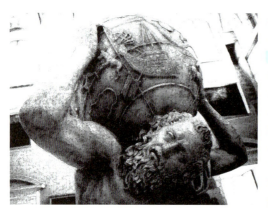

Die Cervicalregion steht für die Konflikte der Gegenwart, für die „akuten" Themen. Hier machen sich die scheinbaren und tatsächlichen, fremdbestimmten oder selbst gewählten Einschränkungen der Individualität bemerkbar, die das Gegenwärtige beeinflussen. Der Nacken symbolisiert dabei das Zärtlichkeitszentrum, das verletzt ist. So werden Erwartungsängste in Bezug auf kommende mögliche Verletzungen produziert.

- C1 – Atlas – Selbstwert - Die Welt auf unseren Schultern tragen - und zuerst einmal „den Kopf oben behalten" – darin liegt die Aufgabe und Bedeutung des Atlas. Eine Verletzung oder Schwäche dieses Wirbels deutet immer auf die Selbstwertthematik, Selbstachtung und Würde. Wird aus der Selbstachtung ein Sicherheitsbedürfnis, entstehen schmerzhafte Konflikte.

- C2 – Axis – Ehrgeiz - Den Kopf oben zu behalten, von anderen gewürdigt und geachtet zu werden, das ist häufig eine Frage des Ehrgeizes. Sich selbst genug zu sein und erfahrenes Leid nicht in Kontrolle, sondern in Gelassenheit zu verwandeln, wäre die gesunde Auflösung der mit diesem Wirbel verbundenen Thematik.

- C3 – Freiheit - Die Fähigkeit, die Individualität nicht nur zu spüren, sondern sie auch zu leben, leben zu wollen und auf Anpassung zu verzichten – all das ist die grundlegende Thematik des C3.

- C4 – Ablehnung / Annahme des Lebens - Die Thematik des C4 ist es, sich den Herausforderungen des Lebens zu stellen, in die Selbstbestimmung zu gehen und das Leben machtvoll im Sinne der Nutzung der eigenen Anlagen und Fähigkeiten auszufüllen.

- C5 – Begrenzung - Eine nach eigener Entscheidung bestehende unerfüllte Forderung an andere, z. B. in Bezug auf Themen wie Liebe, Rache oder Zuwendung, führt zur Begrenzung der eigenen individuellen Entwicklung. Anstatt Freunde und innere Dankbarkeit zu empfinden für das, was man bekommen hat, für das Leben und die eigene Existenz, wird an Forderungen festgehalten. Die Nichterfüllung dieser Forderungen führt zur Fixierung auf die entsprechenden Themen und zur Verschwendung wesentlich sinnvoller einsetzbarer Energien.

- C6 – Anpassung - Die innere Unsicherheit wird durch Anpassung ausgeglichen, die Übernahme der Selbstverantwortung wird ebenso verweigert wie der anstehende Individualisierungsprozess. Stattdessen orientiert man sich am Außen. Dabei werden die Anforderungen des Außen nicht mehr hinterfragt, sondern kritiklos übernommen. Im Unterbewussten werden konträre Reaktionen formuliert, die aber nicht an die Oberfläche gelangen und sich nun körperlich ausdrücken.

- C7 – Festhalten - Um sich abzusichern, wird die individuelle Entwicklung verweigert. Man glaubt „nicht allein zu können", und weigert sich, Unabhängigkeit auch nur in Erwägung zu ziehen. Dies führt dazu, dass jegliche unhaltbare Situation akzeptiert wird.

Schmerzen im/der Brustwirbelbereich / Thorakalregion

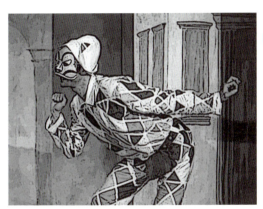

Der Thorakalbereich steht für die Befürchtung von Wiederholungen unangenehmer Situationen oder für unspezifische Erwartungen im Zusammenhang mit der Zukunft sowie für Aspekte der Lebensqualität wie z. B. sich beugen, buckeln und dienen zu müssen.

Haltungsschäden in diesem Bereich verweisen so auch auf die Position, die derjenige zu seiner eigenen Entscheidungskraft, seinem Rückgrat und Rückhalt, einnimmt und wie er seine Individualität selbst bewertet. Man bleibt in alten Leidensmustern hängen und erwartet Wiederholungen alter Erfahrungen so intensiv, dass man geradezu sich selbst erfüllende Prophezeiungen provoziert.

- Th1 – Position, die eingenommen wird - Unverarbeitete verunsichernde oder verletzende Situationen haben dazu geführt, dass die eigene Position nicht eingenommen wird. Oft handelt es sich um Verletzungen im Zusammenhang mit familiärer Dominanz. Die Erwartungen an andere im Zusammenhang mit noch bestehenden traditionellen Glaubenssätzen waren sehr hoch und wurden verletzt. Diese Verletzung wurde noch nicht verarbeitet und verhindert die Einnahme einer sich selbst bestimmenden Position.

- Th2 – Enttäuschung / Verletzung - Erlebte Enttäuschungen können nicht als Motivation angesehen werden, das Leben selbst bestehen zu wollen. Die Unfähigkeit, sich von der negativen Bewertung des Erlebten zu lösen, blockiert den Individualisierungsprozess.

- Th3 – Resignation - Der Glaube an die (negative) Erfahrung hat in die Resignation geführt. Das Erlebte wird auf der Basis von scheinbaren Erfahrungswerten als unveränderliches Schicksal verstanden. Die Identifikation mit anderen, mit Normen und Traditionen ist bestimmend. Individualität wird aus Gründen des Selbstschutzes verweigert.

- Th4 – Leichtigkeit - Das Leben ist schwer. Leichtigkeit oder gar Risikofreude kann und darf nicht gelebt werden. Der Glaube, dass der potentielle Himmel nur dem Leidenden offensteht, ist häufig manifestiert.

- Th5 – Selbstverrat - Um die eigene Existenz abzusichern, werden andere manipuliert. Dies geschieht durch eine allerdings nur scheinbare Übernahme von Dominanz. Durch dieses Rollenspiel entsteht ein Konflikt mit den natürlichen Entwicklungsbedürfnissen der Persönlichkeit.

- Th6 – Chaos der Unterdrückung - Selbstkontrolle und Disziplin bestimmen das Leben im Außen. Um nicht aufzufallen und um jeden Preis angenommen zu werden, wird das eigene Potential mit schmerzhaften Konsequenzen unterdrückt.

- Th7 – Potential - Das eigene Potential, die eigenen Möglichkeiten werden aus Anpassungsgründen stark unterdrückt. Dadurch geht der Bezug zu den eigenen Entwicklungsbedürfnissen verloren. Die unbewusste Wahrnehmung dieses Konfliktes führt zum Verlust der Selbstachtung.

- Th8 – Arbeit - Um Arbeit als Vergnügen betrachten zu können, ist es zweifellos wesentlich, dass diese sowohl als Selbstverantwortung wie auch als kreative Aufgabe verstanden wird, die der Persönlichkeit entspricht. Dazu ist es notwendig, mit dem eigenen Potential konstruktiv umzugehen. Gerät der positive Aspekt kreativen Gestaltens in den Hintergrund und werden Pflicht und Anpassung zu dominierenden Themen, so wird die Aufgabe zur mühevollen Arbeit; letztlich wird sie als zwanghaftes Müssen verstanden.

- Th9 – Betrug und Selbstbetrug - „Schuld sind immer die anderen." Der Glaube an die Einschränkungen durch andere behindert die Erkenntnis, dass es lediglich der eigene Anpassungswille ist, der sich verselbständigt hat und nun die eigene Weiterentwicklung blockiert.

- Th10 – Vorstellungen - Eine stark von Glaubenssätzen geprägte Vorstellungswelt, die darüber hinaus erhalten und erzwungen werden soll, behindert den Individualisierungsprozess. Die Unfähigkeit, sich von diesen Vorstellungen zu lösen oder diese zumindest einmal zu kritisch zu betrachten, führt zu Ohnmacht, Hilflosigkeit und Lebensstarre.

- Th11 – Transformation - Entscheidungswille und Veränderungen von der Nachahmung und Anpassung hin zur Selbstbestimmung wären richtungweisend, ihre Notwendigkeit wird intensiv spürbar. Selbständigkeit und die Nutzung der Lebensenergie für ein gesundes Eigeninteresse sollen nun umgesetzt werden.

- Th12 – Urkraft - Die kreative Urkraft kann nicht länger diszipliniert werden. Das eigene Potential geht in den kraftvollen Widerspruch zum bisherigen, noch durch Unsicherheit geprägten Anpassungsverhalten.

Schmerzen der Lumbalregion

Die Lumbalregion steht für das Mitgebrachte aus der Familie und/oder aus der (karmischen) Vergangenheit, insbesondere für die innere Erdung, das Ursprüngliche in der Sexualität und den menschlichen Beziehungen sowie die damit verbundenen positiven und negativen Energien. In traditionellen Familiengewohnheiten sind wir meist unbewusst gefangen.

Freude und Lust am Eigenen dürfen erst dann gelebt werden, wenn alle Mitglieder der Ursprungsfamilie ebenfalls glücklich geworden sind. Dies führt zur Übernahme der Verantwortung für die Vorfahren, indem beispielsweise Leidensgewohnheiten weiter getragen werden.

- L1 – Trennung - Das Gedankenkonstrukt Verantwortung - Pflicht - Gewohnheit hat in eine Lebensstarre geführt, die nun aufgelöst werden soll. Die dazu notwendigen „Befreiungsschläge" treten oft schockartig und schmerzhaft ins Bewusstsein, wenn der Mensch sich in seinem Individualisierungsprozess der Erkenntnis der notwendigen Loslösung von bisherigen Glaubenssätzen nicht bewusst werden will.

- L2 – Unterstützung - Der signifikante Widerspruch findet sich hier in der Diskrepanz zwischen dem eigenen Individualisierungsbedürfnis und der Furcht vor dem Verlust des Schutzes in der familiären Anbindung.

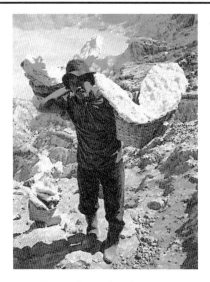

- L3 – Energiemissbrauch - Die eigene Kreativität und die eigenen Potentiale werden zurückgehalten und blockiert. Statt sie für ein gesundes Eigeninteresse zu nutzen, werden sie fremden Zielen untergeordnet oder ganz verweigert. Basis dieses Missbrauchs ist ein manifestiertes mangelndes Selbstwertgefühl aufgrund fehlender Integration in die bestehende Gemeinschaft.

- L4 – Kontrolle und Lebensgenuss - Selbstkontrolle mit dem Ziel, Kontrolle über andere zu er- oder behalten, führt zur Ablehnung möglicherweise fruchtbarer Lebensimpulse. Die vermeintliche Aufopferungspflicht zugunsten traditioneller Verbindlichkeiten verhindert den individuellen Lebensgenuss.

- L5 – Intuition - Es ist schmerzhaft, Intuition und Spiritualität zu zeigen, da diese häufig mit dem Verlust des pränatalen Zwillings vernetzt sind. Nicht aufzufallen ist das Gebot der Stunde. So werden viele Fähigkeiten aufgrund negativer Gefühle verleugnet. Diese Unterdrückung will aber nicht erkannt werden. Trotzig hält man an der eigenen Furcht vor Veränderung fest.

- Kreuzbein - Kreativität - Die eigene Kraft und Kreativität wird missbraucht und zweckdienlich zur eigenen Absicherung eingesetzt, statt sie für Konstruktives zugunsten aller zu nutzen.

- Steißbein – Gleichgewicht - Wer ist nicht schon einmal „auf den Hintern gefallen" und danach recht unsicher aufgestanden? So ist es auch mit dem damit verbunden inneren Gleichgewicht. Diskrepanzen zwischen der emotionalen linken, der „mütterlichen" Seite und der rationalen rechten, der „väterlichen" Seite werden intensiv spürbar. Denn die bisherige gedankliche, illusionäre Kompensation des fehlenden inneren Gleichgewichtes hält nicht mehr.

Nackenschmerzen und Schulter-Arm-Syndrom

Verspannungen oder Schmerzen in der Schulter oder den Armen werden meist als „Berufskrankheiten" von „Schreibtischtätern" postuliert. Häufig schieben wir solche Symptome, ähnlich wie die Rückenschmerzen, auf eine verkrampfte (Schulter)Haltung und mangelnde (Muskel)Spannung. Genau genommen ist diese Sichtweise gar nicht so verkehrt, denn die Formulierung von der falschen Haltung lässt sich über den Analogieschluss durchaus sowohl auf der körperlichen wie auf der geistigen Ebene anwenden.

In diesem Fall ist auch die „Haltung uns selbst gegenüber" verkrampft. Viele Menschen übernehmen Verantwortung über das notwendige, sprich: für sie selbst sinnvolle Maß hinaus auch für andere, z. B. um das Selbstwertgefühl zu stabilisieren. Ist die gewünschte Position erreicht, wird die vermeintliche Überverantwortung lästig. In diesem Augenblick ist das Terrain für das Schulter-Arm-Syndrom akut. Diese Menschen sind jetzt unwillig, für andere zu handeln und emotional oder rational weiter für andere zu sorgen. Sie wünschen sich Leichtigkeit und Freude, die aber ihr Selbstwertgefühl in Gefahr bringen.

Die „Last der Verantwortung"

Durch die Übernahme von Verantwortung für andere erhofften die Betroffenen sich eine Verbesserung ihrer Position, getreu dem Glaubenssatz: „Nur wer Verantwortung übernimmt, hat Anspruch auf ein starkes (Selbst)Wertgefühl." Eine wesentliche Problematik in dieser Lebenssituation besteht darin, dass der Mensch aus der Macht-Situation in eine Ohnmacht-Situation fällt, von der er sich überfordert fühlt. Wir begegnen diesem Phänomen häufig, wenn Menschen scheinbar unter der Laste einer Verantwortung zusammenbrechen, die sie sich bekanntermaßen selbst aufgebürdet haben.

Menschen in dieser grundsätzlichen Lebenssituation mussten meist schon ganz früh in der Kindheit familiäre Verantwortung übernehmen, eventuell weil jüngere Geschwister mit versorgt wurden oder ein Elternteil fehlte. Die aus dieser Mitverantwortungs- und Mitbestimmungsposition resultierenden Vorteile wurden als „Macht" erlebt. So verknüpfte sich Verantwortung früh und unmittelbar mit dem Anspruch auf Einfluss.

Mit wachsender Qualität des Individualisierungsprozesses, in dem nun (mehr) Freude und Leichtigkeit gelebt werden sollen, erscheint die vermeintliche „Macht" nicht mehr als adäquater Ausgleich für die Übernahme der Verantwortung. Da dieser Konflikt aber bewusst oder unbewusst von uns verdrängt wird, müssen wir einen Weg finden, über den wir unseren Unwillen zu handeln - speziell: für andere zu handeln – ausdrücken können. Dies geschieht über die Bewegungsschmerzen bis zur Lähmung des jeweiligen Armes. Die betroffene Körperseite weist uns dabei den Weg zur detaillierten Betrachtung der Thematik.

So weist der unter langjährigen Arm- und Schulterschmerzen bis zur völligen Handlungsunfähigkeit gelähmte rechte Arm des Mittvierzigers G. unter Beachtung der Familiensituation recht präzise auf einen stillen, nie geäußerten Protest hin. Dieser konnte bis zum Schluss lediglich nonverbal, im Handlungsunwillen, ausgedrückt werden. Auf dem einsamen Hof der Eltern verbrachte G. als einziges Kind seine gesamte Lebenszeit, später mit seinem eigenen Sohn, in der Verantwortung nicht nur für Haus und Garten, sondern auch für seine Eltern. Dazu hatte er sich eine Frau an seine Seite geholt, die am traditionellen familiären Leben großes Interesse hatte. In dieser gerade noch funktionierenden Großfamilie verstand er sich in der Rolle dessen, der diese zusammenhält, da die Kraft der Eltern nachließ und die seines Sohnes noch nicht stabil war.

Als wirklich fatal erwies sich dann jener Zeitpunkt, an dem die Eltern verstarben, sein Sohn sich aber nicht gewillt zeigte, in der traditionellen Verantwortung zu verbleiben. Die Reaktion des Sohnes war eher ein Schulterzucken und die durchaus berechtigte Frage, wieso er das alles getan habe. Ein adäquater Ausgleich für die eigenen Mühen, z. B. in der Absicherung der eigenen Versorgung im Alter, war nicht mehr in Sicht. Jegliche Handlungsfähigkeit wurde sofort nachhaltig verweigert.

Die Perle im Büro

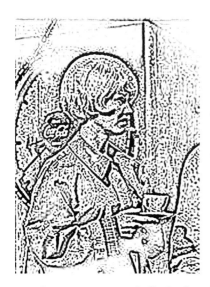

Unter den „Schreibtischtätern" finden wie eine Gruppe, die von diesem Symptom besonders stark belastet ist. Auffällig ist eine Häufung im Zusammenhang mit stupiden Tätigkeiten oder Unveränderbarkeit der Körperhaltung. Ganz gleich ob wir von der früheren Sekretärin oder der heute häufig überqualifizierten mehrsprachig ausgestatteten Assistentin sprechen – das Image dieser Berufsgruppe ist, obgleich im Wandel, eher ein unbedarftes.

Um dieses Image innerhalb des beruflichen Kontextes aber aufzuwerten, stürzen sich die Betroffenen in geheimer Übereinkunft mit den Nutznießern in so genannte Betreuungsaufgaben wie Kalenderverwaltung, Terminerinnerung oder Getränkeservice, mit welchen sie neben ihren eigentlichen, nicht selten langweiligen Aufgaben – scheinbar – unersetzbar werden.

Wer kennt nicht den Spruch von der „Perle im Büro"?! Leider ist die Perle in den seltensten Fällen lange zufrieden, und nur in alten Filmen wird aus dem scheinbaren Einfluss ein Macht- und Lustgewinn in Form einer Eheschließung. Da aber die Bereitschaft zu den an sich stupiden Tätigkeiten des eigentlichen Aufgabengebietes – wie z. B. die endlosen Schreibarbeiten – sinkt, kreiert unsere Musterschreibkraft ein handfestes, nun mit allerlei Aufmerksamkeit von allen Seiten bedachtes Syndrom.

Den Rücken stärken

Bei der Überwindung solcher somatisierten traumatischen Erfahrungen sind u. a. die folgenden homöopathischen Mittel hilfreich:

Ferrum metallicum	Das Leben ist harter Kampf.
Paris quadrifolia	Verantwortung für andere übernehmen, um dazuzugehören
Populus tremuloides	Leistungsdruck durch zu frühe Übernahme der Eigenverantwortlichkeit

Lumbago / Hexenschuss

Der plötzlich erscheinende Hexenschuss symbolisiert eine Lebenssituation, in der der Mensch sich sprichwörtlich den Umständen beugt. Betrachten wir dieses Beugen im Zusammenhang mit der Symbolik der Lumbalregion, in der die Haltungs- und Einstellungsfragen die innerfamiliären Beziehungsmuster aus den Vorgenerationen darstellen, so erkennen wir, dass der Hexenschuss vor allem eine familiäre Anpassungsthematik darstellt. Diese ruft sich akut ins Gedächtnis, da sie so nicht mehr ertragen werden will und sich als Schmerz somatisiert.

In der Familienfalle

Häufige Ursache ist eine „Opferung" für die Bedürfnisse anderer Familienmitglieder oder des Partners, die dies scheinbar nicht zu würdigen wissen. Man fühlt sich nicht geachtet, sondern missverstanden oder sogar verachtet – und das alles, obwohl man sich für die Familie „krummlegt". Das bedrückende an dieser Situation ist der innere Widerspruch zwischen dem Wunsch nach Freiheit und den familiären Verpflichtungen oder Ansichten. Familienrituale und Gewohnheiten müssen eingehalten werden, obwohl dies schwer fällt. Der Patient steckt noch stark in dem Anpassungszwang, so dass er seine eigenen Wünsche und Bedürfnisse so gut wie gar nicht wahrgenommen hat. Dies geschieht dann auf schmerzhafte Weise durch den spontan auftretenden Hexenschuss.

Achtung einfordern

Um diese Thematik zu überwinden, ist es für den Menschen wichtig, sich selbst wahrzunehmen und auch einmal den Mut haben, sich gegen die Familienrituale und Meinungen der Gruppe zu stellen. Anderen dienen, sich anpassen, weil man es so – meist in der Kindheit – gesehen, erlebt und gelernt hat, sich „krumm machen" für Schutz und Sicherheit: Diese Verhaltenmuster müssen hinterfragt und relativiert werden. Dabei ist es auch notwendig, zu klarer Kommunikation bezüglich der eigenen Bedürfnisse und Achtungswünsche zu gelangen.

Calcium fluoricum	Sucht Halt um jeden Preis
Kalium carbonicum	Ignoranz der eigenen Bedürfnisse
Rhus toxicodendron	Fühlt sich festgelegt und eingeengt, möchte fliehen

Ischialgie / Ischias / Ischiasnervenreizung

Sich machtlos fühlen

Der zentrale Auslöser der Ischialgie befindet sich im Gesäßbereich. Symbolisch steht das Gesäß für den gelebten Ausdruck des inneren Machtgefühls und der eigenen Bedeutung. Die Schmerzen der Ischialgie stellen eine Form der Machtlosigkeit dar. Ziehen diese Schmerzen bis in die Oberschenkel, handelt es sich häufig um ein Gefühl der fehlenden Anerkennung durch die Vorgenerationen.

Unsicherheit, falsche Selbsteinschätzung und Existenzängste sind die emotionalen Hintergründe der Ischialgie. Meist ist nur eine Körperseite betroffen, die rechte oder die linke. Die Rechte symbolisiert den Willen, die Durchsetzung oder den Vater, das männliche Prinzip. Die linke Seite ist die emotionale Seite bzw. die Mutterseite und die Vergangenheit. Der Ischialgiepatient hat gewöhnlich ein großes Anlehnungsbedürfnis an eine starke Person.

Ist diese starke Person nicht oder nicht mehr verfügbar, kommt es leicht zu Existenzangst. Der Ischialgiepatient sieht und fühlt sich schwach und hilflos, obwohl dies prinzipiell nicht den Tatsachen entspricht. Dahinter steht oft das Bedürfnis, aufgehoben zu sein und umsorgt zu werden. Dieses Gefühl kann fast kindliche Züge erreichen. Auch der Zorn eines Kindes, das die Unterstützung nicht im gewünschten Maß bekommt, ist typisch für die Ischialgie.

Zwiespältige Hintergründe

Diese unterschwellige Leidenssituation, der Wunsch nach Anlehnung und Distanz gleichermaßen, ist der Hintergrund der Ischiasthematik. Löst sich ein Patient aus dem für das Krankheitsbild Ischialgie typischen, mit innerem Selbstbetrug verbundenen Schutzbedürfnis, so findet generell eine Loslösung aus traditionellem Anpassungsverhalten statt. Die Existenzangst ist die Darstellung fehlender Loslösung, an der der Ischialgiepatient aber extrem festhält. In der Ischialgie finden wir die Aufgabe, die eigene Bedeutung und das Machtvolle der eigenen Persönlichkeit angstfrei würdigen zu lernen.

Arsenicum album	Existenzangst, lieber sterben, als sich verändern
Colocynthis	Wut im Bauch durch Anpassung und Unterdrückung von Ärger
Kalium jodatum	Ignoriert das Gefühl, nicht geliebt zu sei

Magenschmerzen - Gastritis

Der Wunsch, anzukommen

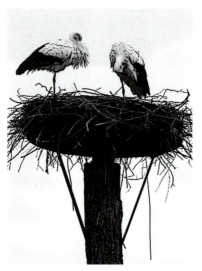

Der Magen symbolisiert die Nestwärme und Zugehörigkeit. Sind diese Bedürfnisse verletzt und haben wir grundsätzlich das Gefühl, in unserer Gemeinschaft nicht aufgehoben und angenommen zu sein, rebelliert der Magen fast zwangsläufig. Einer der großen entstehenden Widersprüche ist dabei der zwischen dem „inneren Zwang", etwas für andere tun zu müssen, und dem Wunsch, dass die anderen uns anerkennen und etwas für uns tun.

Häufig leben wir genau das vor, was wir gern selbst hätten, ohne dass wir im Gegenzug verbale Forderungen stellen.

Und genau auf diese Art und Weise „potenziert" sich die Verletzung – schließlich tun wir doch alles, um „geliebt" zu werden. Eine typische Beziehungs-Lebenssituation für Magenschmerzen ist die Trennung einer Partnerschaft. Hier dreht sich selbst dem Hartgesottensten „der Magen um" – haben wir doch alles getan, um Zuwendung zu bekommen – und genau das Gegenteil erreicht. Hier genügen bereits Befürchtungen in diese Richtung, um z. B. in Erinnerung an die Kindheit den entsprechenden Reflex auszulösen. Die Zugehörigkeit wurde versagt.

Das tiefere Thema dieser Sehnsucht nach Zweisamkeit ist nicht nur der Wunsch nach Anerkennung, sondern vor allem das Schutzbedürfnis. Leiden wir an Gastritis, so wünschen wir uns Schutz, fühlen uns wehrlos und haben unsere Persönlichkeit längst einer scheinbaren Sicherheit geopfert. Jede scheinbare und wirkliche Ablehnung verletzt so das Stabilitätsbedürfnis.

Image ertragen

Im Berufsleben spielen Magenprobleme eine erhebliche Rolle. Immer dann, wenn Menschen in Situationen geraten, in denen ihr Erfolg, die scheinbare und wirkliche berufliche Harmonie oder ihr Image in Gefahr ist, kreieren sie sich Magenprobleme, um ihrem Bedürfnissen Ausdruck zu verleihen. Dabei ist eine so gestaltete berufliche Situation häufig eine Ersatzkreation für die fehlende Anerkennung in der Ursprungsfamilie oder der aktuellen Familie.

Stabilität leben

Das Gefühl, im Leben von anderen beschützt werden zu müssen, um existieren zu können, muss in innere Sicherheit, Stabilität und die Bereitschaft verwandelt werden, sich auf das Leben einzulassen und für sich und seine Individualität einzustehen. Dabei sind u. a. die folgenden homöopathischen Mittel hilfreich:

Argentum nitricum	Fordert Nestwärme ein
Arsenicum album	Existenzangst, lieber sterben, als sich verändern
Bismuthum subnitricum	Schutzbedürfnis und Anpassungswille hemmen die Persönlichkeitsentfaltung

Durchfall - Diarrhoe

Die Angst vor dem Leben

Wohl jedem ist das schon einmal passiert: Wir stehen vor einer Konfliktsituation, einer Aussprache oder Konfrontation, wir erwarten Nachrichten oder Ergebnisse, die unser weiteres Leben beeinflussen oder in eine neue, ganz andere Richtung lenken können. Und was geschieht? Wir müssten jetzt mal ganz dringend... eine an sich natürliche Situation, so ein bisschen „Schiss" zu haben.

Wenn jedoch Durchfall zum Dauerzustand wird, wenn auf jegliche Nahrung, die symbolisch der Integration von fremden Eindrücken und Einflüssen entspricht, mit Konfrontationsangst, mit „Schiss" reagiert wird, ist die Angst vor dem Leben zur grundlegenden Thematik geworden.

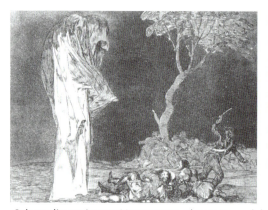

Der Mensch ist weder bereit, sich mit dem Leben auseinanderzusetzen, noch dazu, Konfrontationen einzugehen. Das fordert eine Anpassung an andere, die wiederum eine Abhängigkeit entstehen lasst, die genau in dieses „lebensängstliche Verhaltenmuster" führt. Inzwischen ist es gleichgültig, welche Qualität die Konfrontation hat.

Schon die geringste Vermutung, dass eine solche bevorstehen könnte, schon ein geringer Teilaspekt, der darauf hindeutet, dass man etwas nicht „verträgt" – und schon reagiert der Darm.

Konflikte zulassen

Dieses Perpetuum mobile sollte bei der Diarrhoe durchbrochen werden. Die Bereitschaft, eigenverantwortlich ins Leben zu gehen, ist eine ganz grundsätzlich notwendige, wenn „Schiss" unser Leben bestimmt. Lebensängste sollten in die Bereitschaft, sich zu stellen, umgewandelt werden.

Hat sich eine Durchfallerkrankung manifestiert, ist keineswegs mit „wollen müssen" Abhilfe zu schaffen. Durch die hohen eigenen Ansprüche hat sich auch ein hohes Maß an blockierend wirkender Selbstkritik manifestiert. Man traut sich gewisse Dinge nicht mehr zu. Der hiermit verbundene Lernprozess sollte darin bestehen, Schritt für Schritt mehr Individualität zuzulassen. Dazu gehört es auch, nicht„das liebe Kind" zu sein und Widerspruch oder vielleicht sogar Ablehnung auch auszuhalten.

Wer sich selbst begreiflich macht, dass er durch die Bewertung oder Resonanz anderer kein besserer oder schlechterer Mensch ist, befindet sich bereits auf dem richtigen Weg. Zu diesem Weg gehört es auch, die sich widerspiegelnden eigenen traditionellen Bewertungsmuster zu hinterfragen. Denn es ist nicht genau die Erwartung der anderen, sondern unsere eigene, mit der wir hier in Resonanz gehen.

Was so einfach klingt, aber nicht einfach ist, kann mit u. a folgenden homöopathischen Mitteln unterstützt werden.

Aloe socotrina	Schlimme Erlebnisse führen zur Lebensverweigerung
Arsenicum album	Existenzangst, lieber sterben, als sich verändern
Veratrum album	Der Selbstverrat

Verstopfung - Obstipation

Kritik zurückhalten

Die Symbolik der Verstopfung wird oft als fehlendes Loslassen bezeichnet. Schauen wir wortwörtlich in unserer Sprache nach, so kennt wohl jeder die etwas vulgäre Formulierung „jemanden zusammenscheißen". Im Umkehrschluss erkennen wir nun, dass genau diese Fähigkeit, jemanden zu kritisieren, zurückgehalten wird. Dies impliziert das Bedürfnis, im Außen als „lieber Mensch" gesehen zu werden. Wer freundlich und lieb ist, wird schließlich auch nicht angegriffen.

Ursächlich wird die Obstipation durch einen Schock ausgelöst, häufig schon durch den Geburtsschock. Dieser Schock sowie eventuell sich wiederholende Schocksituationen haben verunsichert und bewirkt, dass Unauffälligkeit und eine liebe, freundliche Ausstrahlung gelebt werden, um sich zu schützen und nicht noch mehr Negatives zu erfahren.

Der Obstipations-Patient bezieht oftmals keine Stellung innerhalb einer Gemeinschaft und begibt sich in die Rolle eines schwachen, hilflosen Mensches, der sich nicht wehren kann, selbst wenn er wollte.

Stellung beziehen lernen

Dieser selbst gewählte Leidensdruck mit dem einzigen Ziel, so angenehm wie möglich für die Umgebung zu sein, muss überwunden werden, damit die Eigenpersönlichkeit in Individualität entwickelt werden kann. Der Lernprozess besteht darin, die eigene Persönlichkeit und den eigenen Standpunkt nicht zurückzuhalten und klar zu kommunizieren. Dazu müssen vielfältige Anpassungsmuster überwunden und die grundlegende Schocksituation nachhaltig aufgelöst werden.

Alumina	Der eigene Standpunkt fehlt, die eigene Position wird nicht eingefordert
Natrium muriaticum	Festhalten an dem, was bewährt und bekannt ist
Nux vomica	Durch Überaktivität seine wirklichen Gefühle verstecken
Opium papaver somniferum	Grenze zwischen Bewusstem und Unbewusstem

Nächtliches Herzrasen

Was der Tag noch bringt

Nächtliches oder auch morgendliches Herzrasen symbolisiert Erwartungsängste. All die Unklarheiten des Tages, die auf uns zukommen könnten – sowohl Dinge, die uns Angst machen, als auch jene, die wir uns wünschen – sind unklar und unzuverlässig. Da aber viele Befürchtungen und Erwartungen solche bleiben und nicht in Erfüllung gehen, bleibt auch der Spannungszustand der Erwartung bestehen. Damit befindet der Mensch sich in Abhängigkeit vom Außen. Er wartet ständig auf etwas – und das, obwohl wir keinesfalls gewillt sind, nach der Pfeife anderer zu tanzen.

Es entsteht das Gefühl, andere Menschen oder bestimmte Situationen kontrollieren zu müssen. Die eigenverantwortliche Steuerung des Lebens geht damit verloren. Diese Erwartungsangst entsteht meist aus der Orientierung an anderen Menschen und am Außen. Der Patient fragt sich immer wieder: „Was wollen diejenigen, die mich umgeben? Welche Erwartungen muss ich erfüllen, damit alle zufrieden sind und ich selbst außer Gefahr bin?"

Was die Nacht verrät

Die Furcht davor, den Erwartungen anderer nicht gerecht zu werden, wird mehr und mehr Gegenstand der eigenen gedanklichen Welt. Allerdings verdrängen wir diesen Prozess und nehmen ihn im Alltag so überhaupt nicht wahr. Erst in der nächtlichen Verarbeitungsphase gelangt die Thematik an die Oberfläche, und Herzrasen und Arrhythmien lassen erkennen, in welch hohem Maße wir in Wahrheit gegen uns handeln.

Diese Orientierung im Außen muss überwunden werden, damit Selbstsicherheit, innere Stabilität und Stärke entstehen können.

Benzoicum acidum	Konserviert Missstände aus der Überzeugung, es könne noch schlimmer kommen
Cactus grandiflorus	Durchhalten in einer scheinbar ausweglosen Situation
Gelsemium sempervirens	Erwartungsangst aus zurückgehaltener Emotion

Burnout-Syndrom

In der Tretmühle

Das Burnout-Syndrom in seinem körperlichen Ausdruck weist eine Vielzahl von Einzelsymptomen auf, die von einem inneren, emotionalen Zusammenbruch über den Verlust der Kommunikationsfähigkeit bis hin zu Lähmungserscheinungen reichen können. Das andauernde starke Engagement für vermeintlich wichtige Ziele ohne Rücksicht auf die eigene Persönlichkeit, die ursprünglichen Bedürfnisse und den eigenen Körper führen dabei in eine Verweigerungshaltung unter Abschaltung ganzer Funktionsbereiche. Dabei spielen die noch unbewussten Zweifel an diesen Zielen und die mangelnde Zufriedenheit eine erhebliche Rolle. Meist geht eine Lebenssituation voran, in der versäumt wurde, die bewusste Definition der eigenen hohen Ziele mit den Veränderungen der eigenen Lebenssituation abzugleichen und sie auf Sinnfälligkeit zu überprüfen.

Der Kontakt zu den eigenen Bedürfnissen ging längst verloren. Es wurde versäumt, notwendige, emotional positiv wirkende Impulse aus anderen Lebensbereichen zu ziehen. So wird der Lebensinhalt auf einige wenige, häufig inhaltslose Aspekte eingeschränkt. Dabei ist diese vorangehende Situation nicht mehr allein mit Ehrgeiz zu erklären. Pflicht und Aufgabe ersetzen die Persönlichkeit. Je stärker die existenzielle Verpflichtung wahrgenommen wird, desto größer ist die Gefahr der unbewussten inneren Abkehr. Dies wird auf soziologischer Ebene vielfach durch Studien belegt, die nicht nur unter Managern, sondern auch in so unterschiedlichen sozialen Gruppierungen wie z. B. bei Pflegepersonal, pflegenden Angehörigen, Lehrern oder Alleinerziehenden durchgeführt wurden.

Ausbruch nach Innen

In der Burnout-Situation findet eine zuerst ins Unbewusste verdrängte komplette Umstrukturierung der inneren Ziele statt. Grundlage dieser Verdrängung ist die Angst, die sozialen Vernetzungen in der Gemeinschaft durch die eigene Veränderung zu verlieren. Die Werte, die bis jetzt verfolgt wurden, haben an Gewichtung verloren. Der Wunsch und das Bedürfnis, andere Lebensinhalte zu erlangen, sind groß geworden. Dies sind wesentliche Lebensimpulse, die in Wandlungsphasen der Eigenpersönlichkeit immer wieder entstehen

Wird dieser Wandlungsprozess missachtet oder zu lange ignoriert, gerät der Patient in Überforderungs- und Schwächesituationen, da er an etwas festhält, was eigentlich überholt ist.

Die transformierte Persönlichkeit

Solang die Situation „nur" manifestiert ist und die kleinen Hinweise des Körpers noch gehört werden können, sind einfache Korrekturen von Zielen, Sicht- oder Herangehensweisen möglich. Es wäre nun dringend erforderlich, einmal auf sich selbst zu hören, sich ohne schlechtes Gewissen „etwas zu gönnen", sich Erlebnisse auf anderen Lebensgebieten schaffen.

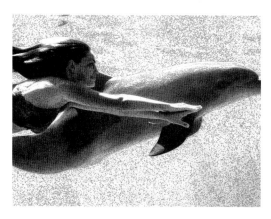

Die Auflösung einer somatisierten Burnout-Situation jedoch ist ausschließlich über die komplette Transformation der Persönlichkeit möglich. Dazu gehört es auch, sich als Persönlichkeit außerhalb der meist fremdbestimmten Zielsetzungen wahr- und anzunehmen und zu lernen, Rücksicht auf sich selbst und nicht nur auf andere zu nehmen.

Cocainum hydrochloricum	Muss andere überzeugen, muss immer gewinnen.
Piper nigrum	Profilneurose endet in geistiger Umnachtung, zu hohe eigene Ansprüche.

Blasenentzündung - Zystitis

Blasenentzündungen, auch chronische, gehören zu jenen Symptombildern, die zwar sehr häufig auftreten, aber nur selten tiefgründig besprochen werden. Vielen Menschen ist es „peinlich", solche gesundheitlichen Probleme zu haben, im chronischen Fall das Wasser vielleicht nicht halten zu können und damit möglicherweise alt und nicht mehr voll funktionsfähig zu wirken. Und so ganz ohne Zusammenhang ist der Volksmund hier nicht. Gibt es doch die Formulierung „nah am Wasser gebaut" für einen Menschen, der zu Tränen, zu Gefühlsausbrüchen neigt, diese aber vehement diszipliniert.

Wie die Tränen symbolisiert auch der Harnfluss die Entladung von nicht ausgesprochenen Gefühlen. Dies können durchaus positive Emotionen wie Aufregung, Freude oder Spannung sein. In diesen positiven Fällen symbolisiert der Harnfluss Momente, in denen die Entladung spontan erfolgt, weil der Mensch sozusagen „sprachlos vor Freude" ist. Bei der Unterdrückung von unangenehmen, negativen Gefühlen und deren Entladung über die „Wasserstraßen der Gefühle" treten als entscheidende Faktoren Wut und Zorn hinzu. Die Entzündung, der Zorn, zeigt uns, dass wir im Innersten nicht einverstanden sind mit dieser scheinbar notwendigen Unterdrückung unserer Emotionen bis hin zur Resignation.

Verhaltensmuster Nebenkriegsschauplatz

Menschen mit Zystitis befinden sich in einer Lebenssituation, in der sie häufig ungewollt stark sind, für andere Verantwortung übernommen und sich damit in Abhängigkeit gebracht haben. Infolgedessen handeln sie gegen sich selbst und gegen ihre eigenen Gefühle. Diese Situation hat oftmals etwas mit Pflichterfüllung, Abhängigkeiten von den Anweisungen anderer und Erfüllen von Erwartungshaltungen zu tun. Ist dieser Zustand chronisch geworden, erlebt der Zystitis-Patient seine Lebenssituation als blockiert und negativ.

Er meint, diese Situation durchstehen zu müssen, um sich geliebt zu fühlen. Dabei verleugnet er sich aber als Persönlichkeit selbst. Um sich die tatsächliche Situation nicht bewusst machen zu müssen oder einer echten Konfrontation aus dem Weg zu gehen, werden Konflikte um Kleinigkeiten produziert – so genannte Nebenkriegsschauplätze. Anstatt sich damit auseinanderzusetzen, dass die eigene Persönlichkeit verletzt ist, man etwas als Zurücksetzung empfindet oder sich nicht geachtet fühlt, wird die eigentliche Situation in einem Bagatellstreit kompensiert. Auch die Flucht in an sich unwesentliche Kleinigkeiten ist ein beliebter Ausweg.

Interessant ist in diesem Zusammenhang auch ein physiologisches Detail: Besonders anfällig für Harnwegsinfektionen sind Frauen außerhalb des gebärfähigen Alters. Beide, die Pubertierenden und die Frauen vor und in den Wechseljahren, seien wegen einer vorliegenden Östrogendominanz besonders betroffen, heißt es.

Dabei ist die Bildung der Schleimhäute rückläufig, und die natürliche Bakterienflora gerät aus dem Gleichgewicht. Das macht sie angreifbar für die Belastung durch Pilze. Im symptomsprachlichen Zusammenhang steht die Pilz-Belastung für die kritiklose Übernahme von fremden, traditionellen Motiven, Themen oder Sichtweisen. Der Infiltration werden nicht ausreichend Bewusstsein und die daraus entstehende Gegenwehr entgegengebracht. So kommt es zu einem Zornesausbruch, einer Entzündung. Der Ort des Geschehens weist uns dabei darauf hin, dass die Themen Kreativität und Gefühlskommunikation berührt werden.

Sicherheit in sich selbst finden

Um eine Zystitis zu überwinden, ist es wichtig, zu den eigenen Wünschen, Vorstellungen und Zielen zurückzukehren und diese wieder im Sinne von Lebensfreude umzusetzen. Die Blockade, die das behindert, liegt im Sicherheitsbedürfnis und zeigt sich in der oft unbewusst übernommenen Verantwortung für eine Aufgabe oder für einen oder mehrere Menschen, die nicht aufgegeben werden darf, um keine Liebesverluste zu erleiden.

Die Erkenntnis, dass es keine Liebesverluste geben kann, löst sich meist dann auf, wenn die Situation überstanden ist. Wurde diese nicht verdrängt, sondern wirklich aufgelöst, ist die Lebensfreude in der Selbstbestimmung und in der Orientierung an der eigenen Persönlichkeit wieder vorhanden.

Cantharis vesicatoria	Aktiv gegen die eigenen Interessen handeln
Nitricum acidum	Hass- und Rachegelüste, die aber nicht formuliert werden
Populus tremuloides	Leistungsdruck durch zu frühe Übernahme der Eigenverantwortlichkeit

Sexuelle Störungen

Gestaute Kreativität

Sexuelle Dysfunktionen sind vielfältig und werden hier deshalb nur allgemein in Ihrem Kernkonflikt betrachtet. Sie sind immer Ausdruck einer Kreativitätsproblematik. Kreativität ist der Ausdruck von Individualität. Somit wird jeder, der sich zu stark anpasst und Individualität verleugnet, sich selbst innerlich blockieren. Starke Persönlichkeiten spüren dabei das gestaute Kreativitätspotential und versuchen sich z. B. über Hypersexualität zu befreien.

Meist wird aber die gestaute Kreativität als verdrängte Emotion wahrgenommen, die nun entweder im wahrsten Sinne des Wortes „weggedrückt" oder, wenn der Stau der kreativen Energien zu intensiv ist, im Außen kompensiert wird.

Schöpferisch leben und lieben

Interessanterweise sind es häufig die fruchtbaren Phasen beruflichen oder künstlerischen Schaffens, in denen es zu solchen Störungen kommt. Kunst, Erfolg, Zeiten großer Energie- und Kraftaufwendungen können also durchaus als Ausdruck und Kompensation körperlicher Sexualität verstanden werden.

Für die Beseitigung einer solchen Störung ist es deshalb grundlegend, den Kompensationsmechanismus und seine Ursache in der ganzen Bandbreite der Traditionsfallen und Verhaltensmuster zu hinterfragen.

Agnus castus	Verleugnung des eigenen Potentials
Aurum metallicum	Fehlendes Selbstwertgefühl
Caladium seguinum	Sich für nicht verausgabt haben

Neurodermitis

Übererfüllte Zuwendung

In der Neurodermitis wird eine Leidenssituation durch die Hautausschläge demonstrativ nach außen dargestellt. Wie in allen Allergien findet sich dabei eine zwiespältige Situation. Einerseits wird ein juckender Ausschlag entwickelt, der das Thema symbolisiert: „Es juckt mich, ins Leben zu gehen und etwas zu tun". Andererseits bedarf der leidgeplagte Neurodermitiker besonderer Zuwendung. So symbolisiert dieser Ausschlag sowohl die Neugierde als auch das Bedürfnis nach Schutz, Versorgung und Anlehnung.

Im Konflikt der Ablehnung dieser Bedürfnisse und der Art und Weise, wie diese unter Umständen durch die liebende Mutter übererfüllt werden, sieht die Persönlichkeit keine andere Chance, als das Leid in Form einer Verkrustung des Schutzmantels Haut darzustellen. Dabei ist der Zusammenhang mit der Milchallergie und ihrer Bedeutung „Diese Versorgung ist nicht die meine" signifikant und grundlegend. Diese Zwiespältigkeit ist das Problem des Neurodermitikers.

Überforderter Ausgleichsfaktor

Häufig ist die Anlage in der Genetik bzw. der Familiensituation zu finden, denn bei der Zeugung eines potentiellen Neurodermitikers ist es oft der Fall, dass ein Elternteil in die Sicherheit möchte und sich eine so genannte feste, verlässliche Beziehung wünscht, der andere Elternteil dagegen möchte aber gerne Unabhängigkeit leben und will nicht unbedingt Verantwortung für eine Familie übernehmen. Bei einem Kind, das aus einer solchen Familiensituation Neurodermitis entwickelt, zeigt sich dies besonders in den befallenen Gelenken. Gelenke stehen symbolisch für Verbindungen zu anderen.

Der Hautausschlag und das Jucken in der Kniekehle und den Ellbogengelenken deuten darauf hin, dass die Werte und Glaubenssätze der Eltern nicht unbedingt mit denen des Erkrankten übereinstimmen; er verweigert sowohl deren Übernahme als auch eine „Funktion" als Ausgleichsfaktor.

Loslösen und sich selbst entwickeln

Die zwiespältige mitgebrachte Energie beider Elternteile ist nicht unbedingt die gleiche Energie, die als Kraft für den Lebensweg des Neurodermitikers entwickelt werden soll. Sie muss in ein breites Spektrum an kreativen Möglichkeiten im Leben umgewandelt werden. Das gleiche gilt für die Handlungsweise der Elternteile. Der Neurodermitiker möchte sich von seinen Vorfahren lösen, muss dies jedoch erst einmal wahrnehmen und dann umsetzen.

Das Schutzbedürfnis ist noch zu stark; die Kraft, sich auf eigene Füße zu stellen, ist noch zu schwach. Dies kann überwunden werden, indem die Übernahme der Konflikte des Elternpaares auf der Basis des eigenen sicheren Unabhängigkeitsgefühls abgelehnt wird, die Persönlichkeit zu klarer Kommunikation kommt und eine friedliche, selbstbestimmte, trotzfreie Loslösung von der Familienthematik stattfindet.

Corallium rubrum	Sich auf die Andersartigkeit eines Menschen nicht einlassen können und wollen.
Graphites naturalis	Sitzt zwischen zwei Stühlen
Natrium carbonicum	Kann nicht zusammen, kann nicht alleine

Asthma

Unheilvolle Symbiose

Im Asthma stellt sich die Problematik einer unheilvollen Symbiose dar. Hinter dem Asthmatiker und ihm gegenüber steht stets eine sowohl dominante als auch ihm durch Fürsorge und Versorgung verbundene Persönlichkeit. Gleichzeitig erwartet das dominierende Gegenüber zeitlebens unausgesprochene Unterstützung in Form von Dank und Zugehörigkeit zur Existenz des Asthmatikers. Diese Dominanz ist aufgrund ihrer Intensität durchaus als „Besetzung" zu bezeichnen. So akzeptiert der Asthmatiker zwar den in der Einatmung symbolisierten Zwang, alles anzunehmen. Das Geben jedoch, symbolisiert in der Ausatmung, wird verweigert. Der Asthmatiker kann und will nichts mehr zurückgeben.

Diese Verweigerung kann sowohl damit begründet sein, dass man schon so viel gegeben habe, als auch damit, dass man all jene Impulse, die man sich anzunehmen verpflichtet sieht, eigentlich nicht entgegennehmen will und durch Verweigerung des Gebens, der Ausatmung dagegen trotzt.

Zu Beginn ist diese Symbiose eher positiv. Das Kind, das durch seine Existenz in der traditionellen Verbindung beispielsweise die Versorgung der Mutter sichert und schützt, wird deren Fürsorge positiv annehmen. Die Dominanzthematik ist sozusagen noch „gesund", da Geben und Nehmen ausgeglichen sind. Entwickeln sich beide Parts dieser Symbiose, muss der Konflikt nicht zwangsläufig auftreten.

Adler contra Taube ?

Sind jedoch die Eltern sehr unterschiedlich, lebt und fühlt ein Elternteil eher Freiheitsliebe, der andere eher Gebundenheit, so besteht der dominierende Part, in vielen Fällen die Mutter, meist auf einer Beibehaltung der gegenseitigen Positionen, um sich weiterhin zu schützen und abzusichern und im Kind jenen Lebenspartner zu haben, den der Partner zu sein verweigert. Wenn jedoch diese Dominanz zu erdrückend ist und der Asthmatiker seine Freiheit verlangt, kommt es zu Komplikationen, denn diese Freiheit erscheint ihm gleichzeitig schwierig. So wurde eine Lebenssituation geschaffen, in der Kampf und Abgrenzung notwendig geworden sind.

Geben und Nehmen wertfrei ausgleichen

Dennoch ist die Loslösung aus dieser Situation absolut notwendig, um eine Eigenpersönlichkeit entwickeln zu können. In der Asthmaerkrankung steckt die Notwendigkeit, sich stark mit anderen auseinanderzusetzen und gestärkt aus dieser Situation herauszugehen. Denn der Asthmatiker ist ganz zweifellos eine starke, oft aber bequeme Persönlichkeit.

Hat er seine Kraft entfaltet und entwickelt, wird er sein Leben ohne Furcht vor Dominanz genießen. Dazu gehören auch das Verzeihen und die Fähigkeit, Energie und Lebensqualität nicht aus dem Trotz und der Wut abzuleiten, sondern aus dem inneren Gleichgewicht.

Arsenicum album	Existenzangst, lieber sterben, als sich verändern
Calcium carbonicum	Sich dem Leben verweigern, Unterstützung wollen
Carbo vegetabilis	Lebenskraft wird nicht für gesundes Eigeninteresse genutzt
Kalium carbonicum	Ignoranz der eigenen Bedürfnisse

Wenn die Emotionen verrückt spielen…

Im Spiel des Lebens gehört es zweifellos dazu, auch auf die „große Bühne" zu treten. Emotionalität will gelebt werden, und so verleihen wir unseren Gefühlen manchmal theatralisch Ausdruck. All jene Gemütszustände, die wir auf den nächsten Seiten ausführlich besprechen, sind – in Maßen genossen – auf eine schöne, unbewertete Art und Weise normal. Wir benutzen sie als Kommunikationsform, als Ausdruck unserer Persönlichkeit. Wir spielen damit, um uns selbst in anderen zu spiegeln, zu relativieren und uns schließlich zur Gelassenheit und Wertfreiheit zu entwickeln.

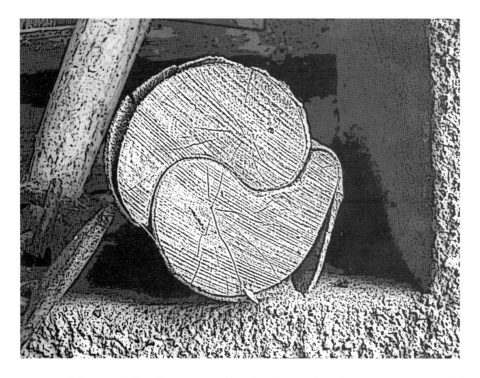

Denn problematisch für die eigene Lebensfreude werden diese Gemütszustände besonders dann, wenn wir in ihnen gefangen sind oder Blockaden durch sie erleiden, wenn die natürliche Fähigkeit zum emotionalen Ausgleich verloren geht und ein Gemütszustand pathologisch dominiert.

In diesem Moment wäre es unsere Aufgabe, hinter unser ureigenstes Spiel auf die tiefer liegenden psychologischen Themen zu schauen, uns auseinander- und sozusagen wieder neu zusammenzusetzen. In den kommenden Abschnitten wird auch sichtbar, wie und womit diese tiefen Themen verknüpft sind und wie die Homöopathie die Auflösung mentaler Blockaden unterstützen kann.

Kummer

In der Zeit gefangen

Die Kummersituation symbolisiert ein Festhalten an Gewohntem und Bewährtem. Dabei ist es nicht die Trauer beispielsweise über einen plötzlichen Verlust, die die Lebensqualität langfristig einschränkt. Lebenswege von Menschen trennen sich manchmal durch Zufälle, Entwicklungen oder durch den Tod. Dies alles und die Trauer darüber oder die Gefühle von Verlassenheit gehören zum natürlichen Fluss des Lebens.

In der Kummersituation werden Gefühle manifest und unauflösbar. Die bisherige Situation soll konserviert werden und sozusagen als Sicherheitsgarant für die Ewigkeit dienen. So entsteht das Gefühl, dass das Leben nicht mehr weitergeht. Wir konservieren die alte Situation emotional, und durch den Schock der Verlassenheit ist es uns nicht mehr möglich, eine Veränderung als positiv wahrzunehmen. Sogar das Zeitgefühl verändert sich unter dem Eindruck dieser Emotionen: Tatsächlich haben Menschen in Kummersituationen das Gefühl, dass die Zeit stehenbleibt.

Es gibt Menschen, denen es gelingt, jahrelang in der Vergangenheit zu leben. Dies geschieht sicherlich unbewusst aus der Angst heraus, sich auf das Leben einzulassen, die Dynamik und die fortwährende Veränderung des Lebens anzunehmen.

Dynamik annehmen

Je größer die Bereitschaft ist, die Veränderungen und Wandlungen mitzumachen, desto einfacher ist es, Kummer zu bewältigen. Kummer ist nichts anderes als eine „Bremse" des Gemüts. Das Leben mit all seiner Dynamik und allen Veränderungen anzunehmen ist der erste Schritt dahin, Kummersituationen zu überwinden.

Folgende homöopathische Mittel sind u. a. bei Kummersituationen angezeigt:

Ignatia amara	Die durch starke Unterdrückung in das Gegenteil verkehrte Emotion
Natrium muriaticum	Festhalten an dem, was bewährt und bekannt ist
Phosphoricum acidum	Resignation, Probleme wiederholen sich ständig

Verlassenheit

Der „verlorene Zwilling"

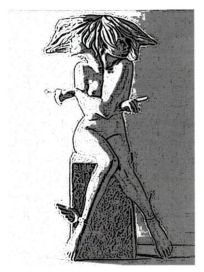

Das weit verbreitete Thema der Verlassenheit kann sehr versteckte Ursachen haben. Besonders aus der systemischen Arbeit wurde klar erkennbar, was Hebammen schon längst bekannt ist: In der frühen pränatalen Phase sind sehr viel mehr Embryonen als Mehrlinge angelegt, als später tatsächlich z. B. als Zwillinge geboren werden. Wir dürfen vermuten, dass diese ursprünglichen Mehrlingsschwangerschaften jener inneren Sicherheit dienen sollen, die man benötigt, um dem Leben zu begegnen.

Zu zweit oder gar zu dritt ist manches leichter, und es scheint angenehm, den Konflikten des Lebens nicht allein gegenüber zu stehen. Möglicherweise gelingt es einem Zwillingspaar besser, den polaren Spiegelungsprozess zu bestehen, der in unserer polaren Welt Grundbedingung ist.

Der verbreitete Glaubenssatz „Nur gemeinsam sind wir stark" wirkt jedoch darauf hin, dass der Reife- und Entwicklungsprozess der Persönlichkeit des Einzelnen umgangen wird. Dies widerspricht jedoch dem Individualitätsanspruch der Persönlichkeit. Der Mut, allein gegen den Rest der Welt zu stehen und sich selbst zu entwickeln, wird oft erst im Kampf erzeugt, beispielsweise im Kampf um Achtung und Selbstbewusstsein. Da 80% aller Schwangerschaften als Mehrlingsschwangerschaften beginnen und einer der Embryos bereits in den ersten Wochen der Schwangerschaft abstirbt, entsteht die Prägung der Verlassenheit häufig pränatal, und ihre Ursache bleibt oft unerkannt.

Ganz allein auf der Welt

Das Wort „Verlassenheit" besteht aus der Vorsilbe „ver" und dem Wort „lassen". „Ver" steht in diesem Fall für etwas Negatives, während das Wort „lassen" z.B. im Wort Gelassenheit steckt, es also auch heißen könnte etwas „lassen können". Verlassen bedeutet auch, nicht in Gelassenheit zu kommen, sich anstrengen und kämpfen müssen, um standhalten zu können. Dabei geht es nicht nur um Gemeinsamkeiten im Handeln, sondern auch um die Kraft der Unterstützung in Bezug auf emotionale Aspekte oder Ansichten. Schließlich kommt es nicht selten vor, dass wir gelobt werden wollen oder uns Unterstützung durch den kompetenten Dritten suchen.

Auf Basis der Annahme des verlorenen Zwillings können wir auch die Reaktionen von Menschen, die sich augenscheinlich fast körperlich vor einer Trennung – z. B. vom Partner oder von den nun erwachsenen Kindern – fürchten, besser verstehen. Oft hören wir, dass Menschen sich dann so fühlen, als wären sie ganz allein auf der Welt, obwohl sie doch mitten im Leben stehen und meist in ein so genanntes gesundes soziales Umfeld eingebunden sind.

Die unterbewusste Angst, allein nicht bestehen zu können, hat jedoch zu einer so starken Fixierung auf den Partner oder das Kind geführt, dass die Interaktion mit der Umwelt überhaupt nicht als die Qualität wahrgenommen werden kann, die sie darstellen müsste oder kann. So sind Depression und Resignation häufige Reaktionen auf das Verlassensein. Das Gefühl, allein nicht bestehen zu können, wird also meist unmittelbar vom eigenen Sicherheitsbedürfnis ausgelöst.

Flucht in „höhere Sphären"

Eine verbreitete Variante der Verlassenheit ist die Flucht ins Geistige. Der Wunsch, hohe geistige Ziele zu erreichen und sich von der Welt wegzubewegen, ist oft verbunden mit der negativen Beurteilung alles Irdischen oder Materiellen. All das sind meist Folgen der Verlassenheit und des Gefühls, das Leben nicht allein bestehen zu können.

Werden solch hohe geistige Ziele intensiv verfolgt, sind sie meistens nicht fundiert. Es fehlt der Bezug zur Realität, zur Basis, denn spirituelle Erfolge hängen mit dem Vorhandensein innerer Sicherheit und mit der Sicherheit, im Leben bestehen zu können, unmittelbar zusammen. Das künstliche Herstellen von spirituellen Bezügen, die Suche nach der „Anbindung nach Oben", ist eine verbreitete Ersatzhandlung.

Unsere Wegbegleiter

Schon in den Märchen begegnen uns passende Rezepte für das „Ganz allein auf der Welt sein". Hänsel und Gretel verirrten sich zwar im undurchdringlichen Wald, aber der kluge Märchenerzähler hatte ihnen immerhin die Kraft der Gemeinsamkeit mit auf den Weg gegeben. Aber Hänsel und Gretel haben nicht nur gelernt, dass sie gemeinsam einen Weg finden, sondern auch, dass jeder von ihnen, als deutliches Symbol des Zwillings bzw. der Verbindung von männlichen und weiblichen Aspekten, allein „Stärke für Zwei" besitzt.

Um Verlassenheitsgefühle aufgrund von tatsächlichen oder befürchteten Trennungen erfolgreich relativieren zu können, ist es notwendig, die eigene Kraft nicht nur zu kennen, sondern sie auch anzuerkennen und zu nutzen. Die Fokussierung auf jene Person, wegen der das Verlassenheitsgefühl nun entsteht, kann aufgelöst werden, wenn jegliche Partnerschaft als Wegbegleitung verstanden wird. Dazu ist es auch hilfreich, den „verlorenen inneren Zwilling" nicht als Verlust, sondern vielmehr ebenfalls als Wegbegleiter zu betrachten. Denn auf dem spirituellen Weg ist es nicht wichtig, ob unsere „Schutzengel" verkörpert oder nicht verkörpert sind.

Ginkgo biloba	Sich einmischen, helfen müssen
Hura brasiliensis	Einsam, alle Freunde verloren haben
Lac vaccinum defloratum	Persönlicher Lebensweg wird bedürfnisloser Sicherheit geopfert
Natrium carbonicum	Kann nicht zusammen, kann nicht alleine

Unterdrückter Machtanspruch

Machtanspruch? Noch dazu unterdrückt? Aber wir alle sind doch moderne Menschen!? – Genauso ist es, und deshalb geben wir diesem Begriff zuerst einmal ein zeitgemäßes Gesicht: Nennen wir ihn „Führungsanspruch". Unser Interesse an einer starken Position innerhalb unserer Gruppe ist natürlich.

Im Verlauf menschlicher Individualisierungsprozesse ist die fühl- und messbare Abgrenzung von anderen ebenso wichtig wie die Ausbildung spezieller Fähigkeiten und vor allem deren Anerkennung. Nicht alle Tätigkeiten und Fähigkeiten werden jedoch innerhalb einer Gruppe gleich gewürdigt.

Das passive Selbstbild

Je stärker wir von Hierarchien überzeugt sind, desto schwerer fällt es uns, mit der eigenen, eventuell „schwächeren" Position glücklich zu sein. Unsere Vorstellungen sind dann festgelegt, und unser eigener Wertekanon behindert die Anerkennung unserer eigenen Persönlichkeit als gleich wertvoll. Aus dieser Wertung resultiert letztlich eine Sichtweise auf das eigene Leben, in der man zwar von sich selbst überzeugt ist, aber das Gefühl entwickelt, von anderen nicht gewürdigt zu werden.

Ein stark entwickeltes Selbstwertgefühl steht in einem schwächeren Selbstbewusstsein einem divergenten Aspekt gegenüber. In dieser Divergenz entwickelt sich das Gefühl, nicht anerkannt zu sein und aufgrund einer nicht systemkonformen Leistung oder der schwächeren Position in der Gruppe auch keine Anerkennung verdient zu haben. Menschen mit einem unterdrückten Machtanspruch sind Menschen, denen Konformität und Hierarchie als strukturelle Elemente wichtig sind, die sich aber zu Unrecht unterlegen fühlen.

Von der Hausfrau zum Serienkiller?

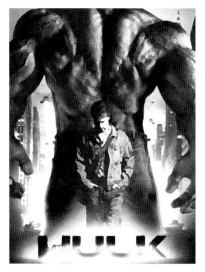

Werden die damit verbundenen Wünsche oder Vorstellungen langfristig unterdrückt und finden sie keinen kommunikativen Ausdruck, entsteht in der Realität die Notwendigkeit, dies auf irgendeine Weise kompensieren zu müssen. Wird die Anerkennung in einer bestimmten Gruppe versagt, so werden Ersatzkonzepte kreiert, in denen die gewünschte stärkere Position gelebt werden kann. Herr Müller hat daheim und in der Firma vielleicht nicht viel zu sagen, aber als Kassenwart des Angelvereins sprengt er jede Sitzung mit seinen Belehrungen.

Gattin Lieschen wurde leider nicht entdeckt, und statt eines Mikros hat sie nun die Zügel innerhalb der Familie in der Hand. Hänschen Müller wird von seinen Mitschülern gemobbt, aber im Computerrollenspiel ist er der Größte der Zauberer. All unsere Müllers haben etwas gefunden, was wir eine gesunde Alternative nennen könnten.

Ventile finden

Fehlen uns diese Ventile und nimmt die Divergenz zwischen Machtanspruch und dessen Unterdrückung ein schmerzhaft empfundenes Maß an, so wäre es an der Zeit, die Sicht auf die Bedeutung einer hierarchischen Position zu überdenken. Hierarchie, Macht und Erfolgszwang sind Elemente, die innerhalb einer rivalisierenden Gruppe wesentlich sind. Diese Gruppe bestimmt das Leben und dessen Dynamik. Von Lebenslust ist so wenig zu spüren. Erst die wirkliche Loslösung aus der Rivalität und damit aus der „Zwangsgruppe" kann und wird das Leben verändern. Individuen, die sich als solche erkennen und sich selbst als solche leben lassen, haben sich von Rivalitäts- und Kompensationszwang gelöst.

Barium muriaticum	Gefühl der totalen Machtlosigkeit
Lycopodium clavatum	Der faule Kompromiss
Theridion curassavicum	Machtanspruch und Macht ersetzen Ethik und Individualität.

Kontrollverlustangst

Menschen haben oft sehr starre Vorstellungen davon, wie das Leben gestaltet sein soll. Dieser Harmonie, die den eigenen Vorstellungen entspricht, werden die Anforderungen an das Außen untergeordnet. Oft ist die Furcht vor weiteren emotionalen Verletzungen durch die Umwelt so groß, dass man sich anpasst, um sich zu schützen.

Diese Anpassung dient dazu, jederzeit in die Dynamik des Umfeldes eingreifen zu können, um diese zu manipulieren. Menschen mit Kontrollverlustängsten scheinen oft unentbehrlich. Sie sind überall dabei. Fast wirkt es so, als befürchteten sie, etwas zu verpassen oder nicht im rechten Moment hilfreich eingreifen zu können.

Vertrauen ist gut – Kontrolle ist besser?

Ein für dieses Thema typischer Konflikt entsteht, wenn Eltern bzw. ein Elternteil und Kinder charakterlich oder emotional relativ unterschiedlich sind. Beide Parteien neigen dann dazu, sich gegenseitig umzuerziehen und den anderen nach dem eigenen Bild zu formen. Anstatt Anerkennung einzufordern oder sich selbst bzw. dem anderen diese vorbehaltlos zu gewähren, beginnt ein Spiel um die Gunst des anderen. Das Verlangen, sich Zuwendung und Anerkennung beispielsweise von den Eltern zu erzwingen, manifestiert sich bis ins hohe Alter.

Ein starker Aspekt der innerfamiliären „Kontrollausübung" ist eine Art übermütterlicher Versorgungswahn, der „Kümmerer". Menschen mit solchem Verhaltensmuster sind ununterbrochen damit beschäftigt, sich um andere zu kümmern, sich ihnen unentbehrlich zu machen. Dass dabei die eigene Persönlichkeitsentfaltung und die Energie für das eigene Leben verloren gehen, ist eine logische Folge.

Es scheint wichtig, genau zu wissen, wie der andere reagiert, um ihn manipulieren und vielleicht dazu bewegen zu können, all das noch zu bekommen, was man selbst will und worin man die gesamte bisherige Lebensenergie investiert hat. Aber Menschen sind nun einmal sehr unterschiedlich, und der einzig mögliche, sinnvolle Ausgleich liegt in der Toleranz, keinesfalls in Anpassung oder in manipulativen Zwängen.

Nur ja nicht den Anschluss verlieren

Typische Verhaltensmuster finden wir nicht nur in der umtriebigen Übermutter, sondern auch unter jenen Berufstätigen, die beispielsweise nie in den Urlaub gehen. Natürlich werden sie auch immer gebraucht. Doch ganz tief in Ihnen versteckt sich die Angst, dass während ihrer Abwesenheit eine Situation entsteht, die ihnen schaden könne oder die unkontrollierbar ist.

Wo immer Menschen zusammenarbeiten, gibt es Profilierungswünsche und -vorstellungen, die auch in „Grabenkämpfen" münden können. Stellen wir uns diesen Themen spielerisch, betrachten wir sie als Herausforderung, so wird die innere Sicherheit unsere Position stärken und uns in gewissem Sinne unantastbar machen. Fehlt jedoch diese innere Überzeugung, so wird die Furcht vor Spott, Verletzungen oder Mobbing übermächtig,

Loslassen lernen

Die Basis von Kontrolle ist immer ein Anpassungsmuster. Unterschiedliche Pole passen sich aneinander an, um im gegebenen Fall die Möglichkeit zu haben, den anderen zu verändern, was natürlich nicht gelingt. Erst das Leben von Toleranz und Großzügigkeit und das Wissen um die gleichwertige Polarität werden Lebensfreude entstehen lassen und Kontrollverlustangst unnötig machen.

Aethusa cynapium	Kontrolle verhindert die Persönlichkeitsentwicklung
Gelsemium sempervirens	Erwartungsangst aus zurückgehaltener Emotion
Lachesis muta	Unterdrückte Individualität
Plumbum metallicum	Schauspielerei als Fluchtmittel

Hilflosigkeit

Tiefenpsychologisch betrachtet, entsteht die Hilflosigkeit auf der Basis von „Gemeinsamkeit macht stark". Einen Menschen zu haben, der einem hilft, der unterstützt, erscheint überlebensnotwendig. Dieses zwanghafte Bedürfnis nach Unterstützung basiert auf dem Fehlen eigener Orientierung. Es behindert gleichzeitig jegliche Persönlichkeitsentwicklung. Aus einem durchaus sinnvollen „Ich mag nicht alleine" entsteht der Glaube, nicht allein zu können. Das Fehlen der inneren Sicherheit führt zu Unentschlossenheit.

Angelehnt und abgestürzt

Alle anderen Bedürfnisse treten hinter den Wunsch nach Anlehnung zurück. Findet dieser Wunsch keine Entsprechung, ist der Mensch nicht mehr in der Lage, sich andere Perspektiven zu suchen. Sind wir in diesem Prozess gefangen, so entsteht die Frage: „Nach wem soll ich mich richten, wenn keiner da ist, der mich unterstützt?" Der Mensch stürzt ab in die Hilflosigkeit. Hilflosigkeit ist das Produkt von Anpassung. Das Gefühl, nicht allein sein zu können oder – korrekter formuliert – zu wollen, ist die Folge davon. Menschen mit starkem Anpassungsverhalten befinden sich ständig in Erwartungsängsten, ob sie etwas falsch machen und ob in den Augen der anderen alles richtig ist. Aus dieser Angst heraus tun sie nun im wahrsten Sinne des Wortes überhaupt nichts mehr. Die Individualität bleibt auf der Strecke und wird stattdessen in unbewussten Trotzreaktionen gelebt, z. B. in der Anschaffung eines Haustieres, dass jeder menschlichen Kommunikation vorgezogen wird.

Der Erpresser

Oft geschieht das, wenn ein Mensch in seinem Leben nicht die Chance hatte, sich selbst auf Basis seiner eigenen Gefühle zu spüren und sich beurteilen zu können. Die Orientierung nach außen und das Anlehnungsbedürfnis haben ihn oft daran gehindert, auf die eigenen Gefühle Rücksicht zu nehmen und das Gefühl für die eigene Persönlichkeit zu entwickeln. Die Basis für dieses Verhalten liegt häufig auch in einem Schock, z. B. im Schock des Alleinseins. Die Herausforderung, etwas selbst zu lösen, konnte und wollte nicht angenommen werden. Menschen, die sich ihre eigene Kraft nicht bewusst gemacht haben, sind jedoch durchaus in der Lage, unglaubliche Energie in die Erpressung anderer zu investieren. Das beginnt beim Liebesschwur „Ich kann nicht ohne dich leben" und endet immer noch nicht, wenn der vermeintliche Junior mit 30 noch immer im Hotel Mama logiert – scheinbar unfähig, kleinste Alltagaufgaben ohne unterstützende Worte zu meistern.

Der Mensch hat so wenig Bezug zu sich selbst und seinen eigenen Bedürfnissen, dass er sich, um seine eigene Sicherheit zu stärken, vollständig an andere angelehnt hat. Wird die Anlehnung aber nicht gewollt und kann der Bezug zur Individualität nicht hergestellt werden, entsteht Hilflosigkeit.

Aus der Falle springen

Um das übermächtige Gefühl der Hilflosigkeit zu überwinden, ist es zwangsläufig notwendig, sich in aller Konsequenz der Frage zuzuwenden, warum man hilflos sein will. Ein häufiger Satz hilflos Erscheinender ist: „Ich kann doch nicht, weil..." Man ist ja so ausgeliefert: den Umständen, der scheinbar geforderten Anpassung oder ... der eigenen Bequemlichkeit. Soll Hilflosigkeit aufgelöst werden, muss das Gefühl des Versagens, das solche Menschen tief geprägt hat, relativiert werden.

Die folgenden Mittel wirken in diesem Prozess unterstützend:

Agaricus muscarius	Sich als Verlierer fühlen
Gelsemium sempervirens	Erwartungsangst aus zurückgehaltener Emotion
Helleborus niger	Ich mag nicht alleine

Derjenige, der aus der eigenen Hilflosigkeit heraus stark geworden ist, wird fast immer helfen wollen, weil er sich noch nicht vollständig selbst identifiziert hat. Statt innerer Stabilität entwickelt er häufig einen Helfertrieb.

Helfertrieb

Immer (für) die anderen?

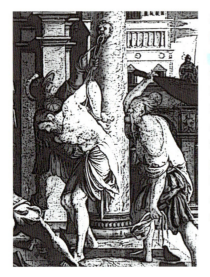

Der Helfertrieb ist ein ablenkendes, den klerikalen Prägungen entstammendes Verhaltensmuster. „Nur wer leidet, ist ein guter Mensch". Nicht Individualität, sondern Identifizierung mit der Gruppe, das Rollenspiel innerhalb derselben ist Lebensinhalt. Hilfe birgt Bedeutung, ermöglicht Beteiligung und bietet die Möglichkeit, Situationen zu steuern und zu kontrollieren. Es fehlt der Mut, im Individualisierungsprozess unabhängig von anderen fortzuschreiten. Das Selbstwertgefühl ist beschädigt, das eigene Leid oder das Gefühl des Unerfüllt sein will nicht wahrgenommen werden.

Das eigene Leben erscheint banal und wertlos. Das Sein wird durch Nutzendenken bestimmt, und der eigene Wert scheint von der Resonanz anderer abhängig. Diese Resonanz wird durch gute Taten und übertriebene, aufdrängende Hilfsbereitschaft erpresst.

In der Endlosschleife

Helfertrieb und Hilflosigkeit werden gern als Antagonisten betrachtet. In der Tat steht auf dem ersten Blick jedem Menschen mit Helfertrieb ein scheinbar Hilfloser gegenüber. Hilflosigkeit und Helfertrieb stellen sich aber als kausal zusammenhängende Verhaltensmuster dar.

Wer aus der Motivation heraus, Hilflosigkeit zu überwinden, in den Helfertrieb gerät, fällt immer wieder in Situationen der Hilflosigkeit zurück. Die geschieht vornehmlich dann, wenn der Wunsch zu helfen entweder nicht zum gewünschten Ergebnis führt oder wenn er sogar abgewiesen und die angebotene Hilfe abgelehnt wird. Ist ein ehemals Hilfloser nach außen erstarkt und dabei im inneren Gefühl der Hilflosigkeit verblieben, so glaubt er zwar im Außen, allen „Hilflosen" helfen zu müssen. Seine innere, oft unbewusste Motivation bleibt aber dennoch die, sich selbst zu helfen.

Sich selbst helfen

Um den Helfertrieb aufzulösen, ohne in die Hilflosigkeit zurückzufallen, muss hinterfragt werden, von welchem eigentlichen Thema wir uns durch diese Konstruktion ablenken wollen, d. h. wo wir nicht „hinsehen" wollen. Da eigene verborgene Verletzung muss aufgespürt und relativiert werden. Geschieht dies nicht, besteht die Gefahr, dass wir in der Verbitterung enden.

Cocculus indicus	Helfertrieb, aus Furcht vor anderen und Enttäuschung lieb und nett sein müssen
Ginkgo biloba	Sich einmischen und helfen müssen
Ratanhia peruviana	Helfertrieb lenkt von eigenem Leid ab

Verletzlichkeit

Wunden, die nicht heilen

Die Basis der Verletzlichkeit als pathologische Situation ist die Erfahrung der eigenen emotionalen Verletzung. Diese Erfahrung bleibt bewertet, weil wir nicht in der Lage waren, aus der entsprechenden Situation zu lernen, und immer noch andere wichtiger nehmen als uns selbst. Eine derart unbewältigte Situation wiederholt sich. Wir kreieren sie uns immer wieder neu. Basis der Verletzlichkeit ist die Orientierung am Außen und unser Bedürfnis, angenommen zu werden. So wird es beispielsweise zum Trauma, anderen nicht zu genügen, von anderen nicht ernst genommen oder von anderen beneidet zu werden. Dabei bleibt die Beurteilung durch andere Lebensinhalt und Bewertungsmaßstab.

Bis der Krug bricht

Aus der äußeren Orientierung und der fehlenden inneren Sicherheit, die dazu führt, dass der Mensch sich von anderen widerstandslos beurteilen lässt oder fast schon „süchtig" nach Kritik ist, entstehen so tiefe Verletzungen, dass man in jeglicher Kommunikation neue Verletzungen erwartet. Am Ende besteht die Verletzlichkeit darin, dass man weitere Verletzungen und negative Beurteilungen durch andere erwartet. Die Verletzlichkeit ist eng mit der Erwartungsangst verknüpft. Nicht selten finden wir in ihr außerdem einen eigenen überhöhten Anspruch an menschliche Seins- oder Verhaltensweisen und die Beurteilung dieser.

Die innere Unsicherheit, der Glaube, den Ansprüchen nicht genügen zu können, geht mit der Reaktion anderer in Resonanz. So „bettelt" man förmlich um neue Verletzungen. Andererseits können die Ansprüche an andere, die emotionale Inanspruchnahme und auch die Überforderung anderer so hoch sein, dass eine erneute Verletzung programmiert ist. In diesen Ansprüchen wird fast schon bewusst so stark übertrieben, dass dem Gegenüber aus Selbstschutz keine andere Chance bleibt, als sprich- und wortwörtlich „die Hände zu heben". Damit beweist der Mensch in der Lebenssituation der Verletzlichkeit sich selbst letztlich, dass er es wieder einmal „nicht wert" gewesen ist.

Gefühle ertragen und fassbar werden

Um das zu lösen, ist es wichtig zu entdecken, worin die Beurteilungen der eigenen Persönlichkeit wurzeln. Meist sind sie in der frühen Kindheit als existenzielle Beurteilungsmuster von den Eltern übernommen worden. Sich von diesen wieder zu lösen, sich frei zu machen und nur die eigene Beurteilung für sich selbst gelten zu lassen ist die Basis, um zu einem fröhlichen und angenehmen Leben zu kommen.

Dazu ist es notwendig, vorhandene Verhaltensmuster aufzulösen, sich aus der Isolation und Unantastbarkeit heraus zu begeben, die Jalousien sozusagen „offen zu lassen" und nicht all die empfangenen Emotionen dahinter einzusperren. Das Durchbrechen der Endlosschleife von Schmerz und Verletzung gelingt dabei nur an der Wurzel der Problematik. Verletzungen, sofern wir sie erleiden, müssen von der Beurteilung der eigenen Persönlichkeit abgekoppelt werden. Der Mensch muss verstehen lernen, dass er nicht verletzt wurde und wird, „weil er so ist" und es möglicherweise „nicht anders verdient" habe, sondern dass Widersprüche einfach existieren, wenn Persönlichkeiten sich begegnen und Emotionen aufeinanderprallen.

Platinum metallicum	Aus Verletzung sich über andere erheben, um unantastbar zu sein
Sabadilla officinalis	Sich wie der letzte Dreck fühlen
Thuja occidentalis	Schattenseiten werden abgekapselt und isoliert

Schock

In unserem Leben unterziehen wir uns vielfältigen Wandlungsprozessen. Ganz gleich, ob im beruflichen oder im Privatleben, in der Geburt oder in der Begegnung mit dem Tod – eine Transformation der bestehenden Verhältnisse ist immer ein einschneidendes Erlebnis. Um eine Wandlung locker und leicht bestehen zu können, ist unser ehrliches inneres Einverständnis mit diesem Prozess erforderlich. Jeder Wandlungs- und Veränderungsprozess endet in einer Katastrophe, wenn er nicht angenommen und akzeptiert wird.

Beharren und Festhalten

Fehlt diese Akzeptanz, die innere Einsicht oder der Gestaltungswille, ist Angst vor Zukünftigen unklaren Situationen bestimmend. Die Flucht ist wichtiger als die Auseinandersetzung, ebenso das Fehlen einer eigenen Position, Imagedenken oder die Abhängigkeit von der Position anderer. So wird ein wichtiges Terrain für die Schocksituation aufbereitet.

Schocksituationen sind stets eng mit Abhängigkeitsgefühlen verknüpft. Dabei kann sich praktisch jedes negativ bewertete Gefühl in einer Schocksituation manifestieren, z. B. das Gefühl, nicht angenommen, verlassen oder nicht versorgt zu werden. Dabei ist die Unfähigkeit loszulassen, d. h. eine Situation so anzunehmen, wie sie ist, ein wesentlicher Aspekt. Eine Veränderung, gleich welcher Art, wird oft genug nicht akzeptiert, weil man sich die Dinge so nicht vorgestellt hat. Häufig genug fallen Menschen in eine Schocksituation, weil ihnen Eigenstruktur und innere Sicherheit fehlen. Solche Schocks erweisen sich dann als „festhaltend". Die Schocksituation, die damit verbundenen Gefühle, ersetzen in ihrer Bedeutung die nun vielleicht sogar gewaltsam veränderte Ausgangssituation.

Dieses fehlende Loslassen von Gewohntem führt zur Verweigerung des Umdenkungs- oder Wandlungsprozesses. So wenig, wie der Mensch die Ausgangssituation loslassen konnte und wollte, so wenig ist er jetzt in der Lage, sich aus der Schocksituation zu lösen. So kann der Schock zur Bremse jeglicher Entwicklung werden, und das bestehende Bedürfnis nach Unterstützung und Sicherheit wird manifestiert. Jeglicher Veränderung wird dann mit großer Erwartungs- oder Zukunftsangst begegnet.

In die Welt geworfen

Eine fast immer grundlegende Schocksituation des Menschen ist seine Geburt. Ist der körperliche Abnabelungsprozess mit Gewalt verknüpft, z. B. bei Zangengeburten oder misslungenen Abtreibungsversuchen, oder entstand durch den Austritt aus dem Mutterleib ein immenses Verlassenheitsgefühl, so werden diese Schocksituationen zunächst das ganze weitere Leben nachhaltig prägen. Die mit der Geburt verbundene Transformation wurde nicht positiv als Herausforderung, sondern negativ und mit großer Erwartungsangst als Schritt in eine fürchterliche Zukunft interpretiert.

Warum fällt uns aber genau dieses Loslassen so schwer? Woher kommt dieses Beharren auf einer bestehenden Situation? Jeder Mensch entwickelt im Verlauf seines Lebens ein festes Gebäude von Vorstellungen darüber, wie das Leben sich zu entwickeln habe. Diese Vorstellungen werden beispielsweise von Vorbildern und Traditionen geprägt. Je weniger der Individualisierungsprozess einer Persönlichkeit ausgeprägt ist, desto bedeutungsvoller und fixierter sind diese Vorstellungen. Ist diese Ausrichtung einer Persönlichkeit am außen aufgrund mangelnder Eigenstruktur übermächtig, wird jede Veränderung als körperlicher und emotionaler Stabilitätsverlust empfunden. Jeder „Tritt auf die Bremse" wird zum Schock, der ein erfülltes Leben verhindert.

Veränderungen akzeptieren

Erst die Bereitschaft, von den eigenen Bewertungen und Vorstellungen bezüglich zukünftiger Entwicklungen loszulassen, bietet die Möglichkeit, die so genannte Leichtigkeit zu erleben. Diese Leichtigkeit lässt Wandlung zu, ohne unsicher zu werden, ohne das Leben negativ zu sehen. Dem Leben neugierig gegenüber zu stehen, sich für das Leben zu interessieren, Dinge wissen und erleben zu wollen, dies alles bietet die Basis für das Loslassen. Eigenwillige Lebensdynamik ist das Einwilligen in die Lebensfreude.

Aconitum napellus	Negatives Denken um des Selbstschutzes willen
Ampelopsis quinquefolia	Der Kampf ums Überleben oder die unerwünschte, abgewiesene Seele
Arsenicum album	Existenzangst, lieber sterben, als sich verändern
Opium papaver somniferum	Grenze zwischen Bewusstem und Unbewusstem
Sepia succus	Die Sehnsucht nach Harmonie, die den eigenen Vorstellungen entsprechen muss

Sorge

Sorgen zu haben gehört wohl manchmal einfach zum Leben dazu. Schließlich sind es auch die so genannten schlechten Tage, die uns den Wert der guten erst wirklich bewusst machen. Manchmal kreieren wir uns sogar besonders schwierige Aufgaben, handeln dem so genannten besseren Wissen zuwider. Und manchmal sind es tatsächlich die wohlgemerkt selbst kreierten Umstände, die Anlass zur Sorge geben. All diese Dinge können auch das Gemüt des lebenslustigsten Menschen gelegentlich beeinflussen. Aber nicht diese Sorgen sind es, die uns Sorgen machen sollten.

Ich sorge mich, also bin ich?

Für so manchen Menschen ist die Sorge – das Sorgen um sich selbst, um Andere, um Zukünftiges und letztlich um jede Kleinigkeit – zum Lebensinhalt geworden. Die Persönlichkeit ist noch nicht weit genug entfaltet, um geeignete eigene Lebensinhalte entwickeln zu können. So werden Lebensentwürfe anderer adaptiert oder die eigenen Wertungen auf die Lebensentwürfe anderer übertragen in der Hoffnung, dafür geliebt zu werden. Eine Methode, mit der man sehr sicher in der Lage ist, sich Sorgen aller Art zu kreieren.

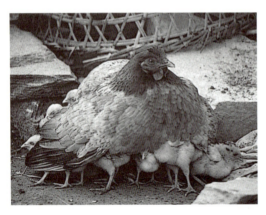

Ein typisches Beispiel hierfür ist das Verhalten der Elterngeneration erwachsener Kinder: Wie viele Sorgen – allesamt um Dinge, um die sich Sohn oder Tochter selbst nicht wirklich Gedanken machen – haben wir schließlich schon von Älteren gehört. Da macht man sich Sorgen, dass das Kind noch immer nicht „unter der Haube" ist oder nun schon zum x-ten Mal Wohnung, Job oder Freund/in wechselt.

Um von den eigenen Themen abzulenken, ist es eine beliebte Methode, sich Sorgen um andere zu machen. Der sorgenvolle Blick auf alles lenkt aber auch noch von einer anderen, eigenen Aufgabe ab: der Entwicklung von Individualität und Selbstbestimmung. Der sich Sorgende muss sich nicht selbst bestimmen, kann er doch der Umgebung glaubhaft versichern, dass er vor lauter Sorge keine Zeit dafür habe. So sorgt man sich wahlweise um die Enkel, die Balkonblumen oder darum, dass das eigene Leben in 20 Jahren noch immer in genau diesen geregelten Bahnen verläuft.

Alltagstaugliche Wahrheiten

Für die Entwicklung des eigenen kreativen Potentials und für eine (Um)Gestaltung eigener Lebensentwürfe bleibt so (scheinbar) keine Zeit. Fürsorglichkeit gilt als wertvolle menschliche „Gebrauchseigenschaft". Wir sorgen für andere oder sorgen uns um andere – und schon sind wir nützlich. Wie man leben könne, ohne sich zu sorgen, dazu gibt es unendlich viele Ratgeber, die durchaus alltagstaugliche Wahrheiten enthalten.

Um die Problematik tiefgreifend aufzulösen, müssen wir jedoch die Ursache unseres Ablenkungswunsches herausfinden. Sind es Unzufriedenheit und mangelnder Gestaltungswille, unsere alltäglichen Kompromisse oder Langeweile und ein Leben in der Traditionsfalle?

Hier sollte jeder für sich selbst herausfinden, aus welcher Motivation heraus er sich in alltäglichen Sorgenfalten gefangen hält und warum er sich nicht zugesteht, es sich gut gehen zu lassen.

Agnus castus	Verleugnung des eigenen Potentials
Coffea cruda	Schuldgefühle, sich der Situation aber nicht stellen
Kalium jodatum	Ignoriert das Gefühl, nicht geliebt zu sein

Mangelndes Einlassen

In den eigenen Grenzen

Unsere Vorstellungskraft bringt uns dazu, ein in gewissem Sinne sicheres Leben anzustreben und zu gestalten, auf das wir uns verlassen können. Diese konkreten Vorstellungen beruhen möglicherweise auf Erfahrungen und Traumata, an die wir glauben und die wir nicht loslassen können. In diesem Festhalten finden wir die Absicherung, aber auch die Begrenzung unseres Lebens. Es soll nichts Unkalkulierbares in unser Leben treten. Misstrauen und Kontrollbedürfnis sind eng miteinander verknüpft und bestimmen den Lebensinhalt der Menschen, die so denken. Alles soll sein, wie es immer war, und es wird mit Akribie darüber gewacht. Unsere Abhängigkeiten dürfen wir dabei behalten, und Selbstbestimmung ist kein Thema. Problematisch ist allerdings die übergroße Angst, sich selbst aufzugeben, obwohl dieses vermeintliche Selbst von Zwängen und Kontrolle geprägt ist.

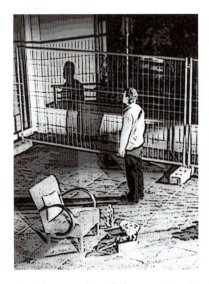

Kritisch beäugen wir alles, was den Anschein erweckt, dieser festen Vorstellung gefährlich zu werden – sei es eine abweichende Meinung, Haltung oder Handlung. Alles, was anders ist und deshalb nicht kontrollierbar scheint, wird negiert, abgelehnt oder ausgegrenzt. In der Geschichte der Menschheit gibt es unzählige Beispiele für eine solche Ausgrenzung, die dann besonders stark ist, wenn die Gesellschaft polarisiert und die Ressourcen knapp sind. Die daraus resultierenden globalen Traumata führen und führten fast immer in Kriege.

Wenden wir den Blick vom Krieg im Außen in das Innere eines Individuums, so finden wir eine Basis des mangelnden Vertrauens anderen gegenüber im Misstrauen gegenüber uns selbst. Wie heißt es doch im Volksmund: „Was ich selber denk und tu, das traue ich auch anderen zu". Andererseits ist es geradezu „Pflicht", stets das Schlimmste zu befürchten; schließlich ist „Vorsicht die Mutter der Porzellankiste".

Neugierde entdecken

Um Vertrauensmangel überwinden zu können, ist es wichtig, zur kindlichen Neugierde zurückzukehren und sich auf das „Abenteuer Leben" einzulassen, damit wieder Lebensfreude entstehen kann. Dazu sollten wir das Leben selbst als Herausforderung begreifen und nicht als etwas, was wir pflichtgemäß zu absolvieren hätten und nach dessen erfolgreichem Abschluss uns möglicherweise paradiesischer Lohn erwarte.

Camphora officinalis	Sich seelisch aus einer schlimmen Situation herausziehen
Cina maritima	Sich ausgeliefert fühlen und damit nicht zurechtkommen
Gelsemium sempervirens	Erwartungsangst aus zurückgehaltener Emotion
Osmium metallicum	Fehlendes Einlassen, fehlendes Vertrauen, mit sich nicht im Einklang sein

Versagensängste

Versagensängste gehören zu den zentralen emotionalen Themen der heutigen Zeit. Sie begründen eine große Bandbreite spezifischer körperlicher Symptome.

Auf der Grundlage der vorhandenen, teilweise unehrlichen gesellschaftlichen Bewertungen ist das Versagen zuerst einmal die Unfähigkeit, das Scheitern. Dennoch existiert auch hier eine bewertungsfreie Betrachtungsweise: Zu etwas Beschlossenem, scheinbar Feststehenden, „nein" zu sagen und auch noch dazu stehen, ist hohe Kunst und nicht so ganz einfach. Verlangt es doch einerseits, dass wir zu uns selbst stehen und andererseits, dass wir bereit sind, bestehende Anforderungen zu relativieren und zu überprüfen, ob diese noch mit unseren eigenen Zielen übereinstimmen.

Hier finden wir die eigentlichen Hintergründe des Versagens. Wer nicht als Versager dastehen will, muss ehrlich sein und offen. Entscheidungen dürfen auch revidiert werden.

Von der Furcht, ein Versager zu sein...

Besonders männliche Wesen sind Versagensängsten gegenüber anfällig. Häufig sind es traditionelle, fast schon „archaische" Vorstellungen, die die Anforderung begründen, ein Mann müsse den Helden mimen. Trennungen beispielsweise werden – ganz gleich, von wem sie ausgingen – von Männern häufig deshalb als Versagen empfunden, weil sie letztlich ihre Unfähigkeit zu dokumentieren scheinen, eine Frau glücklich zu machen. Dabei tritt die Frage, ob es sich eventuell einfach nicht um die richtige Partnerin gehandelt hatte und ob die Beziehung wirklich fruchtbar für beide Partner war, in den Hintergrund. Die gesamte Situation wird missverstanden und ausschließlich auf der Basis traditioneller Anforderungen gewertet. Keinen Baum gepflanzt, kein Kind gezeugt und kein Haus gebaut zu haben gilt als Versagen im Rahmen der traditionellen Muster.

Das adäquate Muster finden wir in der weiblichen Sterilität. Ist eine Frau unfähig, Kinder zu gebären, und kann sie daher ihre scheinbar wichtigste traditionelle Aufgabe nicht erfüllen, so empfindet sie dies häufig als Versagen. Dieses Versagensgefühl kann auch die zahlreichen Beschwerden im Klimakterium auslösen. Auch hier können Selbstzweifel und ein massiver Selbstwertzusammenbruch die Lebensqualität erheblich beeinträchtigen.

Versagen oder Entsagen?

Der schmale Grad zwischen „versagen" und „entsagen" liegt im bewussten und konsequenten „Nein". Ein so genannter Versager richtet sich nach anderen. Derjenige, der „nein" sagen kann, orientiert sich an sich selbst und an seiner eigenen Persönlichkeit. Jeder von uns hat die Berechtigung, Lebenssituationen neu zu überdenken und sich neu zu entscheiden.

Dem Gefühl des Versagens müssen wir eine starke inhaltliche Umdeutung entgegensetzen. Hierzu ist es notwendig, den gesamten eigenen Wertekanon zu überdenken und uns damit auseinanderzusetzen, welche unserer Sichtweisen wir aus Tradition und welche wir aus eigenem Antrieb und Bedürfnis heraus angenommen haben. In Lebensaspekten, die wir tatsächlich selbst gewählt haben, werden wir in der Lage sein, die Enttäuschung über das Misslingen als neue Motivation zu verstehen. So wird Versagen als durchaus berechtigtes „nein sagen" erkannt. So kann der „Versager" - durchaus seine eigene Persönlichkeit beachtend - zu bestimmten Lebenssituationen ein klares „Nein" aussprechen und damit seine Selbstbestimmung zurückgewinnen.

Actea spicata	Fürchtet sich vor eigenem seelischen Abgrund, kompensiert mit Schuldzuweisung
Crocus sativus	Traut sich nicht, seine Besonderheit zu leben
Sempervivum tectorum	Loslösung wird als Versagen gewertet

Zukunftsangst

Ideenlos an anderen ausgerichtet

Menschen mit Zukunftsangst stammen häufig aus einer Familiensituation mit mindestens einem autoritären Elternteil, nach dem sie sich ausrichten mussten. Diese Ausrichtung gab Sicherheit und Stabilität, entwickelte sich aber auch zu einer Art Fluch, denn die eigene Kraft und die Gestaltungsmöglichkeiten des Lebens durch das eigene kreative Potenzial wurden praktisch nicht wahrgenommen und sind damit nicht anwendbar. So wurde ein wesentlicher Lebensaspekt, die Gestaltung des eigenen Lebens nicht verstanden und nicht trainiert. Die Denk- und Handlungsweise ist den traditionellen Gegebenheiten angepasst. Es werden keine eigenen Ideen entwickelt und wenn doch, nicht umgesetzt.

Verändert sich der Wertekontext ein Kulturkreis in einer Zeit der Veränderung, dann ist auch das Traditionelle nicht mehr das alleinige Sicherheit gebende Element, und auch die Traditionen werden in Frage gestellt, was ganz klar Unsicherheit zur Folge hat.

Enttäuschte Vorstellungen

Ein weiteres wichtiges Element der Zukunftsangst ist der in der Kindheit erlebte oder empfundene Vertrauensbruch. Eine oder mehrer Veränderungen, z.B. Streit der Eltern, eine berufliche Versetzung des Vaters konnten nicht verarbeitet werden, so dass Vertrauen in die traditionelle, feste Familienstruktur erschüttert wurde.

Diesem Gefühl des Vertrauensbruches muss nicht unbedingt eine reale Verletzung, eine Böswilligkeit von Seiten eines Anderen vorangegangen sein. Es entstand aber das Gefühl des Ausgeschlossenseins und der Unsicherheit. Bisher bestehende Strukturen sind in Frage gestellt worden oder auseinander gebrochen.

Die Folgen sind Unsicherheit, Anklammern, Festhalten an Altem, Sicherheitsbedürfnis, im weitesten Sinne Krampf auf jeder Ebene. Der natürliche Umwandlungsprozess von anfänglicher Nachahmung in der frühen Kindheit hin zum eigenverantwortlichen Handeln ist traumatisiert und wird deswegen nicht vollzogen.

Pläne machen

Der Mensch, der sein Leben selbst bestimmen kann, ist in der Situation, dass er sich ein persönliches Ziel setzt und dieses Ziel konsequent verfolgt, bis er es erreicht hat. In diesem Sinne ist die eigene Gestaltungskraft erforderlich, um dem eigenen Leben einen Sinn zu geben. Geschieht dies in Übereinstimmung mit den Anlagen und den persönlichen Strukturen des Menschen, so wird das Leben angenehm und zufriedenstellend.

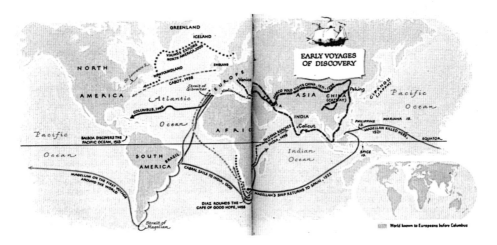

Mit mentaler Stärke wird dem Leben einen Sinn gegeben, und zwar ein Sinn, der dem Anforderungskatalog der eigenen inneren Stimme entstammt. Der Mensch, der in der Lage ist, seine eigene Bestimmung aus sich selbst heraus wahrzunehmen und diese dann in die Tat umzusetzen, wird sicher keine Zukunfstängste entwickeln, weil er genau das tut, was seinem Lebensplan entspricht.

Aconitum napellus	Negatives Denken um des Selbstschutzes willen
Calcium carbonicum	Sich dem Leben verweigern, Unterstützung wollen
Gelsemium sempervirens	Erwartungsangst aus zurückgehaltener Emotion
Phosphor	Die traumatisierte Lebensenergie, immer das Gleiche

Schuldgefühle

Schuldgefühle oder so genannte Gewissensängste zu entwickeln ist eine typische Eigenschaft des Menschen. So benutzen wir Schuldgefühle gern als Begründungen oder – schärfer formuliert – als Ausreden für alle möglichen Momente, in denen wir nicht mutig genug sind, uns selbst zu leben.

Von der Nachahmung zum vorauseilenden Gehorsam

Als Kinder leben wir in der Nachahmung. Wir imitieren beispielsweise unsere Eltern. Diese Nachahmung benutzen wir als eine Möglichkeit, das Leben gut kennen zu lernen. Wir vergessen aber, dass diese Nachahmung nur eine der möglichen Varianten ist. So entsteht die Prägung, dass wir uns so zu verhalten haben wie unsere Vorbilder.

Aus diesen empfundenen Diktaten entstehen Gewissensängste und Schuldgefühle. Dabei bleiben die Wertvorstellungen der Vorbilder meist unbemerkt erhalten, auch dann, wenn die Vorbilder schon längst ihren Dienst erfüllt haben. Aus den Werten der Vorbilder sind eigene Werte entstanden. Immer dann, wenn ein Mensch sagt: „Ich muss", können wir Rückschlüsse daraus ziehen, dass er Werte anderer übernommen hat und etwas tut, was er nicht möchte. Dadurch steht er im Widerstreit zwischen seinem eigenen Lebensimpuls und dem, was er gelernt hat bzw. imitiert und somit zu seinen eigenen Werten gemacht hat.

Der „Drückeberger"

Sind wir beispielsweise dazu erzogen worden, fleißig zu sein, hat Fleiß eine hohe Wertschätzung. Wir werden jedes Mal ein schlechtes Gewissen bekommen, wenn wir nicht fleißig sind. Der hier manifestierte Glaubenssatz lautet: „Nur wer fleißig ist, ist ein guter Mensch und verdient Achtung, Anerkennung und Versorgung." Hier wirkt das Genussverbot der klerikalen Prägung besonders stark in uns nach. Da uns also der Mut fehlt, zu uns zu stehen und auch einmal den Fleiß sein zu lassen, oder aber weil wir glauben, uns gegen Überforderungen nicht wehren zu dürfen, kreieren wir uns als äußeren Ausdruck der Schuldgefühle nicht selten eine Erkrankung. Im Gegensatz zu offener Verweigerung oder offenem Protest ist Kranksein schließlich legitim.

In der homöopathischen Behandlung, in der das Motiv absolut wesentlich ist, stellt sich dann irgendwann heraus, dass der wesentliche Ansatz der Krankheit in der Thematik der Schuldgefühle begründet liegt. So ist die Krankheit selbst mit ihren Symptomen weniger wichtig als dieses Grundmotiv.

Wir benutzen die Krankheit dann dazu, uns sowohl im Inneren als auch im Außen nicht mit unseren Schuldgefühlen auseinandersetzen zu müssen.

Das schlechte Gewissen

Dabei können wir in unserer Sprache zwischen Gewissensangst und Schuldgefühlen unterscheiden. Die Gewissensangst, das so genannte schlechte Gewissen, bezieht sich auf andere Menschen und darauf, dass wir die Werte anderer – auch Werte, die wir scheinbar freiwillig übernommen haben – nicht erfüllen können oder wollen. Schuldgefühle jedoch sind jene Gefühle, die uns überkommen, wenn wir erkennen, dass wir unsere eigenen Anlagen und Entscheidungen verleugnen.

Neben der Arbeitswelt sind Partnerschaftsbeziehungen der beliebteste Schauplatz für Schuld- und Gewisseninszenierungen. So darf man den jeweiligen Partner nicht verlassen, nur weil man sich einmal geschworen hat, man werde zusammenhalten, und weil man nun mal zusammenbleibt und nicht gleich alles „wegwirft". Die Bedeutung von Liebe sinkt gelegentlich umgekehrt proportional zu den Zinsen auf den Anlagekonten. Und fast natürlich steht jenem Menschen mit dem sprichwörtlich schlechten Gewissen ein scheinbar Hilfloser gegenüber, der – bewusst oder unbewusst – alles tut, um dem schlechten Gewissen die notwendige Nahrung zu geben und vielleicht weiter ernährt zu werden. Wenn aus einer Verantwortung, z. B. für Kinder, Schuld wird, kommt es zur Blockade und zu fehlender Lebenslust. Je schuldbewusster jemand ist, desto Schuld zuweisender wirkt die Umgebung.

Schlaflose Nächte ?

Das zentrale homöopathische Thema der Schuldgefühle ist Coffea, der im normalen Leben gern und häufig genossene Kaffee. An diesem zentralen Thema können wir oft genug die Zuwiderhandlung gegen uns selbst ablesen. So ist es kein Wunder, dass der Kaffee in der homöopathischen Form ein wichtiges Mittel gegen Schlaflosigkeit ist. In der Nacht verarbeiten die Menschen die Themen, die sie im Tagesbewusstsein nicht wahrgenommen haben. Wir können davon ausgehen: Wenn ein Mensch regelmäßig und mit Begeisterung Kaffee trinkt, setzt er sich mit dem Thema auseinander: „Ich habe Schuldgefühle mir selbst gegenüber. Ich tue nicht das, was ich möchte." Menschen, die schlaflos sind, zeigen oft genug starke Emotionen wie Zorn und Wut, die zum Zeitpunkt der Verarbeitung ins Bewusstsein gelangen und den Schlaf rauben. Oft genug stammen diese Empfindungen aus der Zuwiderhandlung gegen sich selbst.

Die Symbolik des Kaffeekränzchens – „Jetzt mache ich es mir gemütlich, jetzt plausche ich ein wenig" – scheint darzustellen, dass ein Mensch etwas für sich tut. Mal entspannt, genießt und ganz locker kommuniziert. Unbewusst könnte das Kaffeekränzchen von Pflichterfüllung geprägt sein, wenn die Kommunikation nicht freiwillig, spontan und willkommen, sondern in eine Verpflichtung ausgeartet ist, die schon seit ewigen Zeiten besteht und die man nicht einfach absagen kann.

Mit gutem Gewissen sein ….

Zusammenfassend kann man sagen, dass es zwei Arten von Schuldgefühlen gibt. Die eine ist das so genannte schlechte Gewissen, das aus Abhängigkeitsgefühlen resultiert, die wir anderen Menschen oder sogar Aufgaben entgegenbringen. Das schlechte Gewissen entsteht, wenn wir uns Werte von anderen haben übertragen lassen und meinen, diese erfüllen zu müssen, ohne es aber wirklich zu wollen. Die andere Art sind die eigentlichen Schuldgefühle, basierend auf der Zuwiderhandlung gegen uns selbst, unser Naturell und den eigenen Lebensimpuls.

Hier ist es wesentlich, dass diejenigen Konflikte behandelt werden, bei denen ein Mensch gegen sich selbst gehandelt hat. Nur so kann der Zwiespalt gelöst werden, der aus der Frage resultiert: „Soll ich mich für die Werte der anderen entscheiden oder für meine eigenen Werte, die echt und nicht von anderen übernommen sind?" Das zu leben, was wir uns selbst schuldig sind, erfordert manchmal eine Konsequenz, die mit unserem schlechten Gewissen nur schwer vereinbar scheint. In dieser Situation ist es wichtig zu hinterfragen, warum wir die imitierten Verhaltenmuster nicht loslassen wollen. Erst dann, wenn ein Mensch sich selbst treu ist, hat er weitestgehend die Schuldgefühle überstanden und kann Lebensfreude leben.

Um die Thematik vollständig zu erfassen, müssen wir uns in Erinnerung rufen, dass „Schuld" bzw. deren scheinbare Übernahme letztlich nichts anderes als ein Verhaltensmuster zur Ablehnung der Übernahme der Eigenverantwortung. Wie ist diese Formulierung zu verstehen? Wer Schuld zugibt, dem wird, so die landläufige Meinung, verziehen. Damit ist scheinbar Ablass erreicht und sozusagen „alles gut". Dieses Verhaltensmuster integriert aber eben nicht jene Seiten und Aspekte in uns, die uns auf diese oder jene spezielle Art und Weise haben handeln lassen, jene Seiten, die wir als „unvollkommen", als „schwach" ablehnen möchte, sondern negiert sie.

So wird die Auseinandersetzung mit der Motivation und damit die bewusste Übernahme der Verantwortung verhindert. Dieses Verhinderungsmodell tritt vor allem da in Kraft, wo traditionelle „Versagensfragen" an der Tagesordnung sind: War oder bin ich ein guter Vater, Bruder, Sohn, eine gute Mutter, Tochter etc.?

Verantwortung übernehmen

Der Spagat zwischen der Entwicklung der eigenen Individualität und gerade solcher familiärer Verantwortung ist komplex und ähnlich schwer zu bewältigen, wie das Erkennen bestimmter verdrängter traditioneller Motivationen für das eigene Handeln. Dabei müssen zwangsläufig solche Konfliktsituationen entstehen wie sie z.B. hier sichtbar werden:

Der handwerklich geniale, aber kaufmännisch etwas ungeschickte Handwerksmeister, Vater zweier Söhne, zieht mit der gesamten Familie aus der Großstadt in ein kleines Dorf, um das viel zu große Haus seiner Eltern zu „retten". Die folgenden Lebensjahre werden von Aus-, An- und Umbauarbeiten bestimmt, die wirtschaftliche Situation verschlechtert sich, die fehlenden Kenntnisse auf diesem Gebiet tut ihr übriges. Dennoch weigert er sich, Ratschläge anzunehmen und involviert stattdessen seinen gesamte Familie in seinen Lebenskampf. Die junge, liebevoll Frau resigniert unter der Übermacht der traditionellen Aufgabe und zeigt ihren erlöschenden Lebenswillen mehr und mehr in diversen Krankheitsbildern.

Die Söhne fühlen sich, dirigiert durch die permanente nonverbale Androhung von Liebesentzug, vermeintlich gezwungen, auf Baustellen oder in der Werkstatt mitzuarbeiten und ihr Leben seinem Ziel unterzuordnen. Um seiner Anerkennung willen ergreifen sie geradezu zwangsläufig passende Berufe. Je mehr sich die Söhne jedoch vom Vater abnabeln, desto stärker wird der Konflikt, die Kritik an der Handlungsweise des Vaters sichtbar.

Viele, vielleicht 20, 30 Jahre später hat es sich der nun längst das Rentenalter erreichte Handwerksmeister zu Gewohnheit gemacht, zu betonen, dass er vieles „falsch" gemacht habe, „Schuld sei", stets verbunden mit der „Aber"-betonung diverser Umstände. Es war besonders auffällig, dass er seine „Eingeständnisse" stets mit Begründungen versah, die ihn sozusagen „freisprechen" sollten. Er selbst hatte nicht realisieren können, dass all jene Gründe für sein Handeln nur scheinbar fremdbestimmt waren, dass er selbst auf der Suche nach traditioneller Anerkennung seine Familie „geopfert" hatte. Er selbst war es, der auf seine ureigenste Weise handeln wollte und keine vermeintlich von außen gestellte zwingende Aufgabe.

Nun sind nicht alle Fälle so gelagert wie in diesem tatsächlichen Fall, mit Sicherheit jedoch haben viele Menschen analoge Situationen erlebt und verarbeiten müssen.

Interessant dabei ist, dass der zweitgeborene, also jener Sohn der energetisch dem Vater zugeordnet ist, aber wie die Mutter, in diesem Fall also mit dem Verhaltensmuster des Rückzuges, agiert und beispielsweise eine Lähmung des rechten Armes ausbildete, ohne Kaffee praktisch nicht existieren konnte. Zwischen ihm und dem Vater trat der Konflikt trotz und gerade wegen der energetischen Nähe relativ früh zu Tage.

Der energetisch der Mutter zugeordnete Erstgeborene jedoch lehnte den Genuss von Kaffee, die Dekoration des „Gegen sich selbst Handeln", jahrelang ab. Dennoch gelang es ihm erst die Thematik zu bearbeiten, nachdem er, angeregt durch die Gewohnheiten seiner dritten Frau, plötzlich begann, Kaffee zu trinken und sich" den Film" sozusagen „anzuschauen". Erst zu diesem Zeitpunkt trat auch bei ihm der schwelende Vater-Sohn-Konflikt, der sich bis dahin hauptsächlich in Knieschmerzen ausgedrückt hatte, so zutage, dass er begann, ihn bewusst zu bewältigen und in sich aufzulösen.

Aurum metallicum	Fehlendes Selbstwertgefühl
Coffea cruda	Schuldgefühle, sich der Situation aber nicht stellen
Veratrum album	Der Selbstverrat

Mangelndes Selbstwertgefühl

Sich unerwünscht fühlen

Das geflügelte Wort vom mangelnden Selbstwertgefühl wird gern und (allzu) häufig strapaziert. Mehr Selbstwertgefühl aufzubauen gilt als allheilende Forderung für alle Gemütszustände. Meist verbinden wir damit die Missachtung der Eigenpersönlichkeit und die Wehrlosigkeit gegenüber Manipulationen durch andere. Aus diesen Manipulationen und der Unfähigkeit, sich zu wehren, entstehen immer tiefere Verletzungen. Dabei assoziiert auch der Wortteil „Wert", dass es um Rangfolgen und Vergleiche geht. Diese Assoziationen sind aber tatsächlich nur teilweise zutreffend und die tiefer liegenden Aspekte der Selbstwertproblematik werden durch diesen auf Äußerlichkeiten basierenden Wertbegriff lediglich dekoriert.

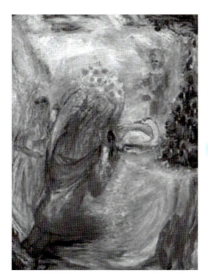

Vielmehr führen auch karmische Erfahrungen oder Erfahrungsglaube, pränatale Themen wie das „Unerwünscht sein" oder „Unerwünscht fühlen", die Stigmatisierung über die Generationen zu weitaus tiefgehender Prägung. Ist diese Thematik belegt, hat der Mensch, gleichgültig welche Dekorationsmuster er wählt, den tiefen Glauben, nicht würdig, ja überflüssig zu sein. Sein Dasein sei reine Duldung, da er niemals „so" wertvoll sein könne.

Menschen mit diesem Erfahrungsglauben haben meist hohe Wertvorstellungen und überhöhte Anforderungen sowohl an die Verhaltensweisen als auch an den emotionalen Ausdruck von Menschen, die sie zwar auch durch andere enttäuscht sehen, aber dennoch nicht loslassen wollen. Der so entstehende Glaubenssatz, der erwarteten, erwünschten emotionalen Zuwendung, der Liebe, nicht würdig zu sein, führt nicht selten auch in den Selbsthass und die Autoaggression.

Traditionelle Risiken

Ein signifikanter Part der Selbstwertthematik ist die in vielen Kulturen unterschiedliche Bewertung der Geschlechter. Für die Betrachtung ist dabei unerheblich, ob eine Kultur dem weiblichen oder dem männlichen Geschlecht den Vorzug gibt, dennoch ist es das wohl weltweit am stärksten belegte Stigma, „nur" ein Mädchen zu sein. Durch solche oder ähnliche traditionelle Sichten sind traumatische Situationen vorprogrammiert, die zu einer Vertiefung einer negativen Selbstwertthematik führen.

In Liebe auflösen

Die hohen Werte stellen eine der größten Blockaden bei der Auflösung eines negativen Selbstwertgefühls dar. Die Relativierung dieser Thematik über Gelassenheit und Eigenliebe ist so dringend notwendig.

Auch der sich unerwünscht Fühlende kann, in dem er seine Anforderungen an emotionale Zuwendung von ihrer Zwanghaftigkeit befreit, die Thematik in sich auflösen, wenn er sich bewusst macht, dass er die Wahl hat, ob er aus einer oder mehreren traumatischen Erfahrungen ein Drama für sein weiteres Leben zu konstruiert oder eben genau diese Dramatik loszulassen und sie als Chance für frühe Selbständigkeit anzusehen.

Ampelopsis quinquefolia	Der Kampf ums Überleben oder die unerwünschte, abgewiesene Seele
Aurum metallicum	Fehlendes Selbstwertgefühl
Palladium	Das "liebe Kind" will bewundert, bestätigt werden

Mangelndes Selbstbewusstsein

Der inneren, tieferen Ebene der Selbstwertthematik zugeordnet ist das Thema der äußeren Darstellung des eigenen Wertgefühls, das Selbstbewusstsein.

Die Angst vor der Ausgrenzung

Sehr viele Menschen sind in Details mit sich unzufrieden, mögen etwas an sich nicht oder sind der Meinung, dass genau dieser Aspekt nicht den gesellschaftlich geforderten Ansprüchen genügt. Das kann sowohl vermeintlich fehlende äußere Schönheit, das Stigma der Armut als auch das der mangelnden Bildung sein. Dabei nutzt es wenig, zu wissen, dass die „innere Schönheit ohnehin im Auge des Betrachters liegt", das Armut keine „Schande" sei oder dass auch „Hans" noch alles lernen kann. Rational betrachtet ist das alles ganz einfach.

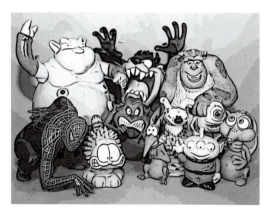

Menschen fürchten den gestellten Anforderungen der Gruppe nicht zu entsprechen, anders, zu klein, zu groß, zu dumm, zu dick, zu dünn, zu hässlich zu sein, und dadurch die Akzeptanz einer Gruppe zu verlieren. Grundlegend in all diesen Einzelfällen ist die Furcht vor Ausgrenzung, vor dem Verlust der Gruppenzugehörigkeit.

In der Gruppe gefangen

Ein gutes, wenn auch rückläufiges Beispiel ist der Markenwahn der 80er Jahre. Besonders Kinder, deren Eltern sich nicht dem allgemeinen Trend anschließen wollten oder konnten, erlebten Ausgrenzungen in einer Erbarmungslosigkeit, wie wir sie Kindern allgemein nicht zugetraut hätten.

In solcher Gruppendynamik ist interessant, dass die „Lautesten" häufig diejenigen mit der größten eigenen Unsicherheit sind und sich selbst vor genau diesem Stigma fürchten. So werden Einzelne zu Stellvertretern kollektiver Ängste.

Daran erkennen wir, wie stark Ängste letztlich in der Resonanz nicht nur leben, wachsen und gedeihen sondern regelrecht wuchern. Wir leiten unsere Position, unseren Wert innerhalb der Gruppe oder Gesellschaft tatsächlich daraus her, wie die Gruppe uns bewertet bzw. wie genau wir ihren scheinbaren Normen entsprechen. Dabei vergessen wir gern, dass wir selbst diese Gruppennorm mitbestimmten und es auch unsere eigene Betrachtungsweise ist, die wir der Gruppe unterstellen.

Auf uns selbst bauen

Erst wenn wir erkennen, dass wir uns nicht vergleichen müssen und uns Individualität auch tatsächlich zugestehen, werden wir in der Lage sein, nicht mehr in die Fallen mangelnden Selbstbewusstseins zu laufen. Dazu gehört es, anders sein nicht nur bei sich selbst, sondern auch bei anderen zu akzeptieren und eigenen Bewertungen aufzulösen.

Aurum muriaticum	Anpassungszwang zerstört das Selbstbewusstsein
Crocus sativus	Traut sich nicht, seine Besonderheit zu leben

Erwartungsangst

Um zu verstehen, warum es scheinbar so fürchterlich ist, Erwartungen anderer nicht zu erfüllen, müssen wir uns damit befassen, weshalb diese Erfüllung so wichtig scheint.

Die Prioritäten der anderen

In unseren ersten Lebensjahren sammeln wir Erfahrungen und orientieren uns an allem, was uns umgibt. Das kann einen direkte Bezugsperson sein, aber auch die Dynamik einer Gruppe deren Verhaltensmuster wir imitieren und zu unseren eigenen machen. Kommt es zu einem Konflikt zwischen dem Kind und den jeweiligen Bezugspersonen oder deren Ansichten, dann fühlt sich das Kind in seiner Eigenart negativ beurteilt. Bleibt es dabei, dass sich das Kind nach außen orientiert, wird es die Bezugsperson oder die Umwelt für wichtiger empfinden als sich selbst. Die Eigenpersönlichkeit beginnt systematisch zu leiden. Die Persönlichkeitsanlagen oder eigenen Fähigkeiten werden zurückgestellt und die Eigenschaften der Bezugsperson bzw. Bezugspersonen gewinnen an Priorität. Das Kind wird verunsichert, beurteilt sich selbst eher negativ. Besonders gravierend ist diese Entwicklung, wenn ein Mensch nicht sehr früh als eigenständige Persönlichkeit mit eigenen Anlagen mit Fähigkeiten und Talenten frühzeitig akzeptiert und respektiert wird, sondern Gehorsam im Sinne von Nachahmung oder Gruppenkonformität erwartet wird.

Das schwarze Schaf und die Herde

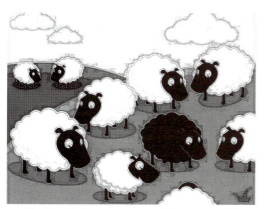

Auf Grund dieser Basis der Nachahmung und der Orientierung am Außen kann die Verunsicherung so stark werden, dass latente Erwartungsangst entsteht. Unser Handeln wird dann mehr und mehr von der Frage bestimmt, ob es den Ansprüchen oder Anforderungen anderer entspricht. Mehr und mehr achten wir darauf, was die Umwelt dazu sagen würde.

Ist die Beurteilung positiv, fühlt sich der Mensch wohl. Wird das Verhalten negativ beurteilt, so führt dies in eine latente Neigung zu unbewusste Anpassung an die Meinung anderer.

Aus dieser Handlungsweise entsteht eine tiefe Verunsicherung, der Mensch kontrolliert sich, ob er den Erwartungen der anderen entspricht. Aus der reinen, natürlichen Nachahmung werden so Schutz- und Sicherheitsbedürfnis sowie Anpassung an andere.

Mehr und mehr verlieren wir in diesem Prozess den Bezug zu uns selbst und sind anfällig für Befürchtungen in Bezug auf die Erwartungen anderer. Wir rechnen damit, mit unserer Haltung oder Handlung nicht angenommen zu werden und fürchten uns vor einer möglicherweise bevorstehenden Ausgrenzung aus der Gemeinschaft. Gleichzeitig betrachten wir diese Ausgrenzung als zwangläufig, ja verdient, denn wir selbst haben uns die jeweiligen Denkstrukturen schon in viel stärkerem Maß zu eigen gemacht, als wir wahrhaben möchten.

Prüfungen bestehen

Eine Form der Erwartungsangst ist die Prüfungsangst: Werden die eigenen Fähigkeiten dem standhalten, was z. B. der Lehrer verlangt? Der wesentliche Aspekt der Erwartungsangst ist der, dass die Erwartungen der Umgebung absolut erfüllt werden wollen, um selbst ein gutes Gefühl und Sicherheit zu gewinnen. Erfüllen wir diese Erwartungen, so dürfen wir uns als „gutes Kind" geschätzt und beschützt fühlen. Dass dieses Verhalten uns von der eigenen Persönlichkeit wegführt, wird erst später oder vielleicht auch gar nicht bewusst. Denn das Außen, unsere Umgebung reagiert auf die unbewussten eigenen Glaubenssätze, die z.B. da „das lerne ich nie" lauten können.

Die Alternative zur Prüfungsangst – sicher eine Fähigkeit guter Nerven und der mentalen hohen Schule – wäre, über mentale Stärke in Ruhe und Gelassenheit die Gedanken des Prüfers oder des Lehrers wahrzunehmen, dadurch zu erspüren, was der Lehrer oder Prüfer erwartet, und so gute Ergebnisse zu erzielen. Dabei ist es durchaus nicht ganz einfach, zu verinnerlichen, dass selbst der unleidliche Professor, der es ganz platt darauf anlegt, uns „durch die Prüfung rauschen zu lassen" einen, vielleicht verborgenen, unbewussten, unsicheren Teil unseres Selbst widerspiegelt.

Konflikte aushalten lernen

Diese mentale Kraft kann jedoch nur aufgrund eigener innere Stärke entwickelt werden. Ist die mentale Fähigkeit stark und können beispielsweise die Gedanken des Prüfers „gelesen" werden, ist die Prüfung ein Leichtes, da wir sie auf der Basis innerer Sicherheit absolvieren. Ist diese innere Sicherheit und Fähigkeit gewonnen, dann ist sie auch die Basis für Lebenslust und Lebensfreude.

Im gleichen Zuge müssen wir uns auch damit auseinandersetzen, wie wir mit Ablehnung und Konfliktsituationen umgehen wollen. Betrachten wir Ablehnung als „Strafe", als Ausgrenzungsdrohung im klerikalen, religiös strafenden Sinne statt als natürliche Reaktion eines anderen, so werden wir diese immer fürchten. Wenn wir jedoch begreifen, dass eine negative Rückmeldung einfach nur etwas darüber aussagt, wie unser Gegenpart selbst die jeweilige Situation betrachtet, und dass wir nicht gezwungen sind, Erwartungen zu erfüllen, dann sind wir auch in der Lage, schwierigen Situationen nicht nur Respekt zu erweisen, sondern die damit verbundene Aufgabe im positiven Sinne als Herausforderung zu verstehen. Das Leben wird zum attraktiven Spiel, das mit Freuden angenommen wird.

Argentum nitricum	Fordert Nestwärme ein
Arsenicum album	Existenzangst, lieber sterben, als sich verändern
Gelsemium sempervirens	Erwartungsangst aus zurückgehaltener Emotion

Erschöpfung

Diszipliniert vor die Hunde gehen

Die Basis der Erschöpfung ist das dringende Bedürfnis, etwas zu erzwingen, etwas zu erreichen, was oftmals entweder illusorisch oder sogar uninteressant ist. Dabei handelt es sich meist um so genannte klare Vorstellungen oder Vorhaben, die ausschließlich rational definiert werden. Um diese „Kopfziele" zu erreichen, nimmt der Mensch erhebliche, wenn nicht alle Anstrengungen auf sich. Dabei tritt das gesunde Gleichgewicht von rationaler und emotionaler Motivation in den Hintergrund.

Diszipliniert ordnet man sich scheinbaren Sachzwängen unter, ohne die tatsächliche Motivation zu hinterfragen. Gefühle wie Kummer, Abhängigkeit, Trauer oder Erwartungsängste werden verdrängt und dürfen nicht dargestellt werden. Menschen mit Erschöpfungszuständen stehen nicht zu ihren Gefühlen, da sie fürchten, dass diese als Schwäche ausgelegt werden oder sie sich blamieren könnten.

Der Wunsch nach einem guten Image bzw. die Furcht vor Imageverlust wird zur Antriebskraft, die die ursprüngliche Motivation, die vielleicht „nur" rational, aber dennoch zumindest für den Einzelnen sinnvoll war, in den Hintergrund drängt. Nicht mehr das „Ziel ist das Ziel" sondern die Erfüllung der eigenen Erwartungen und starren Vorstellungen darüber, wie man dieses Ziel im Angesicht anderer zu erreichen habe. Eine systematische Erschöpfung ist die logische Folge gedanklichen Starre und selbstkasteienden Disziplin.

Sich neu definieren

Um Erschöpfungszustände aufzulösen, ist es notwendig, den Ursprung und Sinn der eigenen Ziele mit der aktuellen Situation abzugleichen. Sicherlich kann es sein, dass es irgendwann sinnvoll war, ein Haus zu bauen. Aber wenn die Frau weggelaufen ist und die Kinder ausgeflogen sind, was dann? Und es ist ganz bestimmt richtig, dass wir uns im ersten, zweiten oder dritten Projekt beweisen mussten. Aber müssen wir deshalb jedes Mal jedem alles beweisen?

Es ist schon möglich, dass eine „gute Mutter" jeden Abend ein Drei-Gang-Bio-Menü auf den Tisch zaubern will. Aber deshalb nie mehr Essen gehen? Und muss man die ganze (weibliche) Dreifaltigkeit bieten und möglichst gleichzeitig Karrierefrau, Übermutter und phantastische Geliebte sein?

Natürlich müssen wir uns vor Augen halten, dass gerade körperliche Erschöpfungszustände auch mit sozialen Fragen verbunden sind. Meist sind es die Willensstarken aus den einfachen Einkommensschichten, die aus dem Wunsch heraus, „nach oben" zu kommen oder der nächsten Generation ein so genanntes besseres Leben zu schaffen, über die eigenen Kräfte handeln.

Aber auch hier ist es notwendig, die eigenen, meist traditionalistisch geprägten Motive zu überdenken. Und einfach zu sein, ohne „so sein" zu müssen. Die „Schwäche" ist das Ergebnis kopfbetonter Handelns und unbewusster innerer Abwehr.

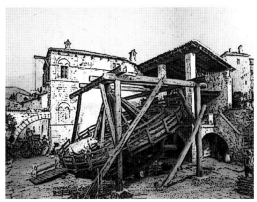

Erst das Loslassen und die Möglichkeit und Fähigkeit, sich selbst mit allen Gefühlen zu akzeptieren – gleichgültig, wie Umwelt oder traditionelle Anforderungen dazu stehen – bringen uns in die Position, das Hamsterrad verlassen zu können. Dazu muss man sich häufig mit den elterlichen Vorbildern und Prägungen auseinandersetzen.

Der meist automatisch verinnerlichten Allgemeingültigkeit traditioneller Werte sollte man eine Absage in Form eines eigenen Gefühls- und Wertekanons gegenüberstellen. Dazu gibt es eine ganz einfache Methode: Immer wenn wir selbst oder andere feststellen: „Das macht man so.", einfach einmal fragen, warum.

Carbo vegetabilis	Die Lebenskraft wird nicht für gesundes Eigeninteresse genutzt
Passiflora incarnata	Die vorgestellte Lebensvision soll erzwungen werden
Sepia succus	Die Sehnsucht nach Harmonie, die den eigenen Vorstellungen entsprechen muss

Nervosität

Basis des so genannten nervösen Verhaltens ist die Erwartungsangst. Dabei geht es meist um Erwartungen im Zusammenhang mit Entwicklungen, die man sich schon einmal vorsorglich schöngerechnet hat: das Bedürfnis nach Harmonie, ganz gleich ob lebenslänglich oder an einem bestimmten Tag; der Erfolg, ganz gleich ob heute am Tag der Prüfung oder im nächsten großen Projekt.

Mit (Über)Spannung erwartet

Dabei wird die eigene Persönlichkeit verleugnet und durch das Bedürfnis z.B. nach Harmonie ersetzt. Um diese Harmonie zu erreichen, werden unterschiedliche Kommunikationsformen in der ganzen Bandbreite angewandt – von Selbstbetrug über Anpassung bis hin zur Manipulation. Da es sich aber um ein Ziel außerhalb der eigenen Persönlichkeit handelt, kann nichts Konstruktives entstehen. Die Wahl sowohl der falschen Mittel als auch der falschen Ziele entfernt uns so sehr von uns selbst, dass die Situation unkontrollierbar scheint. Oft verbergen sich Zorn und Trotz hinter der Nervosität.

Oberflächlich abgelenkt

Aber auch bei Furcht vor negativen Entwicklungen, in Momenten vor unangenehmen Entscheidungen oder vor so genannten Unausweichlichkeiten nutzen wir die Kommunikationsform „Nervosität", um einer klaren Kommunikation zu entgehen. Eine typische Situation dafür ergibt sich beispielsweise, wenn wir eine für andere unangenehme Entscheidung getroffen haben. Wird diese gelegentliche Ablenkung zum Dauerbrenner, weil wir uns eine klare, offene Kommunikation aus Furcht vor den Folgen nicht zugestehen, so wird Nervosität zum dauerhaften Verhaltensmuster.

Um sich aus einer pathologischen Nervosität zu befreien, ist es notwendig, wieder sich selbst wahrzunehmen, die ureigensten Fähigkeiten einzusetzen, die tatsächlichen Bedürfnisse zu erkennen und zu leben. Was so einfach klingt, kann ein längerer Weg sein, der damit beginnt, dass wir unsere ureigensten Prioritäten neu definieren.

Aqua Gettysburg	Kein Nein, um andere zu schonen, um andere nicht zu verletzen.
Gelsemium sempervirens	Erwartungsangst aus zurückgehaltener Emotion
Sepia succus	Die Sehnsucht nach Harmonie, die den eigenen Vorstellungen entsprechen muss

Eile und Hektik

Augen zu und durch?

Schon wieder ein Problem - ganz gleich, ob es gerade eng wird auf der linken Baustellenspur irgendeiner Autobahn, ob wir zwischen drei Terminen jonglieren dürfen oder wieder einmal darüber nachdenken, die Stadt, den Job oder den Partner zu wechseln. Und schon überlegen wir, wie wir am besten die Flucht nach vorn ergreifen können. Denn wenn wir unsere Konflikte nicht sehen wollen, dann müssen wir schnell sein. Das so entstehende Gefühl des Geriebenseins, der Flucht vor jeglichen Konflikten, wird primär. Es entsteht ein Verhaltensmuster, bei dem bestimmte Lebenssituationen möglichst umgangen, nicht betrachtet und nicht verändert werden sollen. Stattdessen führt uns die übertriebene Ausrichtung auf das Morgen in einen permanenten Handlungszwang. So gehen Genuss und Freude an dem, was man gerade tut, verloren. Scheinbar besonders flexible Menschen dürfen sich in einer ruhigen Minute fragen, wie viel von dieser Flexibilität noch selbstbestimmt ist.

Den eigenen Rhythmus finden

Eile und Hektik entstehen häufig im Zusammenhang mit Abgrenzungsproblemen. Als Betroffene fühlen wir uns eingeengt und abhängig von der Beurteilung anderer. Um diese Einengung und Begrenzung nicht wahrnehmen zu müssen, geraten wir in eine Geschwindigkeit, deren Dynamik uns entgleitet. Eile oder hektische Situation sind die Folge. Aus dem Versuch, Konflikten aus dem Weg zu gehen, wird die Neigung, es allen recht machen zu wollen.

Erst wenn die Bereitschaft zur Auseinandersetzung mit Konflikten da ist und Persönlichkeitsstärke sowie Selbstbewusstsein entwickelt sind, können Eile und Hektik in einen dynamischen, der eigenen Persönlichkeit entsprechenden Lebensfluss umgewandelt werden. Dazu ist es wesentlich, sich nicht mehr Fremdbestimmen zu lassen, sondern – beginnend mit Kleinigkeiten – selbst zu bestimmen. Das Finden des eigenen Rhythmus beginnt mit der Neudefinierung des eigenen Terminkalenders und endet (noch nicht) mit der Kunst, auch einmal Nein zu sagen.

Strudel überwinden

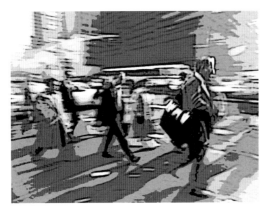

Eile und Hektik korrespondieren häufig mit Schuldgefühlen. Deshalb ist es notwendig, diese Thematik und deren Vernetzungen mit zu betrachten. Sich aus der Kommunikationsform umtriebiger Hektik zu befreien, sich mit dem Fluss des Lebens treiben zu lassen, ohne sich (an)treiben zu lassen – so etwa könnte man die Auflösung „pathologischer" Hektik bezeichnen.

Zur Unterstützung dienen u. a. folgende homöopathische Mittel

Aurum metallicum	Fehlendes Selbstwertgefühl
Lilium tigrinum	Entweder/oder – Madonnen-Huren-Syndrom
Sulfuricum acidum	Hektik, um unterdrückte Konflikte nicht deutlich werden zu lassen

Unentschlossenheit

Persönlichkeit opfern

Die Opferung der eigenen Fähigkeiten zugunsten des Sicherheitsbedürfnisses ist die Basis der Unentschlossenheit. Ein Kind, das eine dominante Persönlichkeit in einem Elternteil hat, neigt häufig zur Unentschlossenheit. Das phasenweise sinnvolle Bedürfnis, sich versorgen zu lassen, sich anzupassen, die Stärke des Elternteils zu nutzen und sich anzulehnen, wird nicht relativiert, sondern entwickelt sich mit einem starken Aspekt der Selbstverleugnung zum manifesten Verhaltensmuster.

Eine schwache Persönlichkeit, die zwischen den eigenen Bedürfnissen und der Anpassung an eine andere, starke Persönlichkeit steht, entwickelt so systematisch Unentschlossenheit. Jede neue Fragestellung im Individualisierungsprozess wird unter dem Aspekt der Anlehnung an die starke Persönlichkeit bzw. der Akzeptanz durch diese betrachtet. Die eigenen Vorstellungen und Wünsche werden ständig unter dem Gesichtspunkt betrachtet, ob sie die Zustimmung jenes ihn Stabilisierenden finden würden.

Ein erster Schritt im Zweifel

Im positiven Sinn ist die Unentschlossenheit bereits ein Schritt zur Entwicklung in die richtige Richtung. War vorher ausschließlich Anpassung vorhanden, so ist die Unentschlossenheit wenigstens schon der Versuch, sich selbst zu spüren, sich zu akzeptieren und für sich einzustehen. Dies gelingt noch nicht ganz, aber der Weg dazu ist frei. Solange aber noch Orientierung am anderen vorhanden ist, solang man noch bewundert, bestätigt, anerkannt werden will, ist das Terrain der Unentschlossenheit vorhanden. Je klarer und deutlicher sich die Persönlichkeit zu ihren eigenen Gunsten und zu ihrer eigenen Anlage hin entwickelt, desto schneller wird sich die Unentschlossenheit auflösen. Allerdings sind dieser Schritt und die Entscheidung zu sich selbst oftmals nicht leicht. Sie erfordern eine tiefe Akzeptanz der eigenen Persönlichkeit und eine große Toleranz derjenigen, die anders sind.

Anacardium orientale	Zwiespältigkeit, nicht wissen, nach wem oder was sich richten
Barium carbonicum	Entwicklungshemmung aus Angst vor dem Leben und der Selbstverantwortung
Pulsatilla pratensis	Steckt den Kopf in den Sand, fehlende Auseinandersetzung

Abhängigkeit

Abhängigkeit – besser: das Gefühl der Abhängigkeit – ist eines der grundlegendsten Themen menschlicher Interaktion. Überall da, wo sich Menschen miteinander in Bezug befinden, in der Familie, im beruflichen Umwelt, in der Gesellschaft, entstehen mehr oder wenige starke Wechselwirkungen zwischen ihnen. Diese Wechselwirkungen, die Abhängigkeiten, sind – wertfrei betrachtet – einfach nur vorhanden. So, wie beispielsweise Künstler und Publikum, Mutter und Kind, Bürger und Politiker miteinander in Bezug stehen. Dabei hat jede Persönlichkeit ursprünglich die Entscheidungsfreiheit, in welche der so genannten Abhängigkeiten sie sich begibt. Erst durch den individuellen Entwicklungs- und Veränderungswunsch des Einzelnen innerhalb des Beziehungsgefüges kann Abhängigkeit unter Umständen einschränkend wirken.

Geben und Nehmen

Damit entsteht eine essentielle Thematik in der menschlichen Existenz. Der Mensch begibt sich in Zugehörigkeit zu und in Abhängigkeit von einer Gruppe, z. B. einem Staatswesen, und erhält dafür Versorgung, Schutz und Sicherheit als Gegenleistung. Die internen Regeln und die bestehende Gruppendynamik führen nun dazu, dass die Persönlichkeit sich in ihren Handlungen freiwillig den Gepflogenheiten anpasst. Diese Anpassung der Gruppenmitglieder ist überlebenswichtig für die gesamte Gruppe. Solange ein Gruppenmitglied mit dem entsprechenden Ausgleich – sei es durch die mütterliche Versorgung, das monatliche Gehalt oder den Schutz einer Gruppe – zufrieden ist und der Gruppe eine entsprechende eigene Leistung zur Verfügung stellen kann, besteht die Abhängigkeit als unbewerteter, ausgeglichener Zustand.

Was aber geschieht, wenn jemand auf die Zuwendung anderer angewiesen ist und nicht oder noch nicht in der Lage sieht, sich selbst zu versorgen? Kann sich ein Mensch – gleich aus welchem Grund – am ausgleichenden Geben und Nehmen nicht beteiligen, kann er nicht mehr oder noch nicht die von der Gruppe wie auch von sich selbst geforderte Leistung erbringen, so äußert sich das Angewiesensein auf die Gruppe in einem Gefühl der Unzufriedenheit. Ein Abhängigkeitsgefühl ist deshalb in erster Linie die Unzufriedenheit mit der eigenen Leistung, den eigenen Fähigkeiten oder Potentialen. Unzufriedenheit führt zu einem Gefühl der Scham, die sich im Außen als Aufbegehren zeigt. Wenn ein Mensch die Sicherheit und den Schutz der Gruppe der individuellen Entwicklung und den eigenen Lebensvisionen vorzieht, bleiben Lebensdynamik und Kreativität auf der Strecke. Dieser Kompromiss wird schmerzhaft als Abhängigkeitsgefühl für alle spürbar.

Kleine Kinder beispielsweise können den Schutz und die Fürsorge der Familie in der Regel vorbehaltlos annehmen. Je älter Jugendliche jedoch werden, desto mehr formen sich die Ansprüche an das eigene Leben und die Sicht von Geben und Nehmen. Wird der sinnvolle Zeitpunkt für den Schritt in die Selbständigkeit verpasst, z. B. weil man sich unerreichbare Ziele setzt, verharrt der Mensch unter Flexibilitätsverzicht beispielsweise im „Hotel Mama" und lamentiert mit schöner Regelmäßigkeit, wie schrecklich es ist, auf andere angewiesen zu sein. Dabei fehlt letztlich einfach der endgültige emotionale Ausgleich, der „Dank" für das Tun des anderen. Bis dieser Ausgleich erfolgt ist, können beide Seiten nicht voneinander lassen. Oft setzen sich Menschen unbewusst so unerreichbare Ziele, dass sie keine andere Wahl zu haben scheinen als die, in der Abhängigkeit zu verbleiben. Sie richten sich dabei nach der Zielsetzung der dominanten Person in der Umgebung. Damit sind die eigenen Ziele nicht definiert und so unerreichbar.

Die eigenen Potentiale leben

Oftmals sind Abhängigkeiten auch sehr versteckt. Wenn jemand mit Menschen zusammenlebt, die völlig anders sind als er selbst und deren Chemie nicht mit seiner übereinstimmt, kann er alles tun, um Nähe, Zuwendung und Gleichschwingung zu erreichen – das Ziel ist einfach illusorisch. Unbewusst weiß das derjenige, der diese Ziele verfolgt, sehr genau. Der Weg, sich aus Abhängigkeiten zu befreien, ist vergleichbar mit der Auseinandersetzung eines trotzigen Kindes mit seiner Umgebung.

Es muss eine Reibungsfläche entstehen, indem derjenige, der sich loslösen will, sich selbst spürt und annimmt. Werden die entsprechenden Fähigkeiten und Möglichkeiten sowie das kreative Potential wahrgenommen, entwickelt sich der Mensch über das Zufriedenheitsgefühl und den Selbstwert aus dem Abhängigkeitsgefühl heraus und übernimmt die Selbstbestimmung im Leben.

Agnus castus	Verleugnung des eigenen Potentials
Caladium seguinum	Sich für nicht verausgabt haben
Carduus marianus	Reaktionslos und ohne Perspektive, in Familienmustern gefangen sein
Melilotus officinalis	Sich einer Autorität beugen, ohne es wahrzunehmen
Naja tripudians	Sich Zuwendung erzwingen

Jammern

Eine sichere Methode

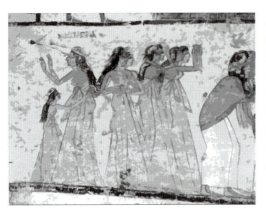

Jammern ist zweifellos ein „beliebtes" Manipulationsmuster. Mit etwas Ehrlichkeit betrachtet, war wohl schon jeder einmal versucht, sein irdisches Jammertal in epischer Breite vor anderen auszubreiten. Schließlich scheint jenes Zuhören, Zuwenden und Bedauern, das meist darauf folgt, doch Balsam für die „geschundenen Seele" zu sein.

Wenn aber das Jammern und Klagen nie endet, steckt meist mehr dahinter als nur ein bedauernswertes Geschöpf.

Jammern ist eine sichere Methode, andere, eventuell stärkere Menschen, die nicht selten eine Helfertriebproblematik leben, anzuziehen und an sich zu binden, um von diesen bedauert und unterstützt zu werden sowie Impulse für das eigene Verhalten zu bekommen. So wird das Jammern und Klagen zum Image. Es ist jedoch auch eine Kommunikationsform, die entwickelt wird, um bestimmte Ziele manipulativ durchzusetzen, das Unberechenbare zu kontrollieren und im Anpassungskampf als Sieger hervorzugehen. Für das entnervte Gegenüber ist es häufig einfacher, nachzugeben und sich den Wünschen des Jammerers anzupassen, statt sich durchzusetzen und einen scheinbar Hilflosen zu enttäuschen. So hat der Jammerer sein Ziel erreicht. Damit ist das Jammern ein Instrument und Machtmittel, um andere Menschen zu kontrollieren, zu lenken und zu beschäftigen.

Die Maske abnehmen

Hinter der Kommunikationsform Jammern stehen Menschen, die innerlich tatsächlich unsicher und handlungsunfähig sind und ihr Schuldgefühl, ihre Versagensängste, nach außen über die Schuldzuweisung an andere oder die Umstände kompensieren. Dabei fehlt es auch an Toleranz. Wahre, oft intensive Gefühle wie Hass, Wut und Trotz sowie die tatsächlichen Bedürfnisse sollen dekoriert werden. Schwäche wird so zur stärksten Waffe.

Eins der weiteren Probleme des Jammerers ist, dass er seine eigenen Potentiale nicht entfalten kann. Er muss sich zurücknehmen, um sich nicht zu verraten. Er will das Leid und die scheinbar tragische Lebenssituation, um seine Ziele auf indirektem Weg leicht durchsetzten zu können. Erst wenn der Jammerer seinen Kampf offen zeigt, seine Bedürfnisse zu erkennen gibt und sich selbst an diesen orientiert, kann sich das Jammern in Freude und Aktivität für sich selbst umwandeln. Dazu ist es notwendig, die eigenen Ziele als realisierbar wahrzunehmen und die indirekten Kommunikationsmuster durch direkte zu ersetzen. Dies kann nur gelingen, wenn der Jammerer seine spezifische Blockadethematik, die Grundlage seiner inneren Unsicherheit, identifiziert und auflöst.

Cina maritima	Sich ausgeliefert fühlen und damit nicht zurechtkommen
Coffea cruda	Schuldgefühle, sich der Situation aber nicht stellen
Cyclamen europaeum	Besteht darauf, nicht liebenswert zu sein
Lycopodium clavatum	Der faule Kompromiss

Langeweile

Emotionsblind durchs Leben

Elmar Kupke sagt: „Langeweile ist nicht Mangel an Ereignis, sondern Mangel an Interesse". Tatsächlich mangelt es dem Gelangweilten nicht an Impulsen, sondern vor allem daran, emotionalen Zugang zu diesen zu erhalten.

Gelangweilte Menschen scheinen nach außen hin nicht in der Lage, sich zu beschäftigen. Die Umgebung, gleich ob es sich um die wundervolle Beschäftigung mit intellektuellen, wissenschaftlichen oder Sachthemen, kurz mit dem Leben oder um die Menschen um uns herum handelt, befriedigt sie scheinbar nicht, und sie sind offensichtlich unwillig, sich intensiv auf etwas Konkretes einzulassen.

Die Ursache dieses mangelnden Interesses ist tiefenpsychologisch betrachtet nicht selten der unverarbeitete Verlust des pränatalen Zwillings. In der Embryonalzeit wurde das Thema der Verlassenheit nicht bewältigt. Vielleicht wurde diesbezüglich sogar ein Schuld- oder Neidkomplex entwickelt: andere durften „sich verdrücken" und ich muss mich hier mit dem Leben „herumschlagen". Aus diesen Gefühlen heraus verbietet es sich der Gelangweilte, einen klaren Standpunkt für andere zu beziehen. Um sich anderen nicht mehr zuwenden zu müssen, dekoriert die Langeweile, das scheinbare Desinteresse, nun die Furcht vor weiteren emotionalen Impulsen, die eventuell zu einer Wiederholung der Verlustsituation führen könnten.

Innere Abkehr

Auch jene Menschen, die sich als Persönlichkeit nicht zeigen wollen, die sich verstecken, vor anderen schauspielern, die nicht zu ihren eigenen Werten, Fähigkeiten und Persönlichkeitsstrukturen stehen, haben die Tendenz zur Langeweile. Der Gelangweilte bezieht keine Position, aus der er – für sich und andere deutlich sichtbar – agieren kann. Die Anpassung z. B. an Tradition und an andere Menschen scheint wesentlich, um die Sicherheit und Versorgung nicht zu verlieren. Um diese Anpassung leben zu können, verleugnet der Gelangweilte jeglichen inneren und äußeren Impuls. Aus dem Sicherheitsbedürfnis wird so Langeweile.

Impulse genießen wollen

Um dem grundlegenden Konflikt des Gelangweiltsein – dem mangelnden emotionalen Zugang – zu entkommen, ist es wichtig, authentisch zu werden, sich nicht mehr zu verstecken, anderen nicht nur etwas vorzuspielen, die eventuelle tiefe Kummersituation durch den Verlust eines anderen Menschen – möglicherweise des Zwillings – zuzugeben und die Trauer darüber zu zeigen oder sich endlich dem Leben im positiven Sinne zuzuwenden. Erst durch die Auflösung der Ursprungssituationen und das bewusste Einlassen auf neue emotionale Erfahrungen kann emotionale Stärke wachsen und sich anstelle der Langeweile ausbreiten.

Alumina	Der eigene Standpunkt fehlt, die eigene Position wird nicht eingefordert
Natrium carbonicum	Kann nicht zusammen, kann nicht alleine
Plumbum metallicum	Schauspielerei als Fluchtmittel

Unzufriedenheit

Beengte Vorstellungen

Prinzipiell ist es ganz sinnvoll, nicht immer „zufrieden" zu sein. Schließlich ist die Sehnsucht nach neuen Impulsen auch einer der Motoren der Persönlichkeitsentwicklung. Was sich als dafür nicht mehr tauglich erweist und nicht mehr zufrieden macht, wird verändert oder gar eliminiert. Dabei sollte möglichst alles so verlaufen, wie der Mensch sich die jeweilige Veränderung oder Entwicklung vorstellt bzw. wie er sie innerlich spürt.

Unzufrieden sind wir wohl immer dann, wenn wir zu stark in Gewohnheiten verhaftet sind oder wenn ein gewohnter Prozess nicht so abläuft, wie wir ihn uns vorstellen, wenn also etwas nicht „nach unserem Kopf geht". Je starrer dabei die speziellen Vorstellungen sind, desto mehr manifestiert sich die Unzufriedenheit. Denn die mangelnde Bandbreite der Vorstellungskraft lässt nicht zu, dass man sich anderen Sichtweisen nähert und an ihnen positiv partizipieren kann.

Auch im Trotz findet sich eine starke Basis für Unzufriedenheit. Da die Trotzsituation eine Handlung gegen die ursprünglichen eigenen Bedürfnisse darstellt, führt ein Verbleiben in dieser Situation durch das Andauern dieser Diskrepanz zu einem Zustand permanenter Unzufriedenheit. Die Verweigerung, die eigene Sichtweise zu überprüfen und eventuell zu erweitern, erzeugt eine andauernde Unzufriedenheit, bis sich die Veränderung vollzogen hat.

Ein riesiger Berg

Aber auch Menschen, die die Übernahme des Leids anderer Menschen als ihren Lebensinhalt gewählt haben, sind für das Thema Unzufriedenheit prädestiniert. So kann z. B. ein Embryo das Leid der Mutter schon im Mutterleib übernehmen oder ein Kind bereits mit dem Anspruch Helfen zu wollen geboren werden. Es gibt kaum eine tragischere Situation, als für einen anderen Menschen zu leiden und die Erfahrung zu machen, dass dieses Leid einfach nicht aufhört.

Derjenige, von dem das Leid übernommen wurde, hatte vielleicht kein Interesse daran, sein eigenes Leid zu bewältigen, weil die Darstellung des Leids ein wesentliches Verhaltensmuster in seinem Leben geworden ist. Versucht nun das Kind, das das Leid der Mutter übernommen hat, diese glücklich zu machen, und weigert sich die Mutter, wirklich glücklich zu werden, kann sich dies später auch noch auf die Partnerin bzw. auf den Partner übertragen. Die Unzufriedenheit wächst, weil doch schon so viel geleistet wurde, um die Aufgabe zu erfüllen; aber eine solche Aufgabe ist unerfüllbar. Dieses Muster ist sehr verbreitet, denn oftmals haben kleine wie große Kinder den Glaubenssatz: „Erst wenn es den Eltern gut geht, darf es mir selber gut gehen".

Das Leid anderer loslassen

Die Basis für eine ganz gravierende Unzufriedenheit ist das Warten darauf, aus dem übernommenen Leid entlassen zu werden. Erst wenn man begreift, dass man sich selbst daraus entlassen muss, kann eine Veränderung eintreten. So macht es sich der Mensch schwer, sein eigenes Leben zu leben und sich selbst als Persönlichkeit wahrzunehmen.

Auch können Schocksituationen dazu beigetragen haben, dass es zu der Überzeugung gekommen ist, das Leid der anderen übernommen zu haben. Erst wenn der Mensch sich selber daraus entlässt, kann er seine Unzufriedenheit auflösen und in Lebensfreude umwandeln. Vorausgesetzt, er steht dem Leben positiv gegenüber und hat das Leid anderer nicht nur aus fehlender eigener Lebensmotivation übernommen. Es geht vor allen darum, unberechtigte Schuldgefühle sich selbst und anderen gegenüber loszulassen, die eigenen Möglichkeiten und Anlagen zu sehen und sich danach zu richten. Dann ist auch die Unzufriedenheit überwunden.

Chamomilla	Fühlt sich nicht zugehörig, ist wütend darüber und trotzt
Hippomanes	Embryo übernimmt das Leid der Mutter
Natrium muriaticum	Festhalten an dem, was bewährt und bekannt ist

Blockierte, gestaute Dynamik

An den Engstellen des Lebensflusses

Lebenslust ist sehr eng mit Dynamik, Lebensfluss und Geschwindigkeit verbunden. Dabei gibt es ein umfassendes Portfolio von Themen, die diesen Lebensfluss blockieren. Schocks, Unterdrückungen, Disziplin und zu große Selbstbeherrschung an falscher Position beispielsweise blockieren jegliche Entwicklung. Klerikal geprägte Glaubenssätze wie „Das Leben ist ein Jammertal" oder „Ist das Jammertal überwunden, dann wartet die Belohnung im Himmel" bestimmen das Verhalten und sorgen für eine Stauung bis hin zum Verlust der Lebensdynamik.

Menschen mit solchen Blockaden leben nicht selbst, sie „werden gelebt". Ihre Selbstbestimmung haben sie weitestgehend einem so genannten Schicksal oder dominierenden Persönlichkeiten übergeben. Handlungen und Aktivitäten im Außen werden systematisch eingeschränkt und auf das scheinbar Notwendige reduziert. Durch diese Reduzierung fehlt es nun an Impulsen, motivierenden Lebensreizen oder Erfolgserlebnissen. Die daraus resultierende äußere Trägheit bewirkt schrittweise den Verlust jeglicher innerer Lebensdynamik und Lebensmotivation. Der Sinn des eigenen Handelns erschließt sich immer weniger. Resignation breitet sich aus.

Freischwimmen und Auftauchen

Um Blockaden der Lebensdynamik zu lösen, sollte das Leben auch als (Lebens)Weg, nicht allein als Ziel verstanden werden. Statische Begründungen und Schicksalsergebenheit aufgrund traditioneller, familiärer oder klerikaler Vorprägungen dürfen und sollten auf den Prüfstand gestellt werden. Dabei ist es wichtig, traumatische Situationen als Herausforderungen anzusehen, an denen man den eigenen Individualisierungsprozess überprüfen und sich selbst stabilisieren kann.

Aurum metallicum	Fehlendes Selbstwertgefühl
Ceanothus americanus	Erst die Arbeit, dann das Vergnügen
Hirudo medicinalis	Ausgesaugt und ungeliebt
Kalium jodatum	Ignoriert das Gefühl, nicht geliebt zu sein

Eifersucht

Eifersucht ist Leidenschaft...

Eifersucht ist zweifellos eines der größten Beziehungsthemen. Die „Sucht, sich zu ereifern", sich noch im engsten Kontext stärkere Bedeutung zu geben, basiert meist auf einem unbewussten Fremdheits- und Unterlegenheitsgefühl z. B. gegenüber dem Partner. So bemühen wir uns, andere zu beeindrucken und positiv für uns zu stimmen, und simulieren, die Erwartung des anderen ganz natürlich erfüllen zu können.

Eifersüchtigen Menschen fehlt aber nicht selten das nötige Selbstwertgefühl, um in klarer Kommunikation das Äquivalent für den Selbstwert, die Anerkennung, einzufordern. Da dieser Wunsch jedoch aufgrund der unehrlichen Kommunikation nicht als solcher erkannt wird, fehlt die entsprechende Resonanz. Der Kampf um die Anerkennung durch das Gegenüber endet in Resignation. Obwohl wir zumindest versuchen, die vermeintlichen Bedürfnisse z. B. des Partners hundertprozentig zu erfüllen, führt dies nicht zur gewünschten vorbehaltlosen Anerkennung.

... die mit Eifer sucht, was Leiden schafft

Kommt dann noch Konkurrenz in Form eines Dritten hinzu, der eben genau jene Eigenschaften natürlicherweise besitzt, die der Eifersüchtige zu simulieren versucht, dann ist der so genannte Kampf relativ leicht verloren. Denn wenn zwei Menschen natürlich zueinander passen, ist die Kraft der Zusammengehörigkeit sehr viel größer als in Fällen, in denen der eine dem anderen etwas vorspielt und ihn täuscht.

Hinter der Eifersucht verbirgt sich die Sehnsucht, dazuzugehören, an der richtigen Stelle zu sein. Der Wunsch nach Anerkennung und Schutz ist meist das tiefenpsychologische Motiv zur Eifersucht. Die Persönlichkeit ist noch nicht stark genug, um für sich selbst einzustehen. Deshalb muss sie die Gruppen- oder Paarzugehörigkeit unbedingt erhalten. Die besondere Aufmerksamkeit der Persönlichkeit gilt deshalb der Umgebung bzw. dem Umfeld. Jede Annäherung anderer wird als Bedrohung wahrgenommen; es entsteht das Gefühl, sie verhindern zu müssen.

Aus Leidenschaft für sich selbst

Verletzende Lebenssituationen, in denen sich jemand aus einer Gemeinschaft ausgeschlossen gefühlt hat, können zur Eifersucht führen. Oftmals wird über das Leid der weiteren Zurückweisung Trotz entwickelt, der über die Anerkennung der eigenen Potentiale zur Selbstachtung führt.

Durch diese Entwicklung kann die Eifersucht überwunden werden. Denn das Gefühl „Ich bin wichtig, ich bin etwas wert. Ich habe das Recht und die Möglichkeit, einen Menschen zu finden, der zu mir passt. Ich habe das Recht, so akzeptiert zu werden, wie ich bin." ist eine Grundvoraussetzung, um Eifersucht zu überwinden.

Apis mellifica	Pflichterfüllung, Funktionieren müssen ohne Aggression
Artemisia vulgaris	Verzweifelter Kampf und Anerkennung anderer
Lachesis muta	Unterdrückte Individualität

Streitsucht

Nähe erkämpfen

Das Grundprinzip der Streitsucht ist die unerfüllte Sehnsucht, z. B. nach Nähe und Bestätigung. Streitsüchtige Menschen fühlen sich oft ausgeschlossen oder in ihrem Anspruch an eine bestimmte Position verletzt. Sie fühlen sich nicht in die entsprechende Gemeinschaft integriert oder sind es tatsächlich nicht und versuchen, über den Streit Nähe entstehen lassen.

Sie fühlen sich nicht in der Lage, ihren Gefühlen durch klare Kommunikation Ausdruck zu verleihen, und versuchen, über Banalitäten und Nebenkriegsschauplätze Kommunikation, Antwort und Zuwendung zu erzwingen. So kommt es zu einer Art Schattenboxen, denn der eigentliche Kommunikationsanlass bzw. Kommunikationspartner, z. B. das unerkannt als dominant wahrgenommene Gegenüber, scheint sich der Situation nicht zu stellen.

Streit als Kommunikationsform

Dieses häufig in der Kindheit geprägte Muster finden wir bei Menschen mit mindestens einem dominanten Elternteil. Die Dominanz wird aber entweder nicht wahrgenommen, oder sie stellt sich nicht dar, gleichgültig wie verzweifelt das Kind versucht, Kontakt aufzunehmenden. Dieser Unterschied in der jeweiligen Kommunikationsform führt dazu, dass das Bedürfnis nach Nähe mit negativen Beurteilungen der Situation, mit Kritik oder Streit verknüpft und auch später im Erwachsensein damit assoziiert wird. Ein solches Muster entsteht beispielsweise, wenn die Persönlichkeit in ihrer Entwicklung eine Zeit der kompletten Anpassung lebte.

Diese Anpassung wurde jedoch nicht belohnt, und der Selbstwert der Persönlichkeit, die Bestätigung im Außen sucht, wurde verletzt. Die daraus entstehende Trauer und Resignation konnte jedoch mangels eigener Kraft nicht relativiert werden. Der direkte emotionale Zugang zu anderen ist somit versperrt; klare, Nähe fördernde Kommunikation ist nicht möglich. Aus der Hilflosigkeit dieser Situation entsteht der Versuch, zumindest durch Streit oder Provokation Nähe und Bestätigung zu erhalten.

Nähe aushalten lernen

Eins der Kernprobleme des Themas Nähe ist die Harmoniesucht, zu finden in Sepia succus – der Sehsucht nach Harmonie, die den eigenen Vorstellungen entsprechen muss. Die Nähe zu den Menschen, von denen man diese Harmonie erwartete, sollte genau jene Form und jenen Ausdruck haben, den wir uns vorstellen.

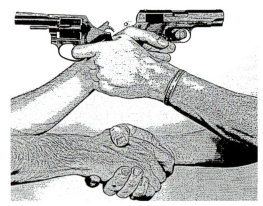

So gehört die Akzeptanz nicht nur im Streit, sondern auch in der Kernthematik der Streitsucht zu den wesentlichen Faktoren. Die Aufgabe besteht also darin, die Kommunikationsform anderer als Bereicherung für den eigenen Anteil anzunehmen, statt anderen die eigene Kommunikationsform aufzuzwingen.

Letztlich ist nicht die vermisste Nähe das Problem, sondern es sind die unterschiedlichen Vorstellungen von derselben.

Den Klassiker auf diesem Gebiet finden wir zweifellos in den Beziehungsfragen: Die streitsüchtige Frau und der stoische Ehemann, selbstverständlich in völliger Unwissenheit, was seine Frau überhaupt von ihm will, sind nicht nur ein literarisches, sondern sogar schon ein biblisches Thema.

Bei der Auflösung der Streitsucht hin zu einem entspannten Lebensgefühl sind die folgenden homöopathischen Arzneien hilfreich:

Cenchris contortrix	Sich in einer Gemeinschaft nicht integriert fühlen
Histaminum muriaticum	Überschießende Energie als Überlebenskonzept
Lycopodium clavatum	Der faule Kompromiss
Sepia succus	Sehnsucht nach Harmonie, die den eigenen Vorstellungen entsprechen muss

Aggression

In der Aggression begegnen uns eine massive, nicht mehr kontrollierbare Furcht vor Verletzungen der eigenen Interessen, Erfahrungen wie z. B. Trauer über die Misserfolge der eigenen Anpassung, Existenzangst in Zeiten knapper Ressourcen oder Verletzungen eigener emotionaler oder materieller Grenzen. Auch Aggressionen, die sich scheinbar als reine Angriffsakte darstellen, lassen sich auf diesen Hintergrund zurückführen. Grundlegende Basis der Aggression ist die Existenzsicherung.

Archaische Prägung im Wandel der Zeit

Dabei spielen die bereits besprochenen archaischen Prägungen eine große Rolle. Aggressives Verhalten ist in der heutigen Zeit ein generelles Problem. Während in der Vergangenheit traditionelle Muster eine erhebliche Rolle spielten, haben die geistigen Umstrukturierungen unserer Zeit diese Traditionen und ihre Arbeitsteilungen in einen Auflösungsprozess geführt. Der schwierige und interessante Prozess der Neuorientierung führt die Persönlichkeit gleichzeitig in neue Strukturprobleme. Traditionen bedeuten für uns schließlich nicht nur Zwang, sondern sie geben uns auch Halt. Fehlt das stützende Korsett der Tradition und ist Eigenstruktur (noch) nicht vorhanden, führen die Experimente einer neuen geistigen Strukturierung zu völlig neuen Verhaltensmustern. Dies impliziert auch eine Übertragung ehemaliger geschlechterspezifischer Muster. – Praktisch verständlich wird diese Übertragung durch die Statistiken zur Mädchengewalt an deutschen Schulen.

Kräfte fokussieren

Um fehlgeleitete Aggressionsenergien positiv nutzen zu können, ist es wesentlich, unser Verständnis von Aggression zu überarbeiten und zu verstehen, warum wir aggressiv reagieren. Dabei ist die Aggression in der Tat eine Reaktion und keine Aktion. Gelingt es uns, jene spezifische Thematik zu definieren, auf die wir mit aggressivem Verhalten reagieren, um sie aufzulösen, so haben wir die besten Möglichkeiten, die destruktive Aggressionsenergie in Tatkraft und Motivation zu verwandeln.

Belladonna	Aus gestauter, unterdrückter Lebenskraft wird Zorn
Glonoinum	Die Möglichkeit und der Wille zur Bewusstseinserweiterung fehlen
Magnesium carbonicum	Glaubt, die eigenen Bedürfnisse nur kriegerisch durchsetzen zu können

Autoaggression

Klerikale Früchte

Extreme Schocksituationen haben einen Menschen dazu gebracht, sich komplett anzupassen, seine eigenen Bedürfnisse, Wünsche und Vorstellungen möglichst zurückzuhalten und nicht zu zeigen. Nicht selten wurde dieser Schock durch die Dominanz einer Persönlichkeit in der Umgebung ausgelöst, oft sogar in Folge einer Bestrafung oder Züchtigung.

Die aus dieser Bestrafung natürlicherweise hervorgehende Aggression kann aber aufgrund einer klerikalen oder dominanten Vorbelastung – des Aggressionsverbotes – nicht gegen den Bestrafenden gerichtet werden. Sie wird daher gegen sich selbst gerichtet. Da die Angst vor dem Gegenüber, die Angst, unterlegen zu sein und wieder bestraft zu werden, Sicherheit und Schutz zu verlieren ist zu groß geworden. Da nun keine Aggression mehr möglich ist, kommt es zur Autoaggression, die sich z. B. in autoaggressiven Erkrankungen wie dem Morbus Hashimoto äußern.

Hohe Werte

Auf der Basis des Glaubenssatzes, einer emotionalen Zuwendung nicht würdig zu sein, die eigenen hohen Wertvorstellungen niemals erfüllen zu können sowie aufgrund der Unfähigkeit, von diesen Vorstellungen loszulassen, entstehen Selbsthass und Autoaggression. Der emotional extrem tiefe Selbsthass staut sich zu einer dermaßen starken, fast als körperlicher Schmerz empfundenen Energie auf, der häufig durch Selbstverletzung kompensiert wird.

Innen und außen ausgleichen

Selbstverletzende autoaggressive Verhaltensweisen wie das so genannte Cutten oder die Magersucht können nicht durch äußere oder innere Zwänge aufgelöst werden. Es besteht ein infiltrierter Zwang zur Selbstbeherrschung. Die Erwartungshaltung der Umgebung jedoch intensiviert die Selbstwertproblematik des Autoaggressiven, der nun umso mehr zu der Auffassung kommt, dass er „böse" und in allen Dingen unfähig ist. Diese scheinbare Unfähigkeit verstärkt den Selbsthass, der nun einen erneuten Ausgleich finden muss. Der enorme emotionale Stau und der seelische Schmerz wollen verarbeitet werden.

Die Intensität dieses seelischen Schmerzes wird transparent, wenn man sich vor Augen führt, dass Menschen, die sich selbst z. B. durch Schneiden verletzen, im Moment des Schneidens keinen körperlichen Schmerz empfinden – so intensiv ist die zuvor erlebte Schocksituation. Um aus dem emotionalen Stau nicht in diese Schocksituation zu fallen, ist es notwendig, die entsprechenden Gefühle verbal oder nonverbal auszudrücken. Wohl aus diesem Grund ist die gelebte Kreativität ein entscheidender Faktor in der Auflösung der Autoaggressionsthematik. So finden wir z. B. unter den so genannten Borderlinern einen überprozentual hohen Anteil an künstlerisch tätigen Menschen.

Auf Umwegen auflösen

Um die Ursachen von Autoaggression und autoaggressivem Verhalten aufzulösen, ist es wichtig, die zugrunde liegende Schocksituation zu bewältigen. Wird autoaggressives Verhalten aufgelöst über Infiltration, das Müssen und den Wunsch nach äußerer Anerkennung, führt der Entwicklungsweg aus der Autoaggression meist über eine enorme Trotzsituation. Die aufgestaute Energie richtet sich endlich nach außen, um die eigenen Wünsche auch gegen andere durchzusetzen. Ist die Trotzsituation überstanden, hat der Mensch seine eigenen Grenzen erweitert und eine gesunde Relation zu seiner Umwelt gefunden. Er hat den Mut entwickelt, auch Aggressionen nach außen zu lassen, und muss sie nicht mehr gegen sich selbst richten. Das Selbstwertgefühl erstarkt, und die emotionale Dynamik bewegt sich im freien Fluss zwischen innen und außen. Vorhandene Konflikte können nun an der Stelle gelöst werden, an der sie aufgetaucht sind.

Der Königsweg

Autoaggressives Verhalten kann auch über einen bewussten Prozess aufgelöst werden. Dazu ist es notwendig, Selbstwertgefühl aktiv aufzubauen, die eigenen hohen Werte zu relativieren und den eigenen emotionalen Schmerz nicht als Feind oder als Unfähigkeit, sondern als Bestandteil des Selbst zu betrachten. Zu diesem Bewusstwerdungsprozess gehört es auch, sich und anderen so genannte Fehler zuzugestehen und überhaupt Begriffe wie „Schuld" oder „Fehler" in Begriffe wie „Verantwortung" oder „Entscheidungen" umzudeuten.

Melilotus officinalis	Sich einer Autorität beugen, ohne es wahrzunehmen.
Sarracenia purpurea	In Schande sein, sich geschändet fühlen, nicht dazugehören.
Tarantula hispanica	In Überaktivität sich selbst vernichten.

Neid und Missgunst

Neid kann uns als bestimmendes Lebensgefühl auf zweierlei Weise begegnen: Einerseits können wir selbst Neid ausgesetzt sein, so dass wir uns in der Resonanz damit auseinandersetzen müssen. Andererseits können wir selbst Neid empfinden, auch wenn wir dies rational vielleicht gar nicht wollen.

Das Leben der anderen

Grundlage für empfundenen Neid ist eine negative Selbstbeurteilung mit dem Lebensgefühl, dass etwas Gewünschtes unerreichbar ist. Negative Selbstbeurteilung bringt Menschen häufig dazu, sich klein zu machen und auf Ansprüche zu verzichten. Das Sicherheits- und Abhängigkeitsbedürfnis solcher Menschen ist hoch, und sie haben das Gefühl, ihr Leben unbedingt mit anderen teilen zu müssen, um dieses Gefühl verspüren zu können. Gleichzeitig fühlen sie sich genau diesen anderen unterlegen. Dabei entwickeln sie den Glaubenssatz, dass ihre eigenen Ziele und Wünsche nicht zu erreichen sind, oder sie kreieren sich die entsprechenden Erfahrungen.

Gleichzeitig sind diese Ziele und Wünsche auf der materiellen Ebene oder der Ebene von Anerkennung und Position meist unreflektiert zu finden. Pathologisch wird die Situation, wenn selbst so genannte Kleinigkeiten, die in der materiellen Hierarchie vielleicht unwesentlich sein sollten, Neidanfälle erzeugen. Hierzu gehört z. B. eine zufällig größere Portion aus der Gulaschkanone des Feuerwehrfestes, die ein anderer erhält. Der Neid ist die Unfähigkeit zu gönnen. Er korrespondiert mit der Gier in einem, dramatisch formuliert, unheilvollen Duett. Das latente Gefühl, zu kurz zu kommen, behindert die Weiterentwicklung eines individuellen Lebenskonzeptes erheblich.

Zerrissen im Innern

Oft ist das Entstehen dieser Neidsituation auch mit dem Verlust des pränatalen Zwillings verbunden. Dieser hatte die Möglichkeit, in die geistige Welt zurückzukehren. Die in der Materie überlebende Persönlichkeit ist gezwungen, das irdische Jammertal allein zu bestreiten. Die daraus resultierende negative Lebenseinstellung liefert wiederum die Basis für den Neid auf alle, deren Leben nicht als „Jammertal" erscheint, die eine solche innere Haltung nicht nach außen tragen, die nicht verlassen worden sind. Diese Grundeinstellung, das „Sich als Versager fühlen" und die damit verbundenen scheinbaren Demütigungen stellen letztlich eine grundlegende Ablehnung des Lebens dar und münden in der Unfähigkeit zur kreativen Gestaltung des eigenen Lebens.

Neid aushalten …

Ein weiterer Aspekt der Neidthematik ist das wirkliche oder scheinbare „Ertragen" der Angst vor Neid. Der Volksmund sagt: „Mitleid bekommt man geschenkt, Neid muss man sich erarbeiten. " Anstatt aber Stolz auf die eigene Leistung, die eigene Kraft oder Besonderheit zu entwickeln, wird der Neid anderer als die Lebenslust einschränkend empfunden. Der Mensch befindet sich in einem emotionalen Zustand voller Unsicherheiten. Um diese Unsicherheiten zu dekorieren, wird ein Selbstschutzprogramm installiert. Damit die Frucht vor Bewertungen durch andere, die Angst davor, gemessen und nicht für gut befunden zu werden, nicht zutage tritt, wird anderen Neid unterstellt.

… und überwinden

Um den Neid zu überwinden, muss ein Weg gefunden werden, das Leben positiv anzunehmen. Oft mögen Schock- oder Leidsituationen und Verlassenheit das Leben zum Jammertal gemacht haben. Es gilt, dies zu überwinden, das Leben positiv, konstruktiv und freudvoll anzunehmen, mit Neugier und Interesse ins Leben zu gehen, es wirklich kennenlernen zu wollen und auch ein starkes Gefühl innerer Zufriedenheit zu entwickeln.

Lycopodium clavatum	Der faule Kompromiss
Natrium carbonicum	Kann nicht zusammen, kann nicht alleine
Staphisagria	Innere Bindung zu anderen abgeschnitten haben, isoliert sein

Depression

Auf den ersten Blick erscheinen Depressionen meist als reaktive Verhaltensmuster, als Antworten auf eine wie auch immer gestaltete soziale Situation, Kindheitstraumen oder verletzte kindliche Empathie. Häufig jedoch vernachlässigen diese Erklärungsmodelle den Eigenanteil, die Eigenverantwortung des Individuums ebenso wie die Möglichkeiten der „Emotionshoheit", der Entscheidungsfreiheit in Bezug auf die Gestaltung der emotionalen Reaktionen. Dabei spielen tradierte Denk- und Verhaltensmodelle sowie die unbewusste Übernahme von scheinbar wirkungsvollen, da „erfolgversprechenden" Verhaltensweisen aus der Umgebung eine nicht zu unterschätzende Rolle.

Das Lamento der mangelnder Anerkennung, welches häufig mit depressiven Phasen verbunden wird, erscheint als der ultimative, theatralische Ausdruck um die gewünschten Reaktionen der Umgebung einzufordern. In diesem Zusammenhang spielen die Fähigkeit und der Wille zu klarer Kommunikation eine erhebliche Rolle. Prinzipiell bilden die diversen psychosozialen Umstände vor allem die Basis, den Rahmen für den themengenauen Einsatz der speziellen Glaubenssätze und daraus resultierenden Verhaltensmuster des Einzelnen.

Unterdrückte Wut

Eine Basis der Depression sind aggressive Verhaltensweisen wie Zorn und Wut, die z. B. entstehen, wenn ein Mensch seinen eigenen Lebensimpuls unterdrückt und ihn nicht auslebt, wenn die eigene Persönlichkeit zwecks Anpassung vergewaltigt wird oder emotionale Verletzungen nicht verarbeitet werden. Aus Furcht, Traditionsgläubigkeit oder Anpassung gesteht sich der Mensch die entsprechenden machtvollen Reaktionen auf emotionale Verletzungen nicht zu.

Durch die weitere Unterdrückung dieses Potentials eskaliert die Missbrauchssituation. Trauer und Kummer über die eigene Unfähigkeit, sich zu wehren bzw. das gewünschte Ziel zu erreichen, führen letztlich in die Depression. Auf dem Weg dahin existieren viele Ablenkungsmanöver.

Starke körperliche Belastung, z. B. durch Sport oder Sexualität, kann eine Depression zunächst verhindern, da Energie abgebaut und die Aufstauung von Überenergie somit zunächst verhindert wird. Der gesamte innere Kampf wird vorerst in das Außen verlagert. Kann dieser Ausgleich nicht oder nicht mehr stattfinden, wird die Anspannung im Inneren so intensiv, dass der Kompromiss der Anpassung als mangelnder Selbstwert ins das Bewusstsein gelangt.

„Niemand liebt mich"

Auch Erfolg und Misserfolg sind wesentliche, durch Gruppenmaßstäbe bewertete Faktoren der Flucht in die Depression – unabhängig davon, dass Erfolglosigkeit durch den unterdrückten Energiefluss programmiert ist. Der Erfolgsglaube unserer Zeit, wenn man „alles richtig" mache, würde auch „alles gut", vergisst in seiner Reduzierung auf den Handlungszwang Faktoren wie den freien Fluss der Geschehnisse, die Wahrscheinlichkeit oder die Unterschiede in der Wahrnehmung der Wirklichkeit. Durch diese Reduzierung nehmen viele Menschen sich, ihr Potential bzw. ihre Leistungen nur aus der Sicht von anderen wahr. Sie selbst haben verlernt, sich als Ganzes in den Kontext ihrer Welt zu setzen. Ist die Resonanz anderer nun unbefriedigend, wird dies als enttäuschende Herabsetzung und Zurückweisung empfunden.

Ein anderer nicht zu unterschätzender Weg in die Depression findet sich auf der körperlichen Ebene, z. B. in den Allergien. Werden diese unterdrückt, so wird das Energiepotential der Allergien nicht freigesetzt. Die Anpassung und die Sehnsucht nach Sicherheit behalten die Überhand; die Eigenpersönlichkeit wird vernachlässigt und nicht entwickelt. Auch in Folge dieses körperlichen Unterdrückungsmechanismus kann leicht eine Depression eintreten.

Gefühle herauslocken

Um einem Menschen aus der Depression herauszuhelfen, ist es notwendig, ihn „in Dynamik zu bringen". Wut und Zorn wollen gelebt werden. Die Fähigkeit, diese Gefühle auszudrücken, muss wiedererlernt werden. Es muss die Bereitschaft entwickelt werden, aus der Passivität in die Aktivität zu gehen. Glaubenssätze wie „Ich darf nicht zornig sein.", „Ich darf mich nicht wehren.", „Ich darf nicht aktiv sein.", „Ich muss lieb sein." müssen überwunden werden.

Wird das erreicht, so wird die negative Wertung der Aggression aufgelöst. Dann kann bzw. wird die Depression leicht zu beheben sein. Die in der Depression kumulierte Lebensenergie kann nun in Lebensfreude umgewandelt werden.

Aurum metallicum	Fehlendes Selbstwertgefühl
Conium maculatum	Bezug zu den eigenen Grundbedürfnissen verloren haben
Sepia succus	Die Sehnsucht nach Harmonie, die den eigenen Vorstellungen entsprechen muss

Misstrauen

Auf der Basis von nicht verarbeiteten seelischen, teilweise karmischen Verletzungen hat die Persönlichkeit sich stark in ein Ordnungssystem eingefügt; sie fühlt sich dort geschützt und versorgt. Anderen Menschen wird ein hoher Wert beigemessen, der das Vertrauen in sich selbst zunichte macht.

Die Verletzungen sind entstanden durch wiederholte, noch nicht entwertete Ausgrenzungen, die sich im Bedürfnis nach Anerkennung innerhalb einer Gruppe äußern. Damit dieses Ordnungssystem erhalten bleibt, dürfen individuelle Ansprüche nicht oder nur bedingt geltend gemacht werden. Die eigenen Wünsche, das eigene Potential und die Kreativität werden nur soweit dargestellt, wie die Gruppendynamik es zulässt und akzeptiert. Die Individualität wird verborgen, angepasst und nicht weiterentwickelt.

Das Gestern im Heute erhalten?

Jede Entwicklung birgt die Gefahr, das System negativ zu verändern und somit den Schutz oder die Versorgung zu verlieren. Selbst Veränderungen, die von der Dynamik der Gruppe mitgetragen werden, sind oft schwer zu akzeptieren. Aus dem Erfahrungsglauben heraus vermutet der Misstrauische stets schon vor Beginn grundsätzlich einen negativen Ausgang. Aus diesem Anpassungsverhalten ist ein Konsensglaube entstanden, der unbedingt gelebt werden will. Nur durch diesen Konsens kann ein Weiterbestehen und Weiterfunktionieren der Gruppe gesichert werden. Jeder äußere Einfluss, der eine Gefahr für die Gruppe darstellen könnte, wird deshalb abwehrend und abwertend betrachtet.

Zurückblicken, um nach vorn schauen zu können

Um dem Misstrauen zu begegnen, ist es notwendig, den Erfahrungsglauben aufzulösen. Dazu müssen die Grundsituationen der Verletzungen aufgearbeitet werden. Es muss erkannt werden, warum der Mensch nicht bereits ist, negative Erlebnisse loszulassen, und warum er sein Leid behalten will.

Lachesis muta	Unterdrückte Individualität
Osmium metallicum	Fehlendes Einlassen, fehlendes Vertrauen, mit sich nicht im Einklang sein
Plumbum metallicum	Schauspielerei als Fluchtmittel
Sarracenia purpurea	In Schande sein, sich geschändet fühlen, nicht dazugehören

Hass und Selbsthass

Im Individualisierungsprozess konfrontiert sich der Mensch immer wieder mit anderen, um sich in der Resonanz mit dem Außen selbst zu erkennen, den eigenen Erfahrungsschatz zu erweitern, Facetten der eigenen Persönlichkeit aufzudecken, Gemeinsamkeiten und Unterschiede festzustellen und Akzeptanz und Toleranz zu lernen. Dabei fällt es leichter, an anderen Menschen die Gemeinsamkeiten sowohl zu entdecken als auch zu akzeptieren. Aus dem Glaubenssatz heraus, „Gemeinsamkeit macht stark" – einem Glaubenssatz, der Not dokumentiert und Zwänge nach sich zieht –, fällt es dagegen besonders schwer, Unterschiede zu akzeptieren – seien es verschiedene Auffassungen oder unterschiedliche körperliche bzw. emotionale Merkmale. So resultiert Hass zu allererst aus Mangel an Toleranz und aus Angst vor dem Anderssein.

Die Angst vor dem Anderssein

In einer durch existenzielle Themen polarisierten Welt muss diese Toleranz zwangsläufig fehlen. Nach außen gerichteter Hass und Ausgrenzung halten die homogenen Gruppen nicht nur zusammen und sichern so die Existenz ihrer Mitglieder, sondern sie verhindern gleichzeitig die Durchlässigkeit ihrer Grenzen. Damit gehen der Gruppe entscheidende Impulse verloren, und das interne Wertgefüge verselbständigt sich. Je mehr dieser interne Wertekanon jedoch vom gesellschaftlichen Kontext abweicht, desto stärker wird die Furcht vor Infiltration und vor der „Aufweichung" der Schutz gebenden Gruppe. Umso aufmerksamer, ja eifersüchtiger, intensiver und härter werden nun Abweichungen von den eigenen Ideen verfolgt. Radikale Gruppen aller Couleur sowie religiöser Fanatismus gelten als beste Beispiele dieses Mechanismus.

Dabei ist signifikant, dass der Verlust von scheinbar gewünschten prägenden, meist väterlichen, männlichen, rationalen Vorbildern eine erhebliche Rolle spielt. Das Verhalten der potentiellen Vorbilder, das nicht den eigenen Wertvorstellungen entspricht, wird nicht nur als Schande oder Zurückweisung empfunden, sondern vielmehr auch als Unsicherheitsfaktor bis hin zur Orientierungslosigkeit. Da jedoch Toleranz und Eigenorientierung fehlen, wird die Schuld für die jeweiligen Umstände im Außen gesucht.

Im Innern zerstört

Richtet sich der Hass als Selbsthass nach innen, auf die emotionale Seite, findet sich häufig eine Verletzung des mütterlichen, emotionalen Vorbildes. Die Enttäuschung darüber, dass der Wunsch nach Zugehörigkeit nicht Wirklichkeit wurde und stattdessen nur die Sehnsucht nach dieser Zugehörigkeit geblieben ist, führt der Weg über die Trauer und die mangelnde Selbstachtung in den Selbsthass.

In dieser Phase des Individualisierungsprozesses sind Selbstwertgefühl und Toleranz noch nicht stark genug ausgebildet, und es entsteht das Gefühl, man sei es anderen nicht wert, dass sie sich bemühen. Da aber Kritik an dem emotional verbundenen Gegenüber scheinbar nicht gelebt werden darf, geht dieses Kritikpotential in die Resonanz mit der eigenen Enttäuschung und Trauer. So wird die Kraft, die daraus resultiert, im Selbsthass verkapselt, anstatt sie für die Persönlichkeitsentwicklung positiv zu nutzen.

Zwei in Gemeinsamkeit und Unterschied

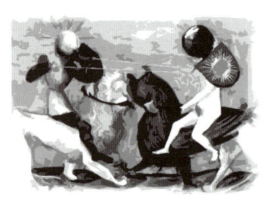

In der Paardynamik kommt es bei der Annäherung unterschiedlicher Menschen häufig dazu, dass die Sehnsucht verstärkt wird, der andere solle „genauso" sein wie man selbst. Oft Wird versucht, die Unterschiede durch Druck oder Manipulation auszugleichen, anstatt durch Toleranz einen gemeinsamen Lernprozess zu befruchten.

Dann intensiviert sich der scheinbare Überlebenskampf innerhalb des Paares. Verweigert sich einer der Partner diesem Prozess und will er sich nicht verändern müssen, erlebt der andere Partner dies unter Umständen als eigenes Versagen. Dadurch kann - zuerst unbewusst - Hass aktiviert werden.

Sehnsucht erfüllen

Dort, wo Hass und Rache als verstecktes Muster lange bestanden haben, ist die Persönlichkeitsentwicklung zu kurz gekommen. Selbstachtung und Toleranz sind auf der Strecke geblieben. Die Energien manifestierter Hassgefühle können über Selbstakzeptanz und die Umdeutung scheinbar negativer Erfahrungen in Entwicklungsimpulse umgewandelt werden. Damit lassen sich blockierende Grundthematiken und Sehnsüchte aufarbeiten.

Ammonium carbonicum	Fehlende Sicherheit durch die Zerstörung des väterlichen Vorbildes
Ammonium muriaticum	Enttäuschung durch das weibliche Prinzip, Ablehnung des Lebens durch die Zerstörung des mütterlichen Vorbildes
Fluoricum acidum	Die „Chemie" stimmt nicht, nicht leben und leben lassen können
Nitricum acidum	Hass- und Rachegelüste, die aber nicht formuliert werden

Rache

Rache in all ihren Erscheinungsformen, von der kleinen Genugtuung bis hin zu Gewalt und Vernichtung des bzw. der scheinbaren Kontrahenten, basiert grundsätzlich auf dem Gefühl, aus einem Kampf als Verlierer hervorgegangen zu sein. Dabei geht es häufig auch um die Verletzung von so genannten hohen oder moralischen Werten, die tatsächlich vorhanden sein können, zumindest aber vorgeschoben werden. Auch mangelnde Fairness im Außen, die sich z. B. darin ausdrückt, dass man sich in der Auffassung, abhängig zu sein und sich anlehnen zu müssen, manipuliert sieht, ohne sich wehren zu können, kann zu Rachegedanken führen. Das aus einer unklaren Kommunikation resultierende Ohnmachtsgefühl wird in einem Machtspiel mit dem Ziel kompensiert, doch letztendlich der Stärkere zu sein.

Auge um Auge, Zahn um Zahn

Ein Wandel der Bewertung der Ursprungsituation wird erst möglich, wenn die Rache scheinbar vollzogen ist. Dabei werden die Rache sowie die mit ihr verbundenen moralischen Themen vollständig zum Lebensinhalt, der alle anderen möglichen, eigenständigen Inhalte negativ kompensiert. Mit Rache verbundene Themen können beispielsweise eine verletzte Zugehörigkeit, Ehre oder Moralvorstellungen sowie zugefügter Schmerz sein.

Rachegedanken werden besonders intensiviert, wenn offene Aggression oder eine direkte Reaktion auf eine Verletzung aufgrund der Tradition oder des klerikalen Aggressionsverbotes nicht möglich sind.

Romeo und Julia

Neben solchen Kleinigkeiten wie zusammengebundenen Schnürsenkeln, vergifteten Zahnpastatuben und journalistischem Rufmord bietet uns die Literaturgeschichte mit Shakespeares „Romeo and Juliet" einen Klassiker der Eigendynamik des Rachegedankens. Ohne dass die Ursprungsthematik überhaupt noch bekannt war, hatte sich die Rache bis aufs Blut zum Lebensinhalt ganzer Generationen zweier Familien entwickelt, die sich infolgedessen in hohem Maße über die Abgrenzung voneinander definierten. So ersetzt die Rache letztlich auch hier andere, sinnvollere Inhalte, schafft einen zwingenden Identitätsfaktor und blockiert damit die individuellen Entwicklungsmöglichkeiten.

Energien umkehren

Um manifestierte, häufig im Ursprung nicht mehr definierbare Rachegedanken, die den Lebensinhalt bestimmen, aufzulösen und die entsprechenden Energien sinnvoll nutzen zu können, ist es notwendig, die Verletzung durch die Ursprungssituation zu entwerten. Alte Erfahrungen können – mit der entsprechenden Toleranz in einem höheren Zusammenhang betrachtet – entwertet werden, wenn die Bereitschaft besteht, sich auf neue Lebensinhalte einzulassen.

Agaricus muscarius	Sich als Verlierer fühlen
Anacardium orientale	Zwiespältigkeit, nicht wissen, nach wem oder was sich richten
Cuprum metallicum	Leibeigenschaft, Anlehnung aus Schwächegefühl.
Nitricum acidum	Hass- und Rachegelüste, die aber nicht formuliert werden

Materia Medica
ausgewählter homöopathischer Mittel

Aconitum napellus

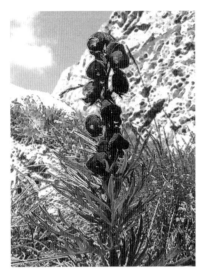

Aconitum napellus, der Blaue Eisenhut, neben Echter Eisenhut, Echter Sturmhut oder Fischerkappe auch mit weniger schmeichelhaften Namen wie Fuchswurzel, Giftheil, Kappenblume, Mönchskappe, Reiterkappe, Würgling oder Ziegentod bezeichnet, ist die giftigste Pflanze Europas. Besonders die Wurzeln sind sehr stark giftig. Die indigoblau blühende Pflanze kann bis zu 1,5 m groß werden und wächst bevorzugt auf kalkhaltigem Boden. Bereits das Berühren der Pflanze oder von Pflanzenteilen kann zu Hautentzündungen oder schweren Vergiftungen führen.

Die unter Naturschutz stehende Pflanze findet sich vor allem in Gebirgswäldern, an Bachufern, auf feuchten Wiesen und an schattigen Plätzen der Alpen und der Mittelgebirge Europas. Über die Jahrhunderte wurde Eisenhut vielfach – z.B. als Sud oder als Pfeilgift der Mauren – als Mordwerkzeug eingesetzt. In der griechischen Mythologie wird der Name Aconitum mit dem Geifer des Höllenhundes Kerberos in Verbindung gebracht. Nach der Sage entspross der Eisenhut am Hügel Akonitos in Pontos, als Kerberos von Herakles aus der Unterwelt geholt wurde. Der kalkhaltige Boden symbolisiert entsprechend der Bedeutung von Calcium Carbonicum die vom angstvollen Aconitum-Patienten benötigte Unterstützung durch andere. Das Vorkommen in Höhenlagen und die Feingliedrigkeit der Pflanze symbolisieren Empfindsamkeit, Feinfühligkeit.

Negatives Denken um des Selbstschutzes Willen.

Der andauernde Angstzustand hat dazu geführt, dass ganz „feine Antennen" ausgebildet wurden, vor lauter Erwartungsangst hört der Aconitum-Patient „die Flöhe husten" und „das Gras wachsen". Er grenzt sich von anderen ab. Kommt ihm jemand zu nahe, wird er aus Furcht giftig. Aconitum lähmt den Gegner. Durch die Vergiftung entstehende Symptome sind vor allem nervöse Erregungen, Herzrhythmusstörungen und Krämpfe, Lähmungen und Kreislaufprobleme, die ebenfalls bis zur Lähmung führen können. Die giftigen Wurzeln deuten darauf hin, dass sich der Aconitum-Patient von der Basis beginnend in negativer Schutzhaltung befindet. Er sieht das Leben von Grund auf negativ, hat wenig Vertrauen in andere und fühlt sich zu Unrecht angegriffen.

In der homöopathischen Form finden sich dementsprechende interessante Gemütssymptome:

- Prophezeiung, sagt die Todesstunde voraus,
- Beschwerden durch Schreck,
- Überempfindlich gegen Geräusche,
- Furcht vor dem Tod,
- Depression,
- Traurigkeit,
- Beschwerden mit Ärger nach Angst,
- Springt plötzlich aus dem Bett und flieht.
- Musik verschlechtert.
- Abneigung gegen Gesellschaft, Menschenscheu,
- Angst, die Straße zu überqueren,
- Angst in Menschenmengen

Fühlt sich leicht angegriffen, ist misstrauisch, aber auch sanft. Die eigene Stimmung kann sehr schnell umschlagen. Betrachten wir die Symptome in ihrer Gesamtheit, so zeigt sich ebenfalls ein Bild von großer Feinfühligkeit, das gleichzeitig offensichtlich von großer Angst, von Erwartungsängsten, vielleicht von einem unnatürlichen Tod in einem Vorleben, geprägt ist.

Auf der körperlichen Ebene ist Aconitum bekannt für

- plötzlich erscheinendes Fieber,

welches mit unbändiger, plötzlich erscheinender Wut zu übersetzen ist. Es symbolisiert einen Menschen, der sich und andere vollständig zu kontrollieren versucht und Aggressionen so direkt unterdrückt, dass scheinbar keine Vorzeichen sichtbar werden. Außerdem ist, ähnlich wie bei den direkten Vergiftungserscheinungen durch die Pflanze, das Herz betroffen. Herzerkrankungen symbolisieren, vornehmlich wegen des zu starken Kontrollbedürfnisses, die unterschiedlichsten Formen fehlender Eigenliebe bzw. die Unfähigkeit, für sich selbst zu handeln.

- Herzrhythmusstörungen
- Katarrhe oder
- Herzstiche

sind typische primäre Aconitum-Symptome.

155

Ebenso signifikant sind

- Harnverhaltung

die Unfähigkeit bzw. Unwilligkeit, Gefühle auszudrücken,

- Lähmungen,

das sich handlungsunfähig machen, sowie

- Entzündungen der Bronchien aber auch
- Entzündungen der Leber
- Rheumatische Symptome

Dies symbolisiert Zorn über die eigene Wehrlosigkeit im Streit mit anderen, den Zorn über den fehlenden eigenen Selbstwert bzw. das Gefühl des Gequältseins. Die ständige Erwartung von etwas Negativem macht unruhig und nervös.

Aconitum dient grundsätzlich dazu, bei beginnendem Unwohlsein, wieder Stabilität zu bewirken. Wenn ein Mensch sich in einem Konflikt befindet und kaum wagt, diesen Konflikt auszuagieren, dann entstehen Symptome, Angstsymptome, Erwartungsängste. Aconitum-Persönlichkeiten bilden bereits erlebtes Leid an ihrem Körper ab, weil sie glauben, dass ihnen in der kommenden Auseinandersetzung etwas Bekanntes widerfahren wird, vermutlich haben sie Gewalterlebnisse in ihrem Unbewussten gespeichert. Die Abbildung dieses Unbewussten, dieser „Schwelle der Angst", ist typisch für Aconitum. Erreicht man therapeutisch in der Erkrankung jene Phase, in der die Thematik gerade beginnt, sich am Körper abzubilden, so wirkt Aconitum so stärkend, dass ein angstfreies Herangehen an den Konflikt möglich ist. So wird es möglich, dass sich der negative Ausgang einer unangenehmen Situation nicht wiederholt.

Wenn Menschen grundsätzlich in Erwartungsangst leben, dabei ständig das Gefühl haben, es werde ihnen etwas Unangenehmes widerfahren, dann ist Aconitum angezeigt. Alles negativ Erfahrene wird wieder erwartet. Es herrscht ein starker Erfahrungsglaube. Die so fehlende Unbefangenheit zeigt uns einen „Schwarzdenker", der immer auf Negatives vorbereitet ist, um nicht plötzlich von belastenden Situationen überrascht zu werden. Diese Lebenssicht zieht sich hintergründig und nur selten deutlich sichtbar durch das gesamte Leben und beeinflusst die gesamte Verhaltensweise.

Actea spicata

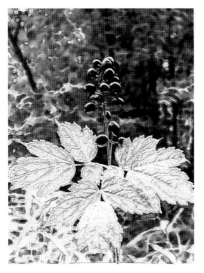

Actea spicata, der lateinische Name für das im Mittelalter als „Zauberkraut" und Pestmittel berühmte und nach dem Schutzheilungen Christopherus benannte Christophskraut, hat seinen Ursprung in der altgriechischen Sagenwelt. Heimlich beobachtete der Jäger Aktaeon die Göttin Artemis mit ihren Nymphen beim Baden. Zur Strafe verwandelte sie ihn in einen röhrenden Hirsch. Seinen Hunden gab sie ein Kraut zu fressen, das diese rasend machte. So wurde der verwandelte Jäger von seinen eigenen Hunden zerfleischt; das Kraut, welches Artemis verwendete, wurde fortan nach seinem Opfer Actaeon benannt.

Actea spicata gehört zu der Familie der Hahnenfußgewächse. Die Laubblätter haben einen unangenehmen Geruch. Die Pflanze bevorzugt schattige Standorte, benötigt feuchten und steinigen Boden und ist in Buchen- und Mischwäldern, häufig auch an Ufern von Gewässern anzutreffen. Dabei ist stehende Nässe der Pflanze nicht zuträglich. Die Pflanze soll für Vögel giftig sein und kann auch für kleine Kinder eine Gefahr darstellen. Dabei ist ihr wesentlicher Wirkstoff nicht gesichert identifiziert, vermutlich handelt es sich dabei um Aconitinsäure.

Deuten wir die Natur der Pflanze weiter, so sagt der intensive Geruch der Blätter, dass etwas Unangenehmes von einem Menschen, der sich in dieser Lebenssituation befindet, ausgeht, dass er durch „Stänkern" im Außen von sich selbst ablenken möchte. Die Pflanze liebt den Schatten, das heißt etwas nicht Offenes, etwas Verborgenes, Undurchschaubares bestimmt die Lebenssituation. Der feuchte, steinige aber nicht staunasse Boden deutet darauf hin, dass die Basis, der eigene Standpunkt hart, die eigenen Glaubenssätze starr und voller verborgener Emotionen sind. Solange diese Emotionen, symbolisiert vom fließenden Gewässer, abgeleitet werden können, ist Wachstum und Entwicklung noch möglich. Stauen sich aber die Emotionen, verkümmert die Pflanze.

Fürchtet sich vor dem eigenen seelischen Abgrund, kompensiert mit Schuldzuweisung.

Betrachten wir die homöopathischen Gemütssymptome von Actea spicata, so wird dieses Bild noch deutlicher. Wir finden dort

- Abscheu vor dem Leben, die durch Bewegung besser wird.

Nichtstun wirkt blockierend und erzeugt Furcht. Im

- Trotz vor dem Leben und der
- Furcht vor dem Alleinsein.

ist auch die Todesfurcht zu finden. Eine innere Unsicherheit zeigt sich in Symptomen wie

- Jammern,
- Lamentieren,
- Depression,
- Seufzen,
- Unbeständigkeit oder
- Unentschlossenheit,

die in dieser typischen Symptomatik die Angst vor Misserfolg, die Furcht, komplett zu versagen, darstellen. So ist auch das Symptom

- Verlangen nach Gesellschaft

leichter verständlich. Gleichzeitig entsteht

- Selbstüberhebung und
- Selbstüberschätzung, eine
- angeberische Selbstdarstellung

kommt zum Vorschein. Bei der Betrachtung der körperlichen Symptome, wie

- Magen-Darm-Beschwerden,

als Synonym dafür, dass etwas im Leben nicht verarbeitet werden konnte und das Thema Zugehörigkeit verletzt ist, und

- Hexenschuss,

welcher symbolisiert, dass jemand vor einer Situation „buckelt".

Die

- Trigeminusneuralgie

deutet auf den Schmerz hin, das eigene Gesicht nicht zeigen zu können oder zu wollen. Das

- Rheuma der kleinen Gelenke

steht für jene Verbindung zu anderen, die einen Menschen nicht handeln lassen, wenn Konflikte und Verletzungen ungeklärt sind. Rheumatische Schmerzen, die eine solche Leidenssituation anzeigen, sind besonders an Fuß- und Handgelenken, dem Übergang vom Wollen zum Handeln in Bezug auf die eigene Handlungsfähigkeit und den eigenen Lebensweg, zu beobachten.

Im gesamten Symptombild zeigt sich deutlich die Zwiespältigkeit eines Menschen in der Actea-spicata-Situation. Auf der einen Seite ist sein Geltungsbedürfnis stark ausgeprägt, andererseits empfindet er sich selbst als klein und schwach. Der Mensch akzeptiert sich selbst nicht wirklich, häufig deshalb, weil andere Menschen, z.B. die Eltern, ihn wirklich oder scheinbar nicht akzeptieren und z.B. bevormunden oder bevormundet haben.

Menschen die sich selbst negativ beurteilen, weisen häufig anderen Menschen bei der geringsten Gelegenheit die Schuld zu, um damit von dem eigenen Lebensgefühl des „nicht geachtet Seins" abzulenken oder um unbewusst Gerechtigkeit im Sinne von „Werde ich negativ beurteilt, dann bitte die anderen auch." walten zu lassen. Die Lebenssituation von Actea spicata ist insofern unangenehm, als sich die Persönlichkeit nach außen überdimensioniert darstellt, aber im Umfeld fast jeder spürt, dass in Wirklichkeit ein negatives Selbstbild vorhanden sind. Die eigenen Potentiale können nicht konstruktiv genutzt werden, weil sie ursprünglich von anderen negativ beurteilt wurden und diese negativen Beurteilungen übernommen wurden und sich so manifestiert haben.

Um diese Lebenssituation zu lösen, ist es wichtig, die eigenen „negativen Anteile" lächelnd anzunehmen, damit sich diese innerhalb der eigenen Bewertung verändern können.

Aethusa cynapium

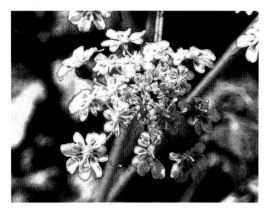

Die Hundspetersilie, Aethusa cynapium, ist eine einjährige, krautige Giftpflanze aus der Familie der Doldenblütler. Die zerriebenen Blätter verströmen einen Geruch der als widerlich, irgendwo zwischen Mäuseharn und Knoblauch, beschrieben wird. Ihre Gifte, das Aethusin sowie das Coniin, ähneln denen des Schierlings.

Sie verursachen Durchfall, Leibschmerzen und Krämpfe bis hin zur Atemlähmung. Die letale Dosis ist jedoch recht hoch, so dass Todesfälle heute eher nicht mehr vorkommen. Dies ist vor allem der Tatsache zu verdanken, dass zur Vermeidung von gefährlichen Verwechslungen der Gartenpetersilie mit der Hundspetersilie heutzutage fast ausschließlich die Krausblättrige Petersilie angebaut wird.

So ist das Hauptthema der Aethusa-Lebenssituation in der Abgrenzung von anderen, die sich im Aspekt „Geruch nach Knoblauch" verdeutlicht, sichtbar. Negative Erlebnisse und Übergriffe durch andere Menschen, die zu einem Bruch in der Persönlichkeitsentfaltung geführt haben können, bewirken, dass der Mensch in der Aethusa-Lebenssituation ein starkes Kontrollbedürfnis entwickelt hat. Andere Menschen, man selbst und die Lebenssituation müssen kontinuierlich kontrolliert werden.

Kontrolle verhindert die Persönlichkeitsentwicklung.

Diese zugrundeliegende Verletzung kann bereits in der ganz frühen Kindheit speziell durch die Mutter erfolgt sein. Ein Hinweis auf einen solchen Umstand wäre das Vorhandensein einer Milchallergie. Auch eine Narkose kann die Aethusa-Situation ausgelöst haben. Ein operativer Eingriff wurde unbewusst als Gewalt empfunden und hat Kontrollängste ausgelöst. Dafür spricht das Symptom

- Furcht beim Augenschließen,

welches symbolisiert, dass die unbewusste Todessehnsucht überhand nehmen könnte.

Das

- Gefühl, die Arme sind zu kurz.

deutet darauf hin, dass der Mensch glaubt, nicht für sich handeln zu dürfen oder zu können.

- Asthma während Koitus

wiederum stellt dar, dass die Verbindung mit einem anderen Menschen als Dominanzakt wahrgenommen wird. Diese andauernde Kontrolle ist extrem anstrengend, deswegen finden wir bei Aethusa

- große Schwäche und Erschöpfung,
- reichliches Erbrechen mit großem Elendsgefühl.

Dies kann sowohl die Reaktion auf eine Narkose sein, als auch das Gefühl, dass das „Leben zum Kotzen ist" und derjenige sich nicht wehren kann. Wenn, worauf die Milchallergie hinweist, bereits kein Vertrauen in der Mutter-Kind-Beziehung gegeben war, so könnte auch grundsätzlich das Vertrauen in andere Menschen erschüttert sein. Denn typisch für das Verhalten eines Menschen in der Aethusa-Lebenssituation ist die Aussage, dass man „Menschen nicht vertrauen" könne, Tiere jedoch immer „ehrlich" seien. Tiere zeigen ihre Gefühle direkt, während Menschen dies nicht tun, sondern ihre Gefühle durch Bewusstsein und aufgrund scheinbarer und wirklicher Notwendigkeiten und Gegebenheiten filtern. Mit dem Wissen um diese menschliche (Un-)Fähigkeit wird begründet, dass das Vertrauen in andere Menschen grundsätzlich erschüttert ist.

Um die Aethusa-Lebenssituation wirklich bewältigen zu können, ist es notwendig zu begreifen, dass jede Erfahrung, sei sie noch so schlimm, vom Menschen selbst gewählt wurde, auch wenn dies unbewusst geschah. Alles, jede Erfahrung, dient letztlich der inneren Erkenntnis und Entwicklung; Kontrolle jedoch verhindert eben diesen Entwicklungsprozess.

Agaricus muscarius

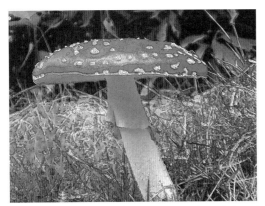

Agaricus muscarius, der Fliegenpilz, ein Pilz mit roter Huthaut und weißen Tupfen, wurde früher als Rauschmittel verwendet. Er enthält Halluzinogene und wirkt in geringen Dosen beruhigend. Die halluzinatorischen Eigenschaften waren in den vergangenen Jahrhunderten Bestandteil religiöser Riten vieler Völker.

Bei den Germanen, den Mayas und auch im alten Indien galten der Fliegenpilz bzw. seine Verwandten als heilige Pflanzen. Den speziellen Rauschwirkungen des Pilzes wurden auch hellseherische bzw. Wahrnehmungen mit Überschärfesehen, dem Symptom der Furcht vor dem, was noch nicht sichtbar ist oder dem Wunsch nach Erkennen des Unsichtbaren, zugeschrieben.

Manche Berauschte gewannen unter der intensiven Wirkung den Eindruck, sie seien gleichzeitig Mann und Frau. Hier finden wir die Sehnsucht nach der Ganzheit in der Verbindung von Yin und Yang. In der Geschichte existiert dazu die Figur des Hermaphrodit, einem Zwitterwesen, das der Liebe zwischen Hermes und Aphrodite entsprang.

Agaricus ist auch als Götterdroge "Soma" der griechischen Antike bekannt. Aus dem Schlaf, in den die so Berauschten verfallen, erwachen sie mit großer Mattigkeit, schwerem Kopf und aufgedunsenem Gesicht, Symptome, die symbolisieren, dass man sein wahres Gesicht und Gefühl nicht zeigen kann. Ob eine Fliegenpilzvarietät mehr dazu geeignet ist, Rausch- oder Vergiftungserscheinungen hervorzurufen, hängt vom regional unterschiedlichen Gehalt an Muscarin bzw. Muscaridin und anderen pharmakologisch wirkenden Substanzen ab.

Sich als Verlierer fühlen

Im homöopathischen Arzneimittelbild liegt der Schwerpunkt der Symptome auf den neurologischen Erkrankungen und im Zentralen Nervensystem.

Typische Symptome sind

* Unwillkürliche Nervenzuckungen
* Situation mit Vermehrung der Kraft
* Lach-, Sing-, und Redezwang.

Diese deuten darauf hin, dass wir einen Menschen vor uns haben, der von seinem wirklichen Lebensgefühl ablenkt. Das Gefühl, ein Verlierer zu sein und keine Chance zu haben, wird verdrängt und teilweise mit Lebhaftigkeit dekoriert, um das Leben erträglicher zu gestalten und die Umwelt in die Irre zu führen.

Verdrängte Konfliktsituationen, Traumata und Schocks sind die Hintergründe der Agaricus-Lebenssituation. Glaubenssätze wie „Den letzten beißen die Hunde". Lassen das Gefühl entstehen, andere würden hauptsächlich ihre Wut und ihre negativen Emotionen an diesem Menschen auslassen. Der Mensch fühlt sich allerdings nicht in der Lage sich mit diesen Themen auseinanderzusetzen, da Konflikte einfach nicht lösbar zu sein scheinen.

Die beste Variante, um damit leben zu können, erscheint in der Verdrängung. Die tiefe Resignation, die im Inneren vorhanden ist, lässt sich oft im Außen, von der Verhaltensweise in der albernen und teilweise geisteskrank erscheinenden Verhaltensweise, nicht erkennen. Der Mensch, der Agaricus benötigt,

* küsst jeden in seiner Umgebung,
* schmiedet Pläne oder
* trägt die eigenen Großtaten vor.

Dies sind aber alles nur Verhaltensweisen, um die eigene Hilflosigkeit, das Gefühl der Unfähigkeit und das nicht erfüllte Bedürfnis, dazu zu gehören, angenommen zu sein, zu vertuschen.

Agnus castus

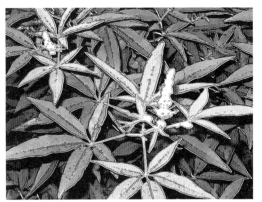

Agnus castus, der Mönchspfeffer, um-
gangssprachlich auch Keuschbaum genannt, kann bis zu vier Metern hoch werden und blüht violett, blau, rosa oder
weiß. Er bevorzugt feuchte Plätze, besonders Flussufer. Die Samen wurden als
Gewürz in den Klöstern verwendet, da sie
den Geschlechtstrieb abschwächen.

Auch die Herkunft des Namens *Agnus* (lat.) Lamm und *castus* (lat.) keusch verweist auf
diese historische Verwendung. Schon 1625 war im „Kreuterbuch des Matthiolus" zu finden, das *„Er nimmt die Begierde zum Venushandel und solches tut nicht allein der Samen,
sondern auch die Blätter und Blumen, nicht aber nur so man sie esset, sondern auch wenn
man sie im Bett verstreut."* Der Haupteinsatzbereich des Mönchspfeffers war also der, die
Sexualität, respektive die Potenz, zu unterdrücken. Sexualität und Potenz symbolisieren
jedoch die Kreativkräfte einen Menschen, seinen Willen und seine Fähigkeiten zu kreieren
im wahren, gestalterischen Sinne.

Verleugnen des eigenen Potentials.

Die Folgen dieser Verleugnung sind deutlich in den homöopathischen Gemütssymptomen
zu finden, die zeigen, dass der Wille, die Durchsetzung und die Lebenskraft stark unterdrückt sind.

- Gedächtnis- und Konzentrationsschwierigkeiten
- geistesabwesend
- Melancholie
- verachtet sich selbst
- melancholische niedergeschlagene, deprimierte, mutlose, besorgte, bedrückte Stimmung
- Mangel an Selbstvertrauen
- schweres Begreifen
- Geruchshalluzinationen

Auf der körperlichen Ebene zeigt Agnus castus sehr viele

- Kältesymptome im Genitalbereich, an den Knien, an diversen Körperteilen,

die als Frustsituationen zu begreifen sind. Deutliche Symptome, die auf Sturheit und scheinbare Unveränderlichkeit der Situation schließen lassen, wie

- Schwächezustände mit Zittern,
- Verzweiflung,
- Schuldigkeit.

- Neigung zu Verrenkungen,

symbolisieren, dass ein Mensch sich immer wieder verbiegt, um diverse Frustsituation nicht sichtbar werden zu lassen.

Interessant sind dann diverse

- entzündete, geschwollene, verhärtete Geschwüre,
- Geschwüre, die schlecht heilen, aber schmerzfrei

sind.

Diese symbolisieren, dass alte Verletzungen absolut nicht bewältigt sind. Die Lebenssituation von Agnus castus ist die eines Menschen, der sich aus lauter Schutzbedürfnis anderen Menschen oder ihm fremden Ritualen und Ordnungssystemen unterworfen hat, um versorgt sein. Dieser Schutz kann beispielsweise in einer klösterlichen Situation, aber auch im Elternhaus oder in einer Ehe gegeben sein. In einer Agnus-castus-Lebenssituation hat die Persönlichkeit sich selbst stark reduziert und kämpft gegen den eigenen (An-)Trieb, der sich sowohl als Lebens- als auch als Sexualtrieb ausdrücken kann, um die Darstellung seiner eigenen Interessen zu unterdrücken.

Da dies häufig nicht wirklich gelingt, werden kompensatorische, ausgleichende Aktivitäten gewählt. Dabei kann es sich beispielsweise um einen Hang zu so genannten sexuellen Perversitäten, z.B. zum Sadomasochismus, handeln, in denen sich das unterdrückte Potential dann ausdrückt und entlädt.

Aloe socotrina

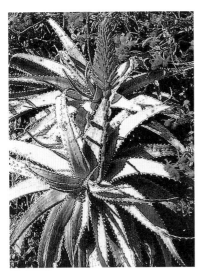

Die Aloe socotrina bzw. Aloe ferox, die Kap-Aloe hat ihre natürliche Verbreitung in Afrika, hauptsächlich in der Kapensis, den Winterregengebieten im südlichen Afrika, und den vor gelagerten Inseln. Sie bevorzugen einen warmen, hellen, mäßig feuchten Standort. Ihre Inhaltsstoffe gelten als das Immunsystem aktivierend und finden heute von der Nahrungsmittelindustrie über die Naturheilkunde bis hin zur Kosmetik eine breite Anwendung. Die Pflanze reagiert bereits auf kleinste Verletzungen, indem sie eine bernsteinfarbene, eine Lackschicht bildende Flüssigkeit aussendet und damit den verletzten Bereich bedeckt.

Obwohl die Pflanze durch ihre fleischigen Blätter und ihrer Stacheln erschreckend und wehrhaft wirkt, täuscht dieser erste Eindruck. So ist Aloe socotrina empfindsamer als sie erscheint. Wird sie vom Wind hin und her geworfen, treten relativ viele kleine Risse auf, die sie durch die austretende Flüssigkeit Qualen mildernd behandelt.

Schlimme Erlebnisse führen zu Lebensverweigerung.

In der Lebenssituation von Aloe hat die Verletzung des Menschen durch die Umgebung trotz Unterordnungen oder Anpassungen an andere nicht aufgehört. Eine typische Form einer solchen Verletzung ist eine verdrängte sexuelle Belästigung. Die schmerzhaften „Kleinigkeiten" haben mürbe gemacht. Die Aloe-socotrina-Persönlichkeit hat einen „dünne Haut". Auch in den homöopathischen Gemütssymptomen ist diese Verletzlichkeit zu erahnen. Wir finden dort

- Eigensinnigkeit,
- überempfindlich gegen Geräusche und
- Neigung zum Fluchen,
- Furcht vor Menschen,
- Furcht vor Männern,
- Furcht vor dem Tod.

Gemütssymptome, wie

- Aktivität wechselt mit Erschöpfung oder mit Faulheit
- Hass und Rache, wie auch
- Lebensüberdruss und
- Lebensmüdigkeit.

deuten auf den resignativen Aspekt hin. Auf der körperlichen Ebene sind

- Gastroenteritis, die Magen/Darminfektion,
- Treiben des Bauches,
- Blähungen,
- Bauchgeräusche, endend mit
- Durchfall, der nicht mehr gehalten werden kann bis zur
- Afterlähmung

typisch. Die Verdauung funktioniert nicht mehr. Die Persönlichkeit verweigert unbewusst, alles, was ihr zugemutet wird, bzw. was sie sich zumuten lässt, zu akzeptieren und kann letztlich den Ausdruck des Protestes nicht mehr unterbinden –aber auch nicht mehr steuern. Symbolisch stehen Verdauungs- und Stuhlprobleme für die nicht gelebten, nicht bearbeiteten Konflikte, die sich jetzt im Sinne von Kritikwunsch deutlich aufdrängen und nicht mehr zurückzuhalten sind.

Durch langes Schweigen ist diese Situation so ausgereizt, dass der innere Druck, endlich zu Wort zu kommen, Kritik zu üben, Belastendes auszudrücken, nicht mehr zurückzuhalten ist. Gleichzeitig existiert das Gefühl, dass es keinen Sinn ergibt, überhaupt etwas zu sagen. Der Mut sich auseinander zu setzen, sich der Situation zu stellen, die Situation zu verändern oder eventuell Konsequenzen aus einer unangenehmen Beziehung zu ziehen, wird so lange nicht aufgebracht, bis es zu einer Manifestation dieses Verhaltensmusters kommt. Die Lebensverweigerung scheint das einzige, was noch übrig bleibt, um die immer wieder kehrenden Erlebnisse und Verletzungen durchzuhalten.

Alumina

Aluminiumoxide finden in der Keramik, z.B. in Zündkerzen, Waschbecken, Hotelgeschirr, schusssicherer Bekleidung oder auch als Polier- und Schleifmittel, Verwendung. Außerdem wird es als feuerfestes Material in Ofenauskleidungen oder in Laborgeräten und zur Herstellung bruchsicherer Gläser, z.B. für Armbanduhren, eingesetzt. Eine Schutzschicht aus Aluminiumoxid, entweder durch Reaktion mit dem Sauerstoff der Luft entstanden oder mittels Elektrolyse aufgebracht, zeichnet sich durch extreme Härte und Korrosionsbeständigkeit aus.

In der Industrie steht das Aluminiumoxid als Synonym für Schutz, Härte und Abgrenzung. Dabei ist sein Erscheinungsbild matt, fast „tonlos". Genau diese Thematik finden wir die Menschen in einer Alumina-Situation. Sie sind distanziert und scheinbar positionslos, fühlen sich häufig als nicht angenommen geschweige denn integriert. Sie verbergen viele tatsächliche Eigenschaften, vor allen Dingen Emotionen und scheinbare Schwächen, oder Verletzungssituationen hinter einer unangreifbaren Maske der Unauffälligkeit.

Der eigene Standpunkt fehlt,
die eigene Position wird nicht eingefordert.

Alumina ist die typische Arznei für die so genannte „ungeliebte Schwiegertochter", einer Frau, deren Mann emotional noch von der eigenen Mutter „besetzt" ist. Beide streiten sich lautstark, oft aber auch nur wortlos um den besten Platz im Herzen des Mannes ein, der sich gewöhnlich durch Ignoranz einer Stellungnahme entzieht. Die Mutter fordert jedoch die älteren Rechte ein und die Schwiegertochter scheint im Begriff, zu verlieren.

In dieser Situation gleicht sie dem Aluminiumoxid: Hinter einer scheinbar harten Maske werden Emotionen auf das Äußerste unterdrückt und vom inneren Zusammenbruch bis zu Mordgedanken sind viele Reaktionen möglich. Diese Situation kann durchaus dazu führen, dass die Schwiegertochter beim Anblick eines Messers den plötzlichen Impuls verspürt, entweder sich oder eine andere Person umzubringen. Das Messer symbolisiert das Bedürfnis nach Trennung und Klärung der Situation.

Diese Klärung ist ein großes Thema in der Alumina-Situation. Gewöhnlich werden Emotionen zurückgehalten, was sich körperlich als

- massive Verstopfung

zeigt. Der Mastdarm ist untätig und selbst der weiche Stuhl kann schwer losgelassen werden. Hier wird die Unfähigkeit, anderen gegenüber Kritik zu üben, sie „zusammenzuscheißen" dargestellt.

Dass die Alumina-Lebenssituation voller seelischer Verletzungen, die unterdrückt und Emotionen, die nicht dargestellt werden, stecken kann, wird vor allem an diversen Symptomen sichtbar:

- Narben jucken, nichts verheilt
- Austrocknung

Symptome wie

- Unruhe der Füße vor allem im Liegen,
- Gesäß wird taub beim Sitzen und
- Gefühl, das Knie sei vergrößert

stellen eine Situation dar, aus der der Alumina-Patient liebsten einfach weglaufen möchte, in der er sich machtlos fühlt und nicht in der Lage zu sein scheint, zu agieren. Aufgrund fehlenden Bewusstseins oder einer zu großen Kompromissbereitschaft beugt er sich gegen seinen Willen einer unangenehmen Situation. Der Mensch in einer Alumina-Lebenssituation muss lernen, sich selbst und seine Position zu spüren und einzufordern und den eigenen Lebensimpuls ganz bewusst in der Realität umzusetzen.

Ammonium carbonicum

Ammoniumcarbonat, einer der drei Bestandteile des Hirschhornsalzes, bildet farblose, wasserlösliche, kubische Kristalle und zerfällt bei 58 °C vollständig in Ammoniak, Kohlendioxid und Wasser. Es weist eine geringe Dichte und eine ausgesprochen hohe Wasserlöslichkeit auf. Ammoniumcarbonat findet bei fotografischen Entwicklern, in der Färberei, in Löschgeräten und als Riechsalz seine Verwendung. Außerdem wird es als Backtreibmittel, als Lebensmittelzusatzstoff E503i, eingesetzt.

Das Hirschhornsalz, das zu etwa einem Drittel aus Ammoniumcarbonat besteht, wurde früher durch trockene Destillation aus Hirschgeweihen gewonnen. Das Hirschgeweih symbolisiert die Krone der Männlichkeit. Der stärkste Hirsch besitzt auch das größte Geweih. Hirsche werfen Ihre Geweihe jedes Jahr nach Ende der Paarungszeit ab und bilden es anschließend, als Zeichen des Beginnes eines neuen Lebenszyklus, neu. Das scheinbar aus Schwäche abgeworfenen Geweih ist also keineswegs das Symbol eines verlorenen männlichen Stolzes, sondern vielmehr ein Signal für die, in diesem Fall väterliche, Individualisierung und zyklische Weiterentwicklung.

Fehlende Sicherheit
durch die Zerstörung des väterlichen Vorbildes.

In der traditionellen Rollenverteilung jedoch ist der Vater, gleich ob bei Jungen oder Mädchen, nicht nur „der Größte", seine natürliche Position ist die gleich hinter, manchmal auch noch vor dem „lieben Gott". In der Kindheit ist er eine „feste Größe". Aufgrund dessen geht die Individualisierung der Vaterfigur nicht mit den kindlichen Erwartungen konform. Ammonium carbonicum steht auch in Bezug zu den „männlichen", den rationalen, martialischen Aspekten innerhalb der weiblichen Persönlichkeit.

Da die eigene Stabilität noch nicht ausreichend entwickelt ist, wird das Fortbestehen des gewohnten und gewünschten Vorbildes „eingeklagt". Verweigert dieses die entsprechenden Antworten, wird das Vorbild des Vaters bzw. werden männliche, rationale Verhaltensaspekte als Ganzes angezweifelt. Dadurch verlieren männliche Stärke und Stabilität ebenfalls an ihrer Vorbildfunktion und die Stabilität im Leben kann zusammenbrechen. Ausdruck hierfür ist die Ammonium-carbonicum-Lebenssituation.

Die gewohnten väterlichen, männlich-rationalen Wertmaßstäbe sind zerfallen und die eigene individuelle Persönlichkeit ist noch nicht so stark entwickelt, dass sie ein Gegengewicht oder eine Alternative zur bisherigen väterlichen Stabilität bieten kann. Es entsteht eine große Unsicherheit, Orientierungslosigkeit und Feigheit, da derjenige, der nun über den Zusammenbruch des väterlichen Vorbildes erschüttert ist, sich selbst immer noch mit diesem bisher noch intakten Vorbild identifiziert hat.

Entsprechende Symptome, die dafür sprechen, dass das männliche Vorbild quasi „vom Sockel gefallen" ist, sind unter anderem

- Furcht, dass sich ein Unglück ereignen könnte,
- Abscheu vor dem Leben,
- Angst und Schreckhaftigkeit,
- Ernsthaftigkeit,
- entmutigt beim Gehen,
- Neigung zum Fluchen,
- Abneigung gegen Frauen,
- das Gefühl, das einem sowieso nichts gelingt,
- hasserfüllt sein,
- Reizbarkeit,
- Selbstmordneigung,
- Tadelsucht,
- Zaghaftigkeit.

Just in dem Augenblick des Zusammenbruchs geht jede Stabilität der aktiven Handlungsweise im Außen verloren. Der Mensch glaubt, unfähig zu sein und kreiert in dieser Denk- und Glaubensweise Misserfolge.

In diesem Augenblick ist es wichtig, sich der bisherige Identifikation mit dem Vater bewusst zu werden, den Vater selbst als normalen Menschen zu akzeptieren und das Gefühl zu sich selbst und die eigene innere Stärke, die ja tatsächlich vorhanden sind, wahrzunehmen und auszubauen.

Die Ammonium-carbonicum-Lebenssituation ist sicherlich aufgrund des archisch-traditionellen Bezuges eine der härtesten Konfliktsituationen, die bewältigt werden müssen. Es ist unendlich wichtig, den Vater als bewusst oder unbewusst „idealisiertes Idol" aufzugeben, damit die Eigenpersönlichkeit und die eigene individuelle Stärke und Persönlichkeitsanlage überhaupt entfaltet werden kann.

In diesem Wandlungsprozess entstehen Symptome wie

- kalte Füße beim Reden
- Zahnschmerzen nach dem Essen von Süßen

die einem frustrierten Standpunkt und der Erkenntnis dass Liebesersatz keine Lösung ist, entsprechen, und man sich „durchbeißen" muss. Das Symptom

- Atemnot im warmen Zimmer, wird totenblass und muss sich ruhig verhalten,

zeigt, dass ein Kommunikationsproblem so bedrohlich wirkt, dass es nicht mehr ausgehalten werden kann.

Viele dieser Symptome deuten auf einen Transformationsprozess hin, der aus der Identifikation mit dem traditionellen Männlichen heraus, hin zur individuellen Stärke führt.

Ammonium muriaticum

Ammoniumchlorid oder Salmiak ist das Ammoniumsalz der Salzsäure. Ammoniak wird in Färbereien und Gerbereien eingesetzt. Es findet Anwendung beim Verzinnen, Verzinken und Löten sowie als Elektrolyt in Batterien. In der Medizin ist es als Expektorans, bronchialen Auswurf fördernd, bekannt und ist im Salmiak-Lakritz vorhanden. Salmiak bringt "Glanz in jede Hütte", es entfernt Flecken und lässt Stumpfes glänzen. Salmiak „funktioniert" sozusagen ganz ausgezeichnet: es beschönigt und verdeckt, es fördert Prozesse, die sonst nicht stattfinden würden, es reinigt und lässt glänzen. Es ist „umtriebig" und stets für andere in Bewegung. Es ist sozusagen unersetzlich und allmächtig, fast so wie die idealisierte Mutter-Persönlichkeit. Für viele Menschen ist fast undenkbar, sich gleichberechtigt neben jene Mutterfigur, die das Leben geschenkt hat, zu stellen

Bröckelt dann die glänzende Fassade der idealisierten Mutter, möglicherweise, weil diese im eigenen Individualisierungsprozess begriffen ist, und sind Toleranz und eigene Stabilität noch nicht so weit entwickelt, dass eigene Inhalte angenommen werden können, gerät die Vorbildfunktion der Mutter ins Wanken. Die Ammonium-muriaticum-Lebenssituation ist nun ebenfalls eine sehr tiefgehende, da die Identifikation mit der Mutter aus Mangel an Toleranz an den eigenen Erwartungen zerbrochen ist.

Enttäuschung durch das weibliche Prinzip,
Ablehnung des Lebens
durch die Zerstörung des mütterlichen Vorbildes.

Der Zusammenbruch der Idealvorstellung des Mutterbildes zieht als Kompensation die Hinwendung zu Spiritualität und Esoterik nach sich. Es entsteht eine Form der spirituellen Hinwendung, die oft wenig Bezug zur Realität hat. Der Zusammenbruch des mütterlichen Idealbildes verletzt möglicherweise das Urvertrauen in Mutter Erde. Es entsteht das Gefühl des Nichtangenommenseins, sprichwörtlich wird einem der Boden unter den Füßen weggerissen.

Dies zeigt sich im Symptom

- Körper groß und sogar fett, aber Beine zu dünn.

Man glaubt, wichtig zu sein und Individualität zu leben, die eigene Stabilität ist aber nicht ausreichend entwickelt.

Es entsteht der

- Traum, dass er geköpft wird,

welcher bedeutet, dass Verstand und Gefühl voneinander getrennt sind.

Ein

- Kältegefühl im Rücken in Höhe der Schulterblätter

deutet darauf hin, dass die Leichtigkeit des Seins blockiert ist. Die Schulterblätter sind nun einmal unsere „versteinerten Engelsflügel", die sich unter der scheinbaren „Last der Verantwortung" verknöchert und umgewandelt haben.

Wenn das Idealbild der Mutter aus Mangel an Toleranz und weil der Mensch von tradierten Verhaltensmustern nicht lassen kann, verletzt ist, besteht nun nur noch die Möglichkeit, den schwierigen Weg zu gehen, eine „Alternative zur Mutter" in sich selbst aufzubauen und das eigene kreative Potential aus sich selbst heraus zu entwickeln. So bietet sich hier einerseits die Chance zur Entfaltung und zur Veränderung in der Persönlichkeitsentwicklung, andererseits besteht aber auch die Gefahr, in der Abhängigkeit von der Mutter zu verbleiben und dieser aus Trotz, Intoleranz und Bequemlichkeit ein Leben lang nicht zu entwachsen. Dieser Ablösungsprozess scheint das Schwierigste im Leben zu sein.

Die Ammonium-muriaticum-Lebenssituation ist eine große Herausforderung, aber auch eine große Chance, innere Stabilität und Selbstsicherheit zu entwickeln. Erst die eigene Stärke lässt die Kreativitätskraft fließen, die eine wichtige Basis für die Erfüllung der Lebenslust ist.

Ampelopsis quinquefolia

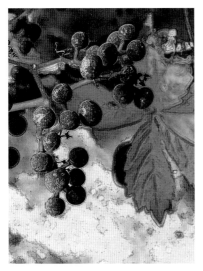

Ampelopsis quinquefolia oder Parthenocissus quin-quefolia, auch Selbstkletternde Jungfernrebe oder Wilder Wein, ist eine hoch wachsende Pflanze die an Häuserfassaden und hohen Zäunen zu finden ist. Im Herbst wird die sonst grüne Pflanze karminrot. Sie bevorzugt nicht zu feuchten Boden. Der Verzehr ih-rer für den Menschen ungenießbaren, erbensgro-ßen, schwarz-blauen Beeren erzeugt vorübergehen-de Taubheitsgefühle in Mund und Rachen. Die Selbstkletternde Jungfernrebe besitzt Haftscheiben und ist so in der Lage, auch ohne Rankhilfe zu klet-tern.

Ampelopsis sucht die Anlehnung und Anbindung, ist jedoch auch ohne Hilfe aus sich selbst heraus in der Lage zu wachsen und sich zu entwickeln. Der Mensch in der Ampelopsis-Lebenssituation möchte, aus erfahrener Abweisung und Enttäuschung resultierend, Emotionen dosieren und zeigt sich als typischer „Spätblüher", der seine vollen Fähigkeiten erst mit gewachsener Sicherheit in späteren Reifesituationen darstellen kann und will, dabei aber dennoch anscheinend gefühllos, "sprichwörtlich" taub und spröde wirkt. Ampelopsis als Kletterpflanze, die unterstützt werden muss, steht analog für die Persön-lichkeit, die äußere Stabilität benötigt, um existieren zu können

---

Der Kampf ums Überleben
oder die unerwünschte, abgewiesene Seele.

Die Basis der Lebenssituation von Ampelopsis sind unterdrückte Gefühle, resultierend aus einer frühkindlichen, pränatalen oder karmischen Prägung des Unerwünscht seins. Häufig handelt es sich um eine vorangegangene Abtreibung, einen Abtreibungsversuch oder die unbewusste Ablehnung der Eltern oder eines Elternteils gegenüber dem Kind, ohne die Abtreibung als letzte Konsequenz, zu nutzen. Mit Ampelopsis werden die tiefe Urangst der unerwünschten Seele, der schmerzvolle Kampf um das "ins Leben dürfen" und die Über-windung, sich diesem Kampf zu stellen, sichtbar. Die Ablehnung des Lebens, die fehlende Lebenslust, wird über den Trotz, der aus der vermeintlichen Ablehnung durch die Umge-bung resultiert, geheilt.

In der Homöopathie zeigt Ampelopsis folgende Gemütssymptome:

- Fehlende Zugehörigkeit,
- Neid,
- Eifersucht,
- Trauer,
- Depression,
- Gefühl der Verlassenheit und
- Verlassensangst.

Auf der körperlichen Ebene finden wir die

- Wassersucht,

Emotionen werden gebunden und bleiben unter der Oberfläche, Symptome wie

- Kollapsneigung,
- Nierenerkrankungen,
- Schwierigkeit mit dem Harnleiter,
- komatöser Schlaf und
- chronische Katarrhe.

weisen allesamt darauf hin, dass das Gefühl der fehlenden Zugehörigkeit bearbeitet werden soll. In Arzneimittelprüfungen zeigen sich vornehmlich
- Nackensymptome, z.B.
- Kältegefühle bis in die Schulterblätter,

den „Wurzeln der Engelsflügel", als Symbole für Erwartungen bzw. Erwartungsängste und die fehlende Leichtigkeit. Diese Ängste sind teilweise verbunden einem körperlichen Ausdruck wie

- Embryonalhaltung,

sich ducken, sich verstecken wollen. Ampelopsis ist das Trainingscamp des Selbst-Seins, der Ablösung von karmischen oder pränatalen Mustern und Bewertungen und der Überwindung von Ängsten. Die Aufgabe eines Menschen, der sich in einer Ampelopsis-Situation befindet, ist es, Durchsetzung zu lernen, die versteckt-geduckte Opferhaltung und das Gefühl der fehlenden Anerkennung und Zugehörigkeit zu überwinden und, als tieferer Sinn von Ampelopsis, Selbstbewusstsein und Selbstachtung zu trainieren. Parallel zur Entwicklung der Selbstachtung stabilisiert sich die Achtung vor dem Leben, die Lebenslust.

Anacardium orientale

Anacardium orientale, der Ostindische Elefantenlausbaum, auch Ostindischer Tintenbaum, Ostindische Herzfrucht oder Marktfruchtbaum, ist ein Laubbaum der gewöhnlich zehn, aber auch bis zu dreizehn Meter Höhe erreichen kann. Aus ihm kann man eine „Tinte" gewinnen, die zur Herstellung von Stempelfarbe oder auch zum Kennzeichnen von Wäsche verwendet wurde. Diese aus dem Öl der Frucht gewonnene Tinte wird in Indien außerdem zur Termitenabwehr genutzt. Es befindet sich zwischen der harten, giftigen Fruchtschale und dem Nusskern. Der Kontakt mit dem ätzenden Öl kann Ausschläge verursachen, die an Verbrennungen 2. Grades erinnern.

In der Volksmedizin diente der scharfe, ätzende Saft der Früchte außerdem dem Wegbeizen von Muttermalen und Warzen, die Früchte selbst als Amulette zum Ableiten von Zahnschmerzen oder bei Rosea.

Zwiespältigkeit, nicht wissen nach wem oder was sich richten

In der Homöopathie wird Anacardium orientale bei der

- Magenschleimhautentzündung

eingesetzt, die symbolisiert, dass ein Mensch sich nicht angenommen und zu Hause fühlt. Bei

- Hämorrhoiden,

die bedeuten, dass ein Mensch an Gewohnheiten und Familientraditionen festhält, um dazuzugehören und damit auf Kritik verzichtet. Ferner ist Anacardium die Arznei für ein

- Pflockgefühl im After.

Dies symbolisiert eine kritische Situation, die sich zusammengeballt hat, die aber von demjenigen nicht verbalisiert wird.

Wesentliche Anwendungen von Anacardium in der Homöopathie sind allerdings die psychischen Themen. Hierbei handelt es sich um die

- Depression,

die gestaute Lebensenergie, vor allen Dingen die

- Unentschlossenheit.

Anacardium orientale gilt als die Arznei für Unentschlossenheit, besser gesagt für den Widerspruch. Hat ein Mensch sich für eine Sache entschieden, so stellt er dies dennoch wieder in Frage und entscheidet sich für die andere Seite. Dies geht jeweils hin und her, so dass keine wirkliche Entscheidung und kein Handeln erfolgt. Andere Gemütszustände sind

- eigensinnig,
- gefühllos Anderen gegenüber,
- Hass,
- mutwillig boshaft und
- widerspenstig.

In der Anacardium-orientale-Lebenssituation steht ein Mensch genau zwischen dem, was er selbst möchte und dem, was seine Umwelt von ihm erwartet. Er ist stark polarisiert, weil er sich auf Grund seiner Persönlichkeitsentwicklung zwar durchaus selbst spürt, aber nicht den Mut hat, sich gegen das Außen, gegen die Anforderung der Umgebung durchzusetzen. So ist er einerseits wie gelähmt, auf der anderen Seite aber ärgerlich, weil er glaubt sich nicht bewegen, sich nicht entscheiden zu können und sein Eigenes vernachlässigen zu müssen.

Beide Kräfte, die Dominanz von Außen und die Selbstbestimmung stehen, im exakten Gleichgewicht zueinander. Durch diesen Interessenkonflikt in seinem Inneren ist der Anacardium-Patient statisch, wie gelähmt, Er erlebt sich doppelt. Dies ist u. a. daraus abzuleiten, dass ein bestimmtes Bild von ihm durch die Außenwelt vermittelt wurde. Über das Anacardium in der homöopathischen Form ist die Entwicklung in Richtung Selbstbestimmung zu aktivieren. Anacardium steht für den Wendepunkt der Persönlichkeitsentwicklung. Die Unterwerfung soll nun ein Ende finden und der Impuls der Selbstbestimmung wird weiterentwickelt.

Apis mellifica

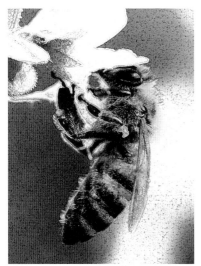

Apis mellifica, die Westliche früher auch Europäische Honigbiene ist für ihren Fleiß sprichwörtlich bekannt. Jeder Bienenstaat ist bestens durchorganisiert, voller Funktionalität, ein Ausbrechen eines einzelnen Tieres scheint es nicht zu geben. Alles ist auf den Lebenserhalthalt der Bienenkönigin, die wiederum das Weiterbestehen des Bienenstaates sichert, ausgerichtet. Nur die weiblichen Bienen haben Stachel, da sich dieser entwicklungsgeschichtlich aus dem Ei-Legeapparat der einfachen Biene gebildet hat. Der Stachel ist mit Widerhaken ausgestattet.

Bleibt dieser in der elastischen Haut des meist menschlichen Gegners stecken, stirbt die Biene. Die stachellose männliche Biene, die Drohne sammelt ebenso wie die Königin keinen Honig, ihre einzige Aufgabe ist es, die, bereits in der Hieroglyphenschrift der Pharaonen als Machtsymbol verewigte, Bienenkönigin zu befruchten.

In einem Bienenstaat finden wir ein typisch matriarchalischen System vor uns, alles ist auf das Fortbestehen des Volkes, die Fortpflanzung ausgerichtet. Funktionieren ist oberstes Gebot, das Individuelle hat keinen Platz. Übertragen wir diese Symbolik auf eine menschliche Lebenssituation, erkennen wir die Apis-Lebenssituation als geprägt von Pflichterfüllung und scheinbarem Funktionieren müssen.

Pflichterfüllung, funktionieren müssen ohne Aggression.

Dabei geht es immer um ein bestimmtes Thema, welches erfüllt werden muss, z. B. die „Aufzucht" von vielen Kindern, das Erfüllen einer speziellen Aufgabe usw.

Das Funktionieren müssen wird über den Ausdruck der Persönlichkeit, wie wir ihn beispielsweise in der Aggression finden, gestellt, da der Kampf für eine Biene ein Existenz gefährdendes, tödliches Risiko darstellt. Die Gemeinschaft hat in dieser Sicht stets einen höheren Stellenwert als die Individualität.

Apis ist wesentlich bei

- Angina und
- Schwellungen entzündlicher Art, deren Oberflächen meistens glänzen,

Symptome, die den sprichwörtlich „dicken Hals", den Unwillen, die bestehenden Zustände weiter zu akzeptieren, aber auch die Unfähigkeit oder Unwilligkeit, dem Ausdruck zu verleihen, und die damit verbunden unterdrückten, verborgenen Emotionen ausdrücken. Weiterhin findet Apis seine Anwendung bei der

- Blasenentzündung.

Auch hier werden aggressive Emotionen zurückgehalten, Funktionieren und Pflichterfüllung stehen an erster Stelle. Die Apis-Lebenssituation zeichnet sich aus durch starke Disziplin, die Entwicklung des Eigenen wird unterdrückt. Auch die

- Hirnhautentzündung

ist typisch für Apis, der Zorn darüber, dass es nicht erlaubt ist, zu zeigen was man denkt. In der Gemütssituation finden wir

- Apathie,
- Todesahnung,
- Weinen, aber auch
- Eifersucht und
- Schreien.

Der Druck, funktionieren zu müssen, die Pflicht zu erfüllen wird unerträglich. Daraus entstehen Ablehnung und Todessehnsucht.

Das Gefühl, immer

- fleißig sein zu müssen

ist ebenfalls ein typisches Element von Apis, das nur aufgelöst werden kann, wenn die Persönlichkeit lernt, Bedeutung in der Gemeinschaft nicht nur als nützliche Pflicht sondern als individuellen Beitrag anzuerkennen. Apistypische, mit der Thematik der Existenzangst verbundene Glaubenssätze wie „Nur wer fleißig ist, ist etwas wert." müssen zugunsten eines positiven Verständnisses der eigenen Beteiligung an der Gemeinschaft aufgelöst werden.

Aqua Gettysburg

Aus der Nähe der amerikanischen Kleinstadt Gettysburg im Süden von Pennsylvania stammt das Aqua Gettysburg, das aus dem Salz einer Mineralquelle als homöopathische Arznei hergestellt wurde. Die Stadt Gettysburg ist bekannt aus der so genannten Schlacht von Gettysburg im amerikanischen Bürgerkrieg. Im Juli 1863 wurde Gettysburg zum Standort der entscheidenden Schlacht im amerikanischen Bürgerkrieg. Sie gilt als eine der blutigsten Schlachten überhaupt und war der entscheidende Wendepunkt im amerikanischen Bürgerkrieg.

Interessanterweise sind die Hauptbestandteile von Aqua Gettysburg Magnesiumsulfat und Lithium. Die Magnesiumgruppe symbolisiert Kriegszustände und Lithium symbolisiert schockartige Zustände die offensichtlich eine Trennung von Körper und Geist bewirken und damit die sinnliche Wahrnehmung verändern.

Kein Nein, um andere zu schonen,
um andere nicht zu verletzen.

In der Homöopathie gilt Aqua Gettysburg als Arzneimittel für

- Knochenerkrankungen,

als Symbol für alle Störungen, die Stabilität eines Menschen betreffen,

- Hüftleiden,

die den fehlenden inneren Ausgleich der Eltersituation eines Patienten betreffen und ihm zu wenig Stabilität geben für sein eigenes Leben und für

- Geschwüre,

die schwellende Wut und Zorn bedeuten. Die Lebenssituation eines Menschen der Aqua Gettysburg benötigt, ist große innere Unzufriedenheit, die bis zur Resignation gehen kann, da derjenige nicht wagt, die eigenen Vorstellungen und Meinungen Kund zu tun oder gar durchzusetzen.

Die Situation lässt sich an einem Symptom erkennen,

- Schmerzen in der Hand beim Anfassen eines Gegenstandes.

Dies bedeutet, dass das was angefasst, getan wird nicht unbedingt dem entspricht was innerem Frieden und dem inneren Ja folgt. Ebenso „Ohnmacht beim Gehen", geht seinen Weg und fühlt sich ohnmächtig dabei.

Da es sich bei diesen kriegerischen Zuständen oft um Partnerschaften, um Mann/Frau-Beziehungen handelt, finden wir im Arzneimittelbild von Aqua Gettysburg auch die

- sexuelle Abneigung oder
- fehlendes sexuelles Verlangen.

Ist die innere Entscheidung eines Menschen nicht kongruent mit seiner Handlung, wird es immer Krieg in diesem Menschen selbst und damit auch Krieg im Außen geben.

Der heilende Aspekt von Aqua Gettysburg ist lösungsorientiert und kann mit „Lieber ein Schrecken mit Ende, als eine Schrecken ohne Ende" beschrieben werden. Bleibt derjenige in einer unbefriedigenden Situation, so ist dies mit einem ewigen Leidenszustand gleichzusetzen, der sich beispielsweise in

- Rheuma

Darstellt. Auch dabei kann Aqua Gettysburg gute Dienste tun. In der Anwendung dieses homöopathischen Mittels wird der Mensch lernen, in unpassenden Situationen auch Nein sagen zu können, obwohl er möglicherweise kurzfristig jemanden verletzt, aber langfristig Leid dadurch abwendet. Die Handlungsweise, nicht Nein sagen zu können, ist sehr verbreitet, sollte aber dringend geheilt werden, damit Lebensfreude entstehen kann.

Argentum nitricum

Argentum nitricum, das Silbernitrat oder der so genannte Höllenstein, ist ein Salz der Salpetersäure. Es bildet farblose, tafelförmige Kristalle. In der Histologie wird es zur Färbung von Gewebeschnitten benutzt, in der Kriminaltechnik dient es zum Sichtbarmachen von Fingerabdrücken. Silbernitrat wird in der Fotografie verwendet, zur Herstellung von Silberspiegeln und als Haarfärbemittel. Als Höllenstein-Ätzstift diente es früher zur Entfernung von Warzen. Um eine Gonorrhoe-Augeninfektion zu verhindern, wurde es bis vor kurzem Neugeborenen in die Augen geträufelt. In der Homöopathie ist Argentum nitricum ein mächtiges Magenmittel. Da der Magen das Zuhause, das Ursprüngliche und die Nestwärme symbolisiert, deuten die umfassenden Magensymptome von Argentum nitricum, dass es in der Ursprungsfamilie massive Probleme gab.

Fordert Nestwärme ein.

Der Mensch, der sich in einer Argentum-nitricum-Lebenssituation befindet, hat meistens erlebt, dass er sich in seiner Ursprungsfamilie nie wohl, aber ungeschützt und unsicher gefühlt hat. Es entstand das Gefühl, nicht dazu zu gehören, bestenfalls geduldet zu sein. Dieses Gefühl, alleine dazustehen und niemanden zu haben, der einen stärkt, ist ein wesentliches Grundgefühl der Argentum-nitricum-Situation.

Ein Kind, das sich nicht zugehörig fühlt, wird die Schuld zunächst bei sich selbst suchen. Mit diesem Grundgefühl muss es die Erwartungshaltung seiner Umgebung erfüllen, um wenigstens scheinbar geliebt und geschützt zu werden. Auf der körperlichen Ebene gibt es dazu eine Bestätigung, nämlich das

- Verlangen nach Süßigkeiten oder
- Verlangen nach Zucker.

Es wird also eine Art Ersatzliebe gefordert, wohl wissend, dass derjenige als Person nicht akzeptiert ist. Wenn der Wunsch nach Süßigkeiten vorherrscht, diese jedoch nicht vertragen werden, ist es ein fast sicheres Indiz für Argentum nitricum.

Individualität und Persönlichkeit scheinen dann nicht zu der Gruppe zu passen, in der derjenige aufwächst und von der er abhängig ist. Das Gefühl macht angreifbar und kompromissbereit und irgendwann sehr trotzig.

Argentum nitricum ist auch bekannt als Arzneimittel bei

- Prüfungsangst.

Die meisten Prüflinge gehen davon aus, dass sie die Erwartungen des Prüfers erfüllen müssen, ohne genau zu wissen, was der Prüfer von ihnen will. Ist der Prüfling in einer Argentum-nitricum-Situation aufgewachsen, werden automatisch die Zweifel des Nicht-dazu-gehörens aktiviert. Wir können fast davon ausgehen, dass ein Mensch der Prüfungsängste hat, als Kind durch eine Argentum-nitricum-Lebenssituation belastet war und noch davon beeinflusst ist. Weitere typische Zeichen sind

- Knorpelschmerzen und
- Gelenkschmerzen

Knorpel ist ein Teil der die Verbindung zu anderen symbolisierenden Gelenke. Wird die familiäre Verbindung oder die Verbindung zu anderen Menschen kompromissbelastet oder schwierig, werden solche Symptome auftreten. Oft entstehen dabei Ansichten wie

- glaubt, keinen Erfolg zu haben oder
- glaubt, alles falsch zu machen.

Das passiert nur, wenn man sich an anderen orientiert und die eigene innere Sicherheit nicht aufgebaut oder verloren hat. Ebenso interessant ist das Symptom

- glaubt, er würde vernachlässigt.

Dieser Mensch ist der Meinung, es nicht wert zu sein, von anderen Unterstützung zu erhalten bzw. er hat dieses in der Vergangenheit bereits deutlich erlebt. Auch das Thema

- wünscht mit jemanden zu reden

erinnert an den Spruch „Reden ist Silber und Schweigen ist Gold". Flucht in Termindruck ist ein weiteres, wichtiges Kriterium von Argentum nitricum.

- Die Angst verfolgt zu werden,
- geht dadurch immer schneller.
- Eile um die verabredete Zeit einzuhalten.

Auch da wird wieder eine Erwartungshaltung erfüllt, mit der der Mensch in der Lebenssituation gar nicht einverstanden ist.

Auf der körperlichen Ebene wird die Angst durch den

- Durchfall bzw.
- Durchfall durch Erregung

ausgedrückt. Viele Prüflinge kennen das Problem, dass sie kurz vor bzw. während einer Prüfung noch schnell und dringend auf die Toilette müssen, ein typisches Zeichen einer Argentum-nitricum-Situation. Das

- Schweregefühl im Sakralbereich

deutet darauf hin, dass ein Mensch, der Argentum nitricum benötigt, kein inneres Gleichgewicht hat.

- Irritationen im Hals- oder Brustbereich

beschreiben Infiltrationen und damit Erwartungshaltungen anderer. Und genau von dieser, inklusive dem Lebensgefühl geliebt und geschützt werden zu wollen, sollte sich der Mensch, der sich in einer Argentum-nitricum-Lebenssituation befindet, unbedingt befreien. Es gilt die Selbstsicherheit aufzubauen, um die Nestwärme und den Schutz in sich selbst zu finden. Intuition und innere Stabilität sind wirkliche Stärke, nie die Gemeinschaft mit anderen. Sie kann schön und angenehm sein, darf jedoch in keinem Falle abhängig machen.

Arsenicum album

Das schon im Altertum bekannte Element wurde bis in die Renaissance als Farbstoff in der Malerei und schon im Altertum therapeutisch als Enthaarungs- und Ätzmittel verwendet. Aus der Sicht der Kreativen Homöopathie ist diese natürlich Verbindung der Elemente im Auripigment von großem Interesse: Sulfur (Schwefel) symbolisiert das „Nicht-wissen-wollen" und „Nicht-erkennen-wollen". Fehlende Erkenntnis stärkt die in der Symbolik des Arsens wiederzufindende „Furcht vor Veränderung" und wirkt in diesem Sinne „vergiftend". Der Haarausfall symbolisiert hier den Verlust der Vitalität.

Im Arsenkies, FeAsS, findet sich ebenfalls die grundlegende Thematik der Spannungsfelder wieder, in denen sich der Mensch befindet: der harte Lebenskampf (das essentielle, (über-)lebenswichtige Eisen), Verweigerung der Erkenntnis (Schwefel) und Existenzangst (Arsen). Sulfur (Schwefel) ist dabei das reaktivste Element. Arsen war neben dem Quecksilber für Alchemisten der Anlass, Destillation und Sublimation zu einer Kunst zu entwickeln.

Arsen ist bekannt als die Waffe der Neider. In Adelshäusern war es nicht ungewöhnlich, Gegner und Konkurrenten heimlich mit Arsen umzubringen. Arsenicum album ist die wesentlichste Arznei für das Thema der Existenzangst.

Existenzangst, lieber sterben, als sich verändern

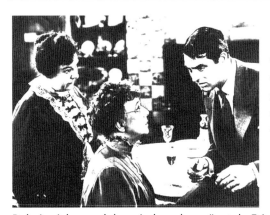

Dabei wird das gesamte Spektrum der Existenzängste abgedeckt, ganz gleich, ob es darum geht, ermordet zu werden, durch einen Unfall ums Leben kommen, sei es auf See, in einer Schneelawine, in der Wüste durch Verdursten, oder Geldverlust zu erleiden oder die materielle Existenzgrundlage ganz zu verlieren.

Dabei spielen auch karmische oder pränatale Erinnerungen aus dem Unbewussten an eine Folter oder Exekution eine Rolle. Für all das ist Arsenicum album die wesentlichste Arznei. Darum ist es leicht verständlich, dass ein Mensch, der sich in einer Arsenicum-album-Lebenssituation befindet, ein ordentlicher, korrekter, vorsichtiger Mensch ist, damit er die Übersicht behält und nichts Unvorhersehbares geschieht.

Wesentliche Elemente des Arsenicum-album-Bildes sind auch

- Kontrolle, auch die
- Vorsicht im Sinne von
- Argwohn.
- Schreckhaftigkeit,
- Zusammenfahren,
- geschärfte Sinne
- der durch Angst gesteuerte Zorn und die
- Verzweiflung.

Alle Orte, an denen es gefährlich werden könnte, sei es Keller, Bunker, Tunnel, dunkel anmutende Seen, Menschenmengen, Aufzüge usw. sind typische Symptome. Der Arsenpatient ist

- unruhig,
- grau im Gesicht, hat
- trockene Haut,

er hat sich emotional zurückgezogen, vor lauter Angst vorm Leben oder vor anderen Menschen, traut er sich nicht mehr zu kommunizieren. Er hat oft einen Perfektionsanspruch, hinter diesem stehen entweder unbewusste Ängste oder Erfahrungen, für fehlende Perfektion bestraft zu werden.

Die Arsensituation ist eine sehr ausgereizte, extrem frustrierende Situation, was sich körperlich auch an

- Frieren,
- Schwäche und an einer gewissen
- Starre zeigt

Es existiert zwar ein Bewegungsdrang, aber dieser Bewegungsdrang erinnert eher an Flucht, Flucht aus einer Ausweglosigkeit. Es handelt sich hier nicht um Dynamik und lockere Bewegungen. Alle Zustände, die zum Tode führen könnten, gehören zum Arsen, zumindest Arsenicum-album-Endzustand. Derjenige ist in Erwartung des Todes.

So ist auch verständlich, dass Arsenicum album neben Carbo vegetabilis eine Arznei ist, die einem Sterbenden helfen kann über die Schwelle des Todes zu gehen. Damit ist natürlich eine homöopathische Hochpotenz gemeint und nicht das direkte Gift.

Da in unserer Kultur und unserer Gesellschaft die Existenzproblematik nicht unbedingt dramatisch verbreitet ist und dennoch viele Patienten das Arsenbild produzieren. ist ein wesentliches Element die Erinnerung an Existenz bedrohende Situationen. Diese werden aus dem Unbewussten hervorgeholt, wenn entweder etwas Ähnliches zu drohen scheint oder, was viel verbreiteter ist, Langeweile herrscht, wenn nichts los ist, wenn auch das Fernsehprogramm nicht mehr ausreicht, um die Langeweile im Leben auszugleichen.

Menschen, die sich aus einer Situation lösen wollen, die etwas in ihrem Leben verändern wollen, sich aber nicht trauen, weil sie bestimmte Sicherheiten verlieren würden, greifen ebenfalls zum Arsenbild, welches sie aus dem Erfahrungsschatz ihres Unbewussten in das Bewusstsein holen. Dies ist wichtig, da die Motivation, warum das Arsenbild produziert wird, nach der Behandlung mit Arsenicum album in homöopathischer Gabe herauszufinden ist und mit dem entsprechenden Homöopathika weiter behandelt werden sollte. Mit Arsenicum album sind Schocksituationen verbunden, die nach der Behandlung deutlich werden können und behandelt werden sollten.

Eine noch umfassendere Beschreibung ist in unserem Buch „Schwermetalle – Stoffliche Wirkungsweisen und psychologische Hintergründe aus der Sicht der Kreativen Homöopathie" zu finden.

Artemisia vulgaris

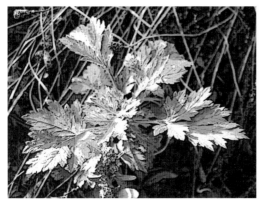

Der Beifuß, Artemisia vulgaris, gilt als unkrautartige Gewürzpflanze, vornehmlich für fettige Fleischspeisen, da ihre Bitterstoffe die Bildung von Magensaft und Gallenflüssigkeit anregen und so die Verdauung unterstützen. Früher galt Beifuss als Schutzpflanze gegen Zauberei und Dämonen und hatte auch den Ruf spirituelle Träume zu aktivieren.

In Begleitung der menschlichen Besiedlung hat es sich auf nährstoffreichem Boden als so genanntes Hackfrucht-Unkraut und Ruderalfluren ausgebreitet. Das Öl der Pflanze wird in der Parfümindustrie verwendet und deshalb wird diese in einigen Mittelmeerländern auch in Kultur angebaut. Beifuß soll Müdigkeit vertreiben, Ausdauer bewirken sowie Seuchen und Blitze abhalten. Als augenscheinlich „zauberkundliches Allheil" finden wir Artemisia einerseits überall dort, wo es um die Verdauung und Verarbeitung von schwierigen und aggressiven Themen geht, auf der anderen Seite hat es offensichtlich einen spirituellen Anteil. Artemisia scheint sehr bemüht, allem gerecht zu werden, es ist ausdauernd, geradezu fleißig und allgegenwärtig, passt sich überall an und besiedelt auch „steinige Fluren". Dabei vollbringt es trotz einer eher unscheinbaren Erscheinung wahre „Wunder".

Kampf um die Anerkennung Anderer.

Warum eigentlich? Deutlich wird dies unter anderem in der Symbolik der

* Epilepsie

eines ihrer homöopathischen Anwendungsgebiete. Die Epilepsie steht für den fehlenden Mut, auch die spirituelle Seite zu integrieren und darzustellen. So finden sich wesentliche, tiefe Verletzungen und Traumata, die nur während der epileptischen Anfälle gezeigt werden. Auch bei

* Mundzuckungen

gilt Artemisia vulgaris als Heilmittel. Das Symptom hat die Bedeutung, dass jemand nicht wagt, sich auszudrücken.

Ein weiterer Aspekt von Artemisia vulgaris ist das

- Schlafwandeln.

Auch da finden bestimmte Aktivitäten nur unter Ausschluss des Bewusstseins statt. Auf die große Anstrengung, das damit verbundene, unterdrückte Einengungsgefühl zu bewältigen, weist der

- stinkende Schweiß

deutlich hin. Artemisia vulgaris spielt auch bei

- Kleptomanie

eine wichtige Rolle. Ein Mensch, der das Gefühl hat, „nicht genug zu bekommen", kompensiert auf materieller Ebene, egal auf welchem Wege.

In der Deutung dieser Krankheitssymptome zeigt sich eine Lebenssituation, in der die Meinung vorherrscht, von Anderen nicht anerkannt und aus diesem Grund „wertlos" zu sein. Die eigene, spirituelle Wahrnehmung und die Kraft werden verborgen, um dennoch scheinbar „dazu gehören" zu können. Andererseits entwickelt sich ein Zorn auf absichernde Anpassungsmechanismen. Die Lebenssituation von Artemisia kann so weit ausarten, dass ein Mensch buckelt, der Anerkennung Anderer hinterherläuft. Ein typischer Mitläufer ist geboren, der sich meist durch besondere „Systemtreue", bis hin zum Verlust moralischer Wertvorstellungen, auszeichnet. Das Gefühl, anders zu sein als die Anderen, ist bedrohlich. Deshalb erlangt das Bedürfnis nach Anerkennung einen wesentlichen Stellenwert. Die Erinnerung an alte Traumata, Verletzungen und Misshandlungen kommt an die Oberfläche und so entsteht das Gefühl, unbedingt akzeptiert sein zu müssen, damit nicht wieder etwas Negatives passiert.

Ein Mensch in der Artemisia-vulgaris-Lebenssituation ist aus Furcht, dass das Eigene, die Individualität sichtbar und er dafür bestraft wird, auf allen Ebenen verkrampft und gelähmt. Ein solcher Anspannungszustand ist so anstrengend, dass der Patient leicht in Schwächezustände verfällt. Typisch sind auch

- Würmer,

die das Thema der Todessehnsucht beschreiben. Dieser Anerkennungswunsch ist lebenserhaltend und dient damit der Existenzsicherung. Es wäre notwendig, den spirituellen Anteil in sich zu akzeptieren, damit die Anerkennung durch andere an Wert bzw. an „Überlebenswert" verliert.

Aurum metallicum

Aurum metallicum, das Berggold, ist in Reinform, als Gold, ein edles und korrosionsbeständiges Metall, das von Säuren, Luft oder Wasser nicht angegriffen werden kann sowie ein guter Leiter von Wärme und elektrischem Strom. Es wird jedoch fast nie rein, sondern stets „verunreinigt" mit anderen Metallen wie z.B. Silber, Kupfer oder Platin vorgefunden. Interessant dabei ist, dass auch die Bedeutungen dieser Stoffe, Silber symbolisiert das Urvertrauen, Kupfer die Anlehnung und Platin das sich Erheben über andere aufgrund einer Verletzung, zur Selbstwertthematik gehören.

In unserer Sprache existiert der Ausdruck „ein goldiger Mensch" mit dem ein offener, freundlicher, authentischer Mensch beschrieben wird. Diese Freundlichkeit und Authentizität entsprechen der Analogie der Weiterleitung von Wärme und die Fähigkeit des Edelmetalls, kaum angreifbar zu sein. Gold steht so für eine stabile Persönlichkeit mit starkem Selbstwertgefühl. Damit ist die erlöste, die geheilte Form von Aurum metallicum beschrieben. Im pathologischen Zustand findet sich das genaue Gegenteil: Ein Mensch, der sich in dieser Lebenssituation befindet, hat gelernt andere zu imitieren. Die Zielrichtung seines Strebens ist es, so zu werden bzw. zu wirken wie sein Vorbild. Je länger und intensiver ein Mensch einerseits Vorbildern nacheifert, desto mehr verliert er sich andererseits selbst.

Fehlendes Selbstwertgefühl

Die Lebenssituation von Aurum metallicum ist aber durchaus auch dort zu finden, wo Menschen den Erfolg scheinbar „gebucht" haben, im Management beispielsweise oder unter Menschen, wie Künstlern oder Sportlern, die in ihrem Tätigkeitsfeld erfolgreich oder einzigartig sind. Dort entsprechen die Ziele der Rolle der Vorbilder. Das Ziel muss unbedingt erreicht werden, dieses Jahr, das nächste Jahr, das übernächste Jahr. In diesem scheinbaren Bedürfnis, die vorgegebenen Ziele zu erreichen und Leistung beweisen zu wollen, verliert der Mensch oft sich, die Wahrnehmung seiner selbst sowie sein Gefühl für die eigene Persönlichkeit bzw. kann dies gar nicht erst entwickeln.

So ist, trotz allen Erfolges und aller Zielorientierung, die fehlende Selbstbestimmung die Hauptthematik der Aurum-Lebenssituation. Es wurde versäumt, ein eigenes Lebensgefühl und eine eigene Struktur zu entwickeln. Vielmehr werden Befehle und Anweisungen von außen erwartet.

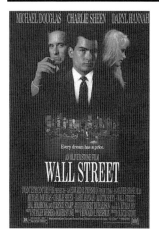

Werden beispielsweise im Management wesentliche Ziele immer wieder erreicht, klettert die Person die Erfolgsleiter hoch und immer höher, so dass irgendwann kein „Gegner", kein Ziele Vorgebender mehr verfügbar ist. Der „Gewinner" muss sich die Ziele aus den Sachzwängen heraus entwickeln oder/und sie sich selbst geben.

Dies ist jetzt die kritische Situation von Aurum, denn in Ermangelung eines kämpfenden Gegners stellt sich die Persönlichkeit nun die Frage, was der eigentliche Wert im Leben ist.

In der homöopathischen Literatur finden wir dann die Beschreibung im Arzneimittelbild von Aurum, in der ein überaus erfolgreicher Manager mit scheinbar glücklicher Familie, Haus, Auto, allem was erstrebenswert zu sein scheint, von allen unerwartet Selbstmord begeht. Sein Leben hatte eigentlich keinen Wert. Er war zu sehr von sich selbst weg oder hat sich selbst gar nicht wahrgenommen. In der Homöopathie ist Aurum metallicum deshalb als das Arzneimittel bei Selbstmordgefährdung bekannt.

Typische Aurum-Symptome und Aurum-Erkrankungen sind der

- Alkoholismus,

der bedeutet und für das Lebensgefühl zuständig ist: „ sich immer und ständig unterlegen zu fühlen". Nur unter Alkohol ist dieses Lebensgefühl kurzfristig nicht mehr spürbar, um dann umso heftiger wiederzukommen.

Dann die

- Depression mit Selbstmordneigung,
- die enttäuschte Liebe.

Die psychologische Bedeutung zeigt sich darin, dass andere, das Außen, wichtiger sind als die Persönlichkeit sich selbst. Man definiert sich über die Wertschätzung Dritter, einer Gemeinschaft oder einer Aufgabe und ist emotional von Achtung oder Missachtung komplett abhängig. Das Gefühl, ohne ein höheres, fremdbestimmtes Ziel, allein nur als Mensch, nichts wert zu sein, hat sich manifestiert. Im deutlichsten Fall entsteht Selbstmordneigung und Lebensunlust.

Auf körperlicher Ebene signifikant sind

- Bluthochdruck (Hypertonie) ,
- Leistenbruch
- Beinschmerz morgens beim Erwachen und
- Müdigkeit durch Lesen.

Man ist zornig darüber, dass man für andere lebt, weigert sich jedoch, den eigenen Weg zu gehen. Wegen dieser fehlenden Standfestigkeit werden Schuldgefühle entwickelt und langsam wächst die Weigerung, weiterhin die Meinung anderer zu übernehmen.

Soll die Struktur stabilisiert werden, um Lebenssituationen bestehen zu können, kann es zu

- Knochenschmerzen und
- Exostosen

Kommen.

Typisch für Aurum ist auch die

- Herzbelastung,

da die Selbstliebe, die Selbstachtung fehlt. Der eigene Wert, die eigene Persönlichkeit konnte bisher nicht entwickelt werden. Auch wenn es von außen so aussieht, als sei der Mensch stabil und erfolgreich, ist es im Inneren ganz anders.

Beschäftigt sich der Patient mit diesem Missklang, kann die Gabe von Aurum metallicum entscheidende Prozesse auslösen. Bei homöopathischen Gaben von Aurum metallicum stellt sich der Mensch den Fragen nach der eigenen Identität. Ihm wird bewusst, dass oft äußere Werte das Selbstwertgefühl ersetzen und Abhängigkeiten entstanden sind.

Ist Aurum harmonisiert, haben wir eine Persönlichkeit vor uns, die selbstverständlich als Individualität lebt und so leben will und wird. Jegliche Anpassung an Andere und das Verbot, so sein zu dürfen, wie sie angelegt ist, sind überwunden.

Eine noch umfassendere Beschreibung ist in unserem Buch „Schwermetalle – Stoffliche Wirkungsweisen und psychologische Hintergründe aus der Sicht der Kreativen Homöopathie" zu finden.

Aurum muriaticum

Aurum muriaticum, das Goldchlorid. Goldchlorid wird durch Überleiten von Chlorgas über fein verteiltes Gold bei 180 C hergestellt. Es wird zur Herstellung von anderen Goldverbindungen verwendet, da es am einfachsten zugänglich ist. In der Homöopathie symbolisiert Aurum, im Sinne eines sonnigen Gemüts, das Selbstwertgefühl. Die zweite Komponente des Goldchlorids ist das Chlor, mit der Bedeutung, dass Lebensimpulse und Lebensreize abgelehnt werden.

Führen wir Aurum und Chlor zusammen, dann erkennen wir eine Lebenssituation, in der ein Mensch keinen Bezug zu seinem eigenen Selbstwertgefühl besitzt, weil er im Grunde das Leben verweigert. Dies wird durch die Symptome

- Abscheu vor dem Leben,
- Abneigung gegen Arbeit,
- Denken an seine Beschwerden verschlechtert,

und die für Aurum typische

- Selbstmordneigung,
- Depression und
- Traurigkeit

bestätigt.

Anpassungszwang, gestörtes Selbstbewusstsein.

Menschen, die keinen Bezug zu ihrem Selbstwertgefühl haben und letztendlich das Leben verweigern, wählen unbewusst eine hierarchische Umgebung mit starken Dominanzen, um sich durch die permanente Unterdrückung über den Zorn zur Wahrnehmung des Selbst-Seins und ihres Selbstwertgefühl zu entwickeln.

Diese Autorität kann auch religiöser Natur sein. Je abstrakter sie ist, desto manifester ist die Lebenssituation. Das Gefühl für die eigenen Gestaltungsmöglichkeiten wird nicht entwickelt oder ist eventuell verloren gegangen.

Die Aurum-muriaticum-Lebenssituation kann durch einen Geburtsschock verursacht sein, der bewirkt hat, dass die Seele sich gar nicht direkt mit dem Körper und dem irdischen Geschehen verbindet. Der Mensch, der Aurum muriaticum benötigt, müsste diese Verbindung aus der eigener Kraft herstellen.

Dies zeigt sich z.B. durch

- Furunkel am Gesäß,

die darauf deuten, dass ein Mensch sehr zornig über seine Machtlosigkeit ist. Er scheint irgendwann „beschlossen" zu haben, das Leben nicht in Angriff zu nehmen und kann sich aus diesem Grund nicht so entfalten, dass er die Verantwortung für sich selbst übernimmt. Sichtbar wird dies darin, dass der Mensch, der Aurum muriaticum benötigt,

- sich einbildet, jede Krankheit zu haben.

Die Sehnsucht nach dem Tod scheint riesig groß. Er möchte fliehen und mit dem Leben nichts zu tun haben. Auch

- krebsartige Leiden

sind in dieser Lebenssituation typisch, da Krebs die Lebensunlust symbolisiert.

Die für die Aurumgruppe typischen

- Herzbeschwerden

sind auch bei Aurum muriaticum zu finden, dort treten sie vor allem als

- Herzbeschwerden, nachts

auf. In der nächtlichen Verarbeitung entdeckt der Patient unbewusst sein Lebensthema. Erst wenn die „Entscheidung für das eigene Leben", für die eigene Persönlichkeit gefällt werden kann, wird der Mensch in einer Aurum-muriaticum-Lebenssituation Stellung beziehen, sein Leben als Ganzes annehmen und den Weg zur Lebenslust beschreiten.

Barium carbonicum

Bariumcarbonat ist ein weißes Pulver, welches in grobkeramischen Erzeugnissen wie Ziegel, Klinker, Dachziegeln, Lasuren und in der Glasindustrie verwendet wird. Es verleiht dem Glas eine größere mechanische und chemische Widerstandsfähigkeit. Symbolisch gesehen scheint Bariumcarbonat mit Schutz und Absicherung zusammen zuhängen. Sich schützen, sich verstecken, sich nicht zeigen sind auch die homöopathischen Inhalte von Barium carbonicum.

Entwicklungshemmung aus Angst vor dem Leben und der Selbstverantwortung

In der homöopathischen Literatur wird Barium carbonicum als eine Arznei für einen sehr zurückgebliebenen Menschen, fast für einen Behinderten beschrieben. Er ist

- klein an Wuchs
- retadiert,
- dümmlich,
- nimmt sich auf allen Ebenen zurück.

Diese Sichtweise auf Barium carbonicum nur für zurückgebliebene Menschen zu verwenden, ist allerdings sehr einschränkend, denn häufig genug benötigen auch „normal wirkende Patienten" das Barium carbonicum. Typische Indikationen sind z. B. der

- Gedächtnisverlust,

welcher bedeutet, dass innerlich zu viele gedankliche Themen aktiv sind. Der Mensch schaltet ab. Weiterhin ist Barium carbonicum für

- Drüsenerkrankungen

Wesentlich. Die Drüsen sind die Energiekatalysatoren in unserem Organismus. Fließt die Energie nicht ungehemmt kommt es zu Stauungen die sich zunächst einmal als Drüsenkrankheiten zeigen. So z. B. die

- geschwollenen Lymphdrüsen

die über Entzündungsprozesse, also Wutprozesse nicht ausgedrückt werden, sondern zurückgehalten werden.

Die

- Tonsillitis

bedeutet, dass ein Mensch kein Interesse hat, weiterhin etwas von anderen Vorgesetzes schlucken zu müssen. Wird dies dennoch weiter „ausgehalten" kommt es zur

- Mandelvergrößerung.

Weitere Gemütssymptome sind die

- Unentschlossenheit oder der
- Stumpfsinn,
- schwer von Begriff sein,
- Trägheit,
- Schwatzhaftigkeit und
- Ängste,
- Furcht vor Anderen.

Die Lebenssituation eines Menschen der Barium carbonicum benötigt, ist jene in der eine dominante Persönlichkeit in der Umgebung bewirkt, dass die eigenen Energien, die Lebenskraft, die Lebensfreude zurückgenommen wurde, um überleben zu können. Eine Auseinandersetzung, ein Kampf gegen diese Dominanz wird nicht gewagt.

Aus diplomatischen Gründen, Mangel an Selbstvertrauen oder um den Vater- und Muttertrieb der Umgebung zu aktivieren, nimmt sich derjenige zurück und ist nicht bereit sein wirkliches Wesen, seine Fähigkeiten zu zeigen. Konnte sich die Lebenssituation lösen, beispielsweise, wenn das Kind aus dem Haus geht und einen eigenen Lebensweg wählt, kann es zu einer kompletten Ausheilung dieser Lebenssituation kommen. Hält der Druck an und bleibt die Persönlichkeit in einer solchen Situation führt dies zu einer gravierenden Persönlichkeitshemmung: Diese kann sich z.B. darin ausdrücken, dass Mutter und Sohn sich verhalten wie ein „seniles Ehepaar", der Sohn zu allem ja und amen sagt und völlig demütig und ohne es wahrzunehmen den Ersatzpartner spielt.

Die Lebenssituation von Barium carbonicum ist also eine Zurücknahme der eigenen Energie, um sich vor dominanten Personen zu schützen. Häufig wird diese Art der „Diplomatie" gewählt, weil nicht ausreichend Kraft oder eigene Motivation für einen „Widerstandskampf" vorhanden ist.

Barium muriaticum

Das anorganische Bariumchlorid ist eine bitter schmeckende, schwach Wasser belastende und beim Verschlucken und Einatmen giftige Verbindung. Es wird in verschiedenen chemischen Verfahren durch Synthese aus anderen Bariumverbindungen und Salzsäure gewonnen und zum Härten von Stahl, zum Imprägnieren von Holz, in der Signal- und Pyrotechnik und zur Herstellung des gelben Farbstoffes Bariumchromat und des weißen Bariumsulfat verwendet. Bariumchlorid dient auch zur Herstellung anderer Bariumsalze, die dann z.B. das leuchtende „Giftgrün" bei einem Feuerwerk hervorrufen. Die Lebenssituation eines Menschen, der Barium muriaticum benötigt, ist ähnlich „giftig" und verhärtend wie das Bariumchlorid selbst. Menschen Barium-muriaticum-Lebenssituationen fühlen Macht- und daraus resultierend Hilflosigkeit, sie reagieren mit Anpassungsmustern und ihr eigener Energiefluss ist extrem gestaut,

Gefühl der totalen Machtlosigkeit.

Ganz typisch für Barium muriaticum ist die

• Schwellung und Verhärtung der Drüsen.

Die Lebensenergie dieses Menschen ist blockiert. Er hat

• Lebensangst, die beim Bücken besser wird

und darauf hindeutet, dass man glaubt, ein unauffälliges, angepasstes, demütiges Verhalten würde die eigene körperlicher Existenz sichern.

Ähnlich ist das Symptom

• Durchfall bei abgemagerten, klein gebliebenen Kindern.

Diese haben sich vollständig angepasst und warten darauf, dass die Situation sich ändert. Menschen in der Barium-muriaticum-Lebenssituation fühlen sich gezwungen, ihre individuellen Potentiale zurückzuhalten und glauben, keine andere Chance haben, um zu überleben. Das Vertrauen in sich selbst fehlt ihnen vollständig.

Ursache dieser Situation ist häufig eine starke Persönlichkeit in der Umgebung dieser Menschen, an der der Barium-muriaticum-Patient sozusagen „seine Schwäche festmacht", sich durch Wägen und Messen selbst als „zu klein befinden" kann. Starke Dominanzen in der Umgebung bewirken, dass ein Mensch sich in seiner Entwicklung zurückhält und jegliche Eigenverantwortung auf einen anderen überträgt. Um die deprimierende, aber auf den ersten Blick sichere Situation nicht zu verlieren, zieht der Barium-muriaticum-Patient sich zurück und wird scheinbar immer bedürfnisloser. Ein durchaus nicht so seltenes Verhaltenmuster von Barium muriaticum ist das Jammern, das den Rechtfertigungsdruck in dieser Lebenssituation darstellt.

Es wird sich aber an der jeweiligen Situation nur dann etwas ändern, wenn der Mensch dies selbst beschließt oder durch noch größeres Leid in eine Situation gerät, in der er seinen eigenen Potentialen endlich eine Chance gibt. Erst dann können die körperlichen Symptome, wie

* Verdauungsstörungen,
* Magendrücken,
* Übelkeit,
* Brechwürgen,

die allesamt für das fehlende Vertrauen zu anderen und sich selbst stehen, geheilt werden.

Belladonna

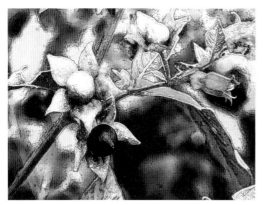

Die Schwarze Tollkirsche, Atropa bella-donna, wird bereits seit der Antike, unter anderem als Schmerzmittel, medizinisch genutzt. Im 19. Jahrhundert beispielsweise fand sie Verwendung in Wurzel- und Kräuterextrakten zur Behandlung von Gelbsucht, Wassersucht, Keuchhusten, Nervenkrankheiten, Scharlach und Epilepsie.

Die Schwarze Tollkirsche gehört zur Familie der Nachtschattengewächse. Sie bevorzugt Kalk-, Porphyr- und Gneisböden und ist häufig auf Waldlichtungen von Laub- und Nadelwäldern zu finden. Bei der Tollkirsche handelt es sich um eine mehrjährige krautige, einem kleinen Baum nicht unähnliche Pflanze, die bis zu 1,5m Höhe erreichen kann. Charakteristisch für die Tollkirsche ist die Paarbildung der Blätter im Bereich des Blütenstandes. Grundsätzlich steht hier ein kleineres mit einem größeren Blatt zusammen.

Die Wahnzustände, die bei höherer Dosis auftreten, brachten im Mittelalter oft die erwünschte Bestätigung des Hexenverdachts, außerdem nimmt man an, dass auch die Tollkirsche ein Bestandteil der Hexensalben gewesen sein könnte. In Rumänien ist der Glaube, dass die Tollkirsche im Garten der Sitz des Hausgeistes ist, noch heute verbreitet. Aus der Wurzel der Pflanze wird ein Medikament gegen die Parkinson-Krankheit hergestellt, dieses ist jedoch in Europa nicht zugelassen.

Der Beiname „bella donna" (ital. „Schöne Frau") rührt daher, dass das Hyoscyamin – in die Augen geträufelt – die Pupillen erweitert und den Augen ein dunkles, glänzendes Aussehen verleiht. Es war früher üblich, dass Frauen, die Männern imponieren wollten, sich dazu Belladonna ins Auge träufelten, um über eine vorgetäuschte naive Kindlichkeit eine größere Hilflosigkeit zu signalisieren, auf welche Männer ja bekanntlich entsprechend reagieren. Durch die Lähmung des Ziliarmuskels geht dies jedoch mit erheblichen Sehstörungen einher.

Aus gestauter, unterdrückter Lebenskraft wächst Zorn.

Die Belladonna-Lebenssituation scheint eine typisch kindliche zu sein. Dies lässt sich auch aus der Signatur der Pflanze ablesen. Die paarige Blattgestaltung, ein großes mit einem kleinen Blatt, zeigen vielleicht einen großen und einen kleinen Menschen, die voneinander abhängig sind. Der größere will den kleineren erziehen. Das Kind entdeckt die Welt ganz neu, will etwas ausprobieren und ist vor allem von seiner Intuition gesteuert.

Wenn ein Kind aufbricht, die Welt zu entdecken, stößt es häufig an Grenzen, die ihm der Erwachsene setzt. Diese Lebensenergie und ursprüngliche Lebensfreude wird unterdrückt und gestaut und formuliert sich in Wut und Zorn, was das Kind dann auch deutlich zum Ausdruck bringt. Wenn es allerdings bereits „gelernt" hat, auch dies nicht mehr zu artikulieren, entwickeln sich stattdessen sehr schnell

- Fieber,
- Entzündungen

die Wut und Zorn symbolisieren.

In Reglementierung beginnt das Kind bzw. der scheinbar kindliche, „schwächere" Part einer Konstellation, systematisch, sich selbst zu disziplinieren und sich zurückzunehmen. Dieser Mensch möchte ein „ordentliches Mitglied der Gesellschaft" werden und hat, nach längerer Konditionierung durch das Außen, gelernt, sich selbst zu unterdrücken. Diese selbstgesteuerten Unterdrückungen sind nicht mehr klar und deutlich als Zorn identifizierbar und betreffen deshalb andere homöopathische Arzneien. Belladonna wird so bei Erwachsenen nur im Akutfall deutlich. Symptomatisch werden dann

- Hitze,
- Rötungen und
- mehr oder weniger hohes Fieber

sichtbar. Allerdings zeigt sich Belladonna z.B. auch in

- Kopfschmerzen, die extrem sein können, in
- Blutandrang zum Kopf und zum Gesicht.

Dort finden wir auch

- Lichtempfindlichkeit,

die darauf hinweist, dass die Unterdrückungen, die aus der Kindheit stammen, nicht unbedingt ins Bewusstsein kommen sollen.

Der Erwachsene in einer Belladonna-Lebenssituation möchte ein angesehenes Mitglied der Gesellschaft sein und hält deshalb seine Aggressionen zurück, richtet diese aber dann gegen sich selbst. Der Mensch in dieser Lebenssituation hat gelernt, korrekt, freundlich und angepasst zu sein. Er verdrängt seine Lebensenergie in mehr oder minder starkem Maße. Ist genügend Vitalität vorhanden, entstehen in großer Geschwindigkeit und Vehemenz deutlich sichtbare, dramatisch erscheinende Krankheitsprozesse.

Beim Kind zeigen sich die unterdrückten Aggressionen z.B. in Form von Geistern, Gespenstern und Gestalten, die das Kind im Dunklen zu sehen meint. Da es vermeintlich „lieb" sein muss, hat es den unterdrückten Aggressionen im Außen Gestalt gegeben; diese scheinen das Kind nun zu bedrohen.

Im Mittelpunkt der Belladonna-Thematik steht die individuelle Lebensenergie, die durch Reglements in immer stärkerem Maße gestaut ist. Deshalb sind in jeder akuten Belladonna-Situation die entsprechenden Symptome sichtbar. Es wird versucht, die seit der Kindheit gestaute Lebensenergie wieder zu befreien, um wieder in den Genuss der gesamten, ursprünglich einmal vorhandenen Energie zu kommen.

Benzoicum acidum

Die Benzoesäure ist als so genannte Urtitersubstanz praktisch unbegrenzt haltbar, in Luft extrem reaktionsträge und leicht in Wasser löslich. Sie ist in vielen Früchten, speziell in Pflaumen, Heidelbeeren und Preiselbeeren sowie im Harz südostasiatischer Bäume enthalten und wird gemeinsam mit ihren diversen Salzen unter der Bezeichnung E210 bis E219 in Anteilen zur Konservierung von Lebensmitteln benutzt. Dabei dient sie speziell dazu, Pilz- und Bakterienwachstum zu verhindern. Außerdem findet es in Weichmachern und in der Parfümindustrie Verwendung. Benzoesäure ist für Menschen ungiftig, für Insekten sowie für Katzen und Hunde jedoch tödlich.

Betrachten wir die symbolische Bedeutung der Pilze, so stellen diese kritiklos übernommene traditionelle Denkstrukturen, die meistens noch nicht ins Bewusstsein gekommen sind, dar. Der Mensch in der Benzoicum-acidum-Lebenssituation lügt sich „in die eigene Tasche", er ist unendlich geduldig, ignoriert scheinbar Unangenehmes, versucht, Bestehendes zu erhalten ohne dessen Sinn zu überprüfen und blockiert notwendige Erkenntnisse als scheinbar Unangenehmes.

Konserviert Missstände aus der Überzeugung es könnte noch schlimmer kommen.

Der Darmpilz beispielsweise symbolisiert, dass bestimmte Lebensthemen so verdaut werden, wie es bei den Vorfahren üblich war, aber die Art der Verdauung nicht der Individualität und Persönlichkeit des Menschen entspricht. Es gilt heraus zu finden, welche Lebensmittel die Darmpilze aktivieren, um über die Symbolik des Lebensmittels Rückschlüsse auf die kritiklos übernommene Denkstruktur der Familie zu entschlüsseln. Die Bakterien symbolisieren meist dominante Persönlichkeiten, gegen die ein Durchsetzungskampf stattfindet.

Homöopathisch ist Acidum benzoicum deshalb besonders wichtig bei

* Darmentzündung, der Enteritis,

als Symbol für eine frustrierenden Lebenssituation, in der ein Mensch wütend ist, dieser aber aus Furcht vor Veränderung nicht bereinigt.

Weiterhin symptomatisch sind die

- Nierenbeckenentzündung,
- Blasenentzündung, besonders die
- Chronische Blasenentzündung

welche darstellen, dass die Zuwendung anderen gegenüber nicht beantwortet wurde, dass aggressive Gefühle nicht formuliert worden sind, aber auch nicht mehr länger ertragen werden. Weiterhin finden wir die

- Gicht,

die den Zorn über eine unbefriedigende Beziehung symbolisiert. Da aber der Unterstützungswunsch anscheinend stärker ist als das Bedürfnis nach Veränderungen, wird eine innere Disziplin entwickelt, die sich nach außen als Stolz oder Sturheit darstellt. Die tatsächlichen, exzessiven Gefühle richten sich nach innen anstatt gegen Denjenigen, der die Unzufriedenheit auslöst, sodass der Konflikt in keiner Weise bereinigt wird. Dass es dem Patienten, der diese Arznei benötigt, „stinkt", wird in den teilweise üblen Gerüchen von Stuhl, Urin und Schweiß deutlich. So wie im Inneren findet, auch im Außen ein Versteinerungsprozess statt, es entstehen

- Blasensteine

und bilden sich die für Gicht typischen schmerzhaften Kristalle in den Gelenken. Die Gelenke stehen für Verbindungen zu Anderen. Schmerzen diese, sind Beziehungen ebenfalls schmerzgeprägt. In Benzoicum acidum finden wir die Lebenssituation eines enttäuschten Menschen, dessen Vorstellungen verletzt sind und der sehr enttäuscht ist, sich aber mit Kritik zurückhält, weil er Angst vor den daraus resultierenden Veränderungen hat. Die vormals direkte Beziehung zweier Menschen hat sich in typisch traditionelles Verhalten gewandelt. Direkte Kommunikation ist so weder notwendig noch möglich

Glaubenssätze von Pflichterfüllung, Abhängigkeit und Loyalität verhindern die Loslösung und Klärung der Beziehung. Nach der homöopathischen Gabe von Benzoicum acidum verändert sich diese Situation relativ schnell, häufig genug wird ein gestauter Zorn dann spürbar.

.

Bismuthum subnitricum

Das Element Bismut ist vermutlich schon seit der Antike bekannt. Es wurde bereits im Mittelalter als *Wesemut* oder *Wismutum* belegt, bezeichnet wahrscheinlich nach dem ersten Fundort, der erste Ort der Gewinnung „in den Wiesen" am Schneeberg, einem damals bedeutenden Abbaugebiet für Silber und Zinnerze im Erzgebirge. Bismuthum subnitricum, auch Magisterium Bismuti, das Basische Wismutnitrat, entsteht über einen mehrstufigen Prozess des Auflösens und Ausfällens unter Verwendung von Schwelsäure und Wasser. Es ist geruchs- und fast geschmacklos, schneeweiß und locker kristallin. Als so genanntes Perlweiß diente es als weiße Schminke, zur Herstellung von Porzellanlüsterfarben und in der Glasmalerei.

Der Mensch in der Bismutum-subnitricum-Lebenssituation hat in seinem Leben bereits ein solches Maß an Trotz entwickelt, dass er Tradition und Anpassung an das Elternhaus in Frage stellen konnte. Der logisch folgende Schritt wäre jetzt, sich zu befreien und sich endgültig für sich selbst zu entscheiden. Genau diese Entscheidung fällt jetzt jedoch schwer, da der bisherige Rahmen auch einen erheblichen Teil an Sicherheit ausmacht.

Schutzbedürfnis und Anpassungswille
hemmen die Persönlichkeitsentfaltung

Es existiert eine große Angst diese Sicherheit zu verlieren, auf der einen Seite, auf der anderen Seite kann sich eine extreme Furcht vor Bestrafung. Diese Angst wird dann relevant, wenn z.B. die Eltern ihre Position aus der frühen Kindheit, in der sie wie unantastbare Götter wirkten, noch immer innehaben und sich der Mensch in der Bismutum-subnitricum-Situation noch immer nicht für gleichberechtigt hält.

Dann ist die unbewusste Angst vor der „göttlichen" Strafe noch immer prägend. Solange dieses Thema nicht bewältigt ist, ist die Person in der Entfaltung ihrer Individualität und Kreativität noch gehemmt. Die Symptome

- Frucht vor dem Tod und
- Angst beim Alleinsein,

welche darauf deuten, dass jemand mit dem Leben und seinen Wandlungen ohne Unterstützung nicht klarzukommen glaubt, spricht für diese Schwäche in der Persönlichkeitsentfaltung.

Auch das

- Zusammenfahren durch ein Gefühl, als würde man Fallen

symbolisiert den gefallenen Engel, der fürchtet durchzufallen und die üblichen Regeln zu verletzen. Der

- drückende Schmerz im Ellenbogen, der durch Bewegung besser wird,

deutet darauf hin, dass sich diese bewegen, um sich zu wehren. Die

- Ohnmacht mit Magenschmerzen

zeigt das Gefühl der Machtlosigkeit, die durch den Verrat an der eigenen Familie zu entstehen scheint.

In der Bismutum-subnitricum-Lebenssituation ist es unendlich wichtig, die oft freiwillig gewählten Abhängigkeiten zu erkennen und die Bereitschaft aufzubringen, diese loszulassen. In diesem Augenblick ist die Persönlichkeitsentfaltung noch ein Risiko, sind die ersten Schritte getan, löst sich das Risiko und ändert sich in Lebenslust.

Cactus grandiflorus

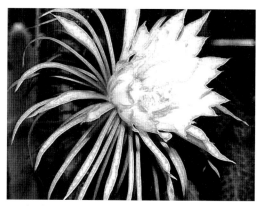

Cactus grandiflorus, die Königin der Nacht, ist wohl eine der schönsten und berühmtesten Kakteen. Sie wächst in Mexiko und auf den Karibischen Inseln und bevorzugt ein Klima, in dem am Tag hohe Temperaturen und starke Sonneneinstrahlung vorherrschen, wo es jedoch nachts auch stark abkühlt. Die wunderschöne, aber sehr kurzlebige Blüte zeigt sich in nur einer Nacht.

Auch das Erscheinen, die Vorbereitung der Blüte, kündigt sich erst wenige Stunden zuvor an. Im Analogieschluss scheint der Mensch, der in der Lebenssituation des Cactus grandiflorus ist, seine Potenziale nicht öffentlich darstellen zu wollen. Man zeigt sich, seine innere Schönheit, seinen Fähigkeiten, sein kreatives Potenzial nur sehr kurz und es bedarf großer Aufmerksamkeit, diese zu erkennen. Dieser Mensch bleibt gern mit seinen Fähigkeiten im Dunklen.

Durch seine Anpassungsfähigkeit an die wechselnden klimatischen Verhältnisse symbolisiert Cactus grandiflorus große Flexibilität, starkes Durchhaltevermögen und scheinbare Bedürfnislosigkeit. Der „Königin für eine Nacht" gelingt es, die kreativen Potentiale unvergesslich und beeindruckend darzustellen und sei es auch nur für einen einzigen, alle Bedürfnislosigkeit und Anpassung belohnenden Moment, um dann wieder in der „Alltäglichkeit" zu verschwinden. Es scheint zu gefährlich, das eigene Besondere zu zeigen oder langfristig zur Schau zu stellen.

Durchhalten in scheinbar auswegloser Situation

Die homöopathische Anwendung des Cactus grandiflorus liegt besonders im Herzbereich, bei

- Herzentzündung, bei der
- Endokarditis oder bei
- Herzhypertrophie (Herzvergrößerung).

Alles was zum Herzen gehört, entspricht symbolisch der Selbstliebe. Der Mensch hat viel für Andere getan, aber wenig oder weniger für sich selbst. Dabei stellt er wirklich oder vermeintlich für sich selbst keine Ansprüche, da es in der jeweiligen Situation unmöglich erscheint, sich so zeigen zu können, wie man ist, und im Außen Anpassung gefordert wird.

Ein weiterer wichtiger Aspekt ist die

- Trigeminusneuralgie

mit der Bedeutung, schmerzlich das wahres Gesicht zu verstecken.

Typisch für Gemütssymptome von Cactus grandiflorus sind

- Ängste,
- Unwilligkeit zu antworten,
- Argwohn,
- Eile,
- Erwartungsangst,
- Schwierigkeiten sich in Wort und Schrift auszudrücken, sowie das
- Lebensgefühl, verletzt zu sein und
- Widerspruch nicht ertragen können.

Die Cactus-grandiflorus-Lebenssituation ist die des Wartens und Ausharren müssen, perspektivlos sein oder scheinen, etwas durchhalten wollen, durcharbeiten müssen, des sich selbst aufopfern, um das anvisierte Ziel zu erreichen.

Dabei werden kreative Impulse unterdrückt und nur in wenigen, „leuchtenden Momenten" sichtbar. Typisch für Cactus grandiflorus ist die Situation eines Kindes, dass sich in seiner Familie fremd fühlt, sich als Persönlichkeit aber nicht zeigen kann und darauf wartet, dass es älter wird, um die eigene Selbstbestimmung leben zu können.

Caladium seguinum

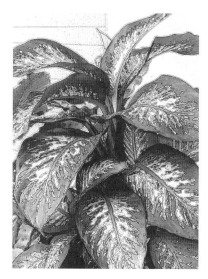

Caladium seguinum, das Schweigrohr, die Dieffenbachia, ist eine tropische Pflanze aus der Familie der Aronstabgewächse. Sie stammt aus Südamerika, Karibik und Brasilien. In unseren Breitengraden kommt sie nur als Zimmerpflanze vor. Die Pflanze enthält Calciumoxalatkristalle und ist für Mensch und Tier giftig. Auf Haiti war es üblich, um Sklaven über einen gewissen Zeitraum zum Schweigen zu bringen, diesen zu zwingen Dieffenbachia zu kauen. Das bewirkte über die gereizten Schleimhäute, dass derjenige über mehrere Tage hinweg nicht sprechen konnte und z.B. Geheimnisse gewahrt blieben. .

Die Lebenssituation eines Menschen, der Caladium benötigt, ist voller Vorstellungen, Grundsätze oder Ideen, die derjenige bis hin zur Perfektion erfüllen will. Erst dann darf ein Gegenwert eingefordert werden.

Sich für nichts verausgabt haben.

Häufig findet man dabei in der Mann-Frau-Beziehung unausgesprochene gedankliche Konzepte. Ohne Worte definiert sich ein Mann darüber, dass er erst dann zum von der Frau akzeptierten Partner wird, wenn er diese glücklich gemacht hat. Da er oft Angst hat, dieses gedankliche Konzept zu formulieren, macht er sich zum Sklaven seines Gegenübers, zum Sklaven seiner Frau und seiner Familie.

Häufig begründet auf der Erwartungshaltung seiner Mutter, überträgt er das Glücklich-sein-Prinzip der Mutter auf seine Frau, so dass er sich extrem für die Wünsche der eigenen Frau verausgabt, unbewusst jedoch seine Mutter meint. Dieses Konzept kann nicht aufgehen und so steht dieser Mann mit dem Lebensgefühl da, viel getan, aber nichts selbst bekommen zu haben. Selbstverständlich kann auch eine Frau in die entsprechende Situation von Caladium kommen, denn grundsätzlich geht es um die fehlende Anerkennung der geleisteten, aber vom Gegenüber unerwünschte Arbeit.

Während innerlich ein

- Wunsch nach Aktivität, vor allem sexueller Aktivität,

auch das ist eine Form von Anerkennung, wächst, ist das äußere Erscheinungsbild

- apathisch,
- interesselos und
- schreckhaft.

Das Bedürfnis nach Befriedigung scheint verloren zu sein und der Caladium-Patient wird oft zum

- Kettenraucher,

der sich einnebelt, um äußerer Kritik zu entgehen.

Die Symbolik von Tabak besagt, dass ein Mensch, der raucht, ein hohes Maß an Selbstkritik hat und sich lieber zurückzieht, als negative Beurteilungen erfahren zu müssen. In der Niederpotenz gilt Caladium als effektive Raucherentwöhnung. Auf der körperlichen Ebene zeigt sich das Gefühl der Verausgabung und der fehlenden Anerkennung durch die

- Impotenz oder den
- vorzeitigen Samenerguss, bei der Frau durch ein
- wollüstiges Jucken der Genitalien.

Caladium in einer Hochpotenz wird helfen, diesen Zustand unausgesprochener Ideale und Ideologien aufzulösen bzw. in Frage zu stellen. Es muss allerdings dann eine offene Kommunikation geführt werden, um die Vorstellungen und Wünsche zwischen Mann und Frau, oder generell zwischen zwei Menschen, abzugleichen, damit sich diese erfüllen können. Wenn dies nicht geschieht kommt, es auf der körperlichen Ebene gelegentlich zu Nierensteinen, zu Calciumoxlatsteinen. Dies ist genau jener Stoff, der in der Dieffenbachia zu finden ist.

Calcium carbonicum

Calcium carbonicum Hahnemanii, Calciumcarbonat aus dem Ostracum, der mittleren, kreideartigen Schicht der Schale von Ostrea edulis, der Europäischen Auster, zählt zu den Polychresten und ist eines der wesentlichsten und bekanntesten Mittel der Homöopathie. Kalziumkarbonat ist mit seinem fünfprozentigen Anteil an der Erdkruste eines der weitverbreitetsten Sedimente. Die ersten nennenswerten Kalkgesteine entstanden bereits vor mehr als zwei Milliarden Jahren durch Sedimentierung abgestorbener Organismen. Calciumcarbonat ist in reinem Wasser kaum löslich. Kalziumkarbonat, der Kalkstein, findet als natürlicher Kalkstein in großen Mengen in vielen Industriezweigen Verwendung und wird heute auch synthetisiert.

Austern existieren bereits seit 250 Millionen Jahren. Sie haben eine außerordentlich stabile Schale, um sich gegen andere Meeresbewohner zu schützen. Die untere Austernschale ist gewölbt, um die in ihr wachsende Auster aufnehmen zu können. Die obere Schale ist flach, so dass sie einen Deckel bildet, der zur Nahrungsaufnahme kurz geöffnet wird. Ostrea edulis, aus deren Schale Calcium carbonicum Hahnemannii gewonnen wird, ist eher klein, kreisrund und hat eine vergleichweise flache Schale. Sie bevorzugt Buchten mit sauberem Wasser, einem festen Untergrund und einem stabilen Salzgehalt. Sie wächst vergleichsweise langsam und gilt als kulinarische Spezialität. Die Schale einer Auster besteht aus Calciumcarbonat-Kristallen und der Substanz Conchin, einem komplexen Protein. Beide Substanzen verkleben miteinander und so entsteht eine stabile und stoßfeste Schale. Das Innere der Auster ist von einem dünnen „Mantel" umgeben, der den Zufluss von Wasser zu den Kiemen reguliert. Bei Berührung dieses Mantels oder des „Bartes" schließt sich die Schale sofort. Der Mantel hat die Fähigkeit, Perlmutt zu bilden und überzieht jeden eingedrungenen Fremdkörper sofort mit einer dünnen Perlmuttschicht. Über die Fähigkeit, kreisrunde Perlen zu bilden, verfügen aber nur wenige Austernarten, auch die essbare Ostrea edulis gehört nicht dazu. Die Auster ist ein Hermaphrodit, sie kann also gleichermaßen Sperma oder Eier produzieren.

Der mächtigste Teil der Auster, welcher ca. 40 Prozent ihres Weichteilkörpers einnimmt, ist der Schließmuskel. Der unmittelbar in Herznähe befindliche Muskel ist außerordentlich kräftig, jedoch ausschließlich in der Lage, die Auster zu schließen und nicht, diese wieder zu öffnen. Er ist also eine Art „Not-aus"-Schalter im Überlebenskampf. Die erwachsene Auster verfügt nicht über die Fähigkeit, sich selbst fort zu bewegen, hat nur rudimentäre Sinnesorgane, kein Gehirn und kein ausgebildetes Nervensystem. So hat sie auch kein Bewusstsein für sich selbst und ihre Umgebung. Genau dieses mangelnde Bewusstsein für das Außen wird Menschen, die in einer Calcium-carbonicum-Situation existieren, ebenfalls zugesprochen.

Sie haben oft wenig Bezug zum Außen, scheinen in sich selbst körperlich wie seelisch „rund", dadurch jedoch für ein bewegtes Leben lebensunfähig zu sein. So wie die Auster durch die fehlenden Beine darauf angewiesen ist, dass die Nahrung zu ihr kommt, so ähnlich verhalten sich auch Menschen in der Calcium-carbonicum-Situation.

Sich dem Leben verweigern, Unterstützung wollen.

Sie erwarten Unterstützung von anderen und wollen förmlich „durchs Leben geschoben werden". Sie scheinen weder Motivation noch Rückgrat genug zu haben, um eigene Chancen zu nutzen. Um zu erreichen, dass andere Menschen etwas für sie tun, versuchen sie möglichst, deren Erwartungen und Anforderungen irgendwie durch Anpassung zu erfüllen. Dabei wird verdeckt, dass der Mensch in dieser Situation eigentlich nichts mit dem Leben und den anderen zu tun haben möchte. Neugeborenen und kleinen Kindern wird das Calcium carbonicum meist zur Unterstützung verordnet, um die Bereitschaft zu initiieren, bewusst durchs Leben zu gehen und das Leben anzunehmen. Entsteht eine Lebensverweigerung, dann zeigt sich dies in Symptomen, die allesamt mit dem Thema Stabilität verbunden sind:

- Übergewicht bzw.
- Kindliches Übergewicht, der so genannte
- Babyspeck

Symbole des „in sich rund werdens" Auch

- spätes Gehen lernen,
- langsame Zahnung,

sind typisch und zeigen sehr deutlich, dass die Wehrhaftigkeit erst langsam, wenn überhaupt, entwickelt wird. Auch der

- Durchfall, der durch Milch verschlechtert wird,

bildet eine Lebenssituation ab, in der der Mensch gefangen ist. Denn Durchfall steht für Angst, Milch ist das Mittel, mit dem man versorgt wird. Offensichtlich ist die Art, mit der jemand versorgt wird, bedrohlich und fördert Ängste.

Die Varianten der Lebensverweigerung sind so extrem vielseitig, dass von Calcium carbonicum mehr als 15.000 Symptome bekannt sind. Die Bereitschaft ins Leben zu gehen, ist die wichtigste Grundlage, um überhaupt eine Entwicklung in die Wege zu leiten. Calcium carbonicum steht am Beginn des Weges zur Lebenslust, es beinhaltet die Bereitschaft, sich mit dem Leben aktiv auseinanderzusetzen.

Calcium fluoricum

Calciumfluorid in seinem natürlichen Vorkommen als Flussspat oder Fluorit, ist ein häufig vorkommendes kristallines Material. Reiner Fluorid ist farblos, die unterschiedlichen Farbvarianten werden durch Einlagerungen erzeugt.

Es dient zur Herstellung von Fluorwasserstoff, Glas und Email, sowie als Flussmittel in der Metallurgie.

Calciumfluorit ist durchlässig für ultraviolette und infrarote Strahlung, deshalb wird es auch als Linse in der Optik benutzt. Diese absolute Lichtdurchlässig, die der Flussspat hat, zeigt sich auch auf der homöopathischen Ebene bei Calcium fluoricum, speziell als Angstsymptomatik.

 Bei dieser Angst geht es in der Hauptsache um Existenzangst, auch auf der wirtschaftlichen Ebene: Furcht, dass sich ein Unglück ereignen könnte, Furcht vor Armut, Angst um die Zukunft, glaubt, er wird in Not geraten, Furcht vor dem Grauen der täglichen Arbeit, trotzdem fleißig und arbeitswütig. Diese Angstsymptome werden besser nach dem Essen.

Sucht Halt um jeden Preis.

Die Calcium-fluoricum-Lebenssituation stellt sich als große innere Unsicherheit dar und das Bedürfnis, Halt zu suchen, oft auch bei Menschen, mit denen sprichwörtlich „die Chemie nicht stimmt". Das Gefühl der Haltlosigkeit entstand meist in früher Kindheit, in der er mit einem Elternteil zusammen war, dessen Chemie überhaupt nicht zur eigenen gepasst hat.

Aus der Divergenz dieser Charaktere, die vermutlich auch gegeneinander gekämpft haben, ist eine große Verunsicherung entstanden. Das Gefühl, über den Fleiß alles wieder gut machen zu können, und die innere Unsicherheit durch Arbeit zu betäuben ist, sind typische Verhaltensmechanismen in der Calcium-fluoricum-Lebenssituation.

Anstatt zu einer Förderung der individuelle Entwicklung dieses Menschen, ist zu einem Anpassungsverhalten und infolge dessen zu einer Anpassungssucht gekommen. Diese blockiert sichtbar und führt zu zwanghafter suche nach Stabilität.

Auf der körperlichen Ebene finden wir diese Hilflosigkeit im Symptom

- Zähne krümeln und brechen leicht ab,

was beutetet, das ein Mensch auf Widerstand und Durchsetzung verzichtet. Die

starke Verkrümmung der Wirbelsäule,

das Verbiegen der Meinung Anderer wegen. Bei Kindern

Magenschmerzen, begleitet von Müdigkeit,

für: das Gefühl der fehlenden Nestwärme macht antriebslos. Am Skelett, das zur Stabilisierung dienen soll, entstehen häufig

- Exostosen, krankhafte Verstärkungen am Knochensystem,.

Typisch ist aber auch die

- Mandelvergrößerung,

da dieser Mensch, der soviel Halt sucht, ständig das schlucken muss, was andere ihm vorsetzen. So sind die Mandeln ständig entzündet und vergrößert.

Im Alter zeigt sich dann die Thematik durch den

- Katarrakt, den Grauen Star,

weil jene Menschen, das, was sie umgibt, nicht mehr sehen wollen.

Um aus der Lebenssituation, die durch Calcium fluoricum beschrieben wird, herauszukommen, ist es notwendig, eigene individuelle Sicherheit zu entwickeln, zu lernen, sich auf sich selbst zu verlassen, zu begreifen, dass alles, was im Außen geschieht, nur ein Spiegel des Inneren ist. Dieser Entwicklungsweg beginnt mit Calcium fluoricum als homöopathisches Mittel in Hochpotenzgabe.

Camphora officinalis

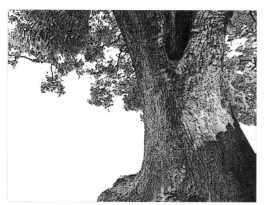

Der Kampferbaum, Cinnamomum camphora, ist ein immergrüner Baum aus der Familie der Lorbeergewächse und kann bis zu 50 Meter hoch werden. Der Gehalt an Kampfer ist dabei im Holz der unteren Stammesabschnitte am größten. Der Geruch ist eukalyptusartig und der Geschmack ähnelt dem des Menthols.

Seine Heimat ist Japan und Ostasien, er wird auch auf Sri Lanka, Ostafrika und in Brasilien angebaut um aus seinen Blättern durch Wasserdampfdestillation das ätherische Ravintsaraöl zu gewinnen.

Sich seelisch aus einer schlimmen Situation heraus ziehen.

Campher wird schon seit langem als Abwehrmittel gegen Motten verwendet. Heute wird es zur Herstellung von Feuerwerkskörpern, in der chemischen Industrie, in der Kosmetik und als Medizinpräparat bei Bronchitis, Rheuma, Neuralgien und in der Zahnmedizin zur Desinfektion verwendet. Imker benutzen Campher als Wirkstoff gegen Milbenbefall. Campher wirkt auf das Zentrale Nervensystem, die Niere und das Atemzentrum und kann narkoseähnliche Zustande herbei führen.

In der Homöopathie gilt Campher fälschlicherweise als Antidot für verschiedene andere homöopathische Arzneimittel. In den homöopathischen Kreisen geht die Furcht vor der antidotischen Wirkung soweit, dass sogar davon abgeraten wird, es in der normalen Hausapotheke mitzuführen. Die Ursache für diese Vorurteile ist in der narkotisierenden Wirkung begründet. Vielleicht erinnert sich der eine oder andere an die angenehme Wirkung des Camphers bei hartem Husten und Bronchitis, wenn man mit der angenehm riechenden und kühlenden Salbe eingerieben wurde. Oft war der Husten in kürzester Zeit stark erleichtert oder gar verschwunden.

Campher bewirkt Trennung zwischen Körper und Seele, wodurch sich die Möglichkeit ergibt, sich auf der stofflichen Ebene aus der Leidenssituation zu lösen. Damit ist die Wahrnehmung körperlicher und seelischer Schmerzen letztendlich nicht mehr vorhanden.

Campher in homöopathischer Dosis, besonders in Hochpotenzen ab C1000, ist eine wichtige Arznei um zu enttraumatisieren. Um eine solche Vergewaltigungssituation überhaupt überstehen und das Leid über sich „ergehen" lassen zu können, kommt es dazu, dass die Seele sich aus dem Körper herauszieht. In Extremsituationen lösen sich Anteile vom Körper und es ist wichtig, diese irgendwann wieder zurückzuholen, damit der Mensch sich auf der einen Seite erinnert und auf der anderen wieder energetisch vollständig wird. Genau das ist die Hauptfähigkeit von Campher. Derjenige, der in einer Camphora-Lebenssituation steckt, hat möglicherweise einige sehr traumatische Erlebnisse hinter sich. Um diese zu verarbeiten, wird es nötig, die isolierten Seelenanteile wieder zurück zu gewinnen. Damit ist gleichermaßen verbunden, dass die Traumata ebenfalls wieder aktuell werden und das Leid wahrgenommen wird. Auf der körperlichen Ebene finden wir diese in folgenden Symptomen:

- große Kälte der Körperoberfläche,
- plötzliche und völlige Erschöpfung der Lebenskräfte.

Dies hat zu bedeuten, dass ein Mensch resigniert hat und nicht mehr bereit ist zu kämpfen, auch wenn der Kampf unbewusst geführt wurde. Eine alte Vergewaltigung kann sich z.B. dadurch zeigen, dass der Mensch nicht mehr angefasst werden möchte. Die alten Themen und alten Probleme sollen möglichst nicht mehr berührt werden. Auch die

- Furcht vor Spiegeln im Zimmer

deutet darauf hin, dass sich ein Mensch nicht mehr konfrontieren lassen möchte. Im Gegensatz dazu steht das

- Bedürfnis nackt zu sein,

ein Zeichen dafür, dass ein Mensch endlich darstellen möchte, wie er wirklich ist. Auch das grundlose Weinen ist typisch für Camphora. Die nicht integrierten Anteile, die trotzdem belasten, zeigen sich im Weinen. Auch eine

- schmerzlose Lähmung

gehört in die Camphora-Lebenssituation. Der Mensch ist verletzt und gelähmt, ohne dies wahrzunehmen. Campher in der homöopathischen Potenz ist ein absolut wichtiges Mittel, um Konflikte und schwere traumatische Zustände über die Wahrnehmung ins Bewusstsein zurück zu holen. Erst wenn diese Themen wirklich verarbeitet sind und emotional entwertet wurden, ist der Weg zur Lebensfreude frei.

Cantharis vesicatoria

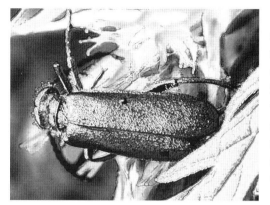

Lytta vesicatoria, der Blasenkäfer oder die Spanische Fliege, gehört zur Familie der Ölkäfer. Der metallisch grün gefärbte Käfer wird bis zu 21mm lang und ist in Südeuropa und dem afrikanischen Mittelgebirge beheimatet. Er lebt in Gebüschen an warmen Orten und kann einen üblen Geruch und bei Gefahr Verdauungssäfte absondern, die Haut reizend wirken.

Drei bis vier Wochen, nachdem die Eier durch das Weibchen der Spanischen Fliege in einem Erdloch vergraben wurden, schlüpfen die Larven. Die Entwicklung der Larven findet parasitär statt. Wirt sind oft Wildbienen. Auf dem Rücken der Bienen gelangen sie zum Bienennest, indem sie sich zur Scheinpuppe weiterentwickeln. Nach der Überwinterung entsteht eine dritte Larvenform, die echte Puppe, aus der dann nach weiteren zwei Wochen die Spanische Fliege schlüpft.

Die Spanische Fliege wurde durch ihr reizend wirkendes, auf der Haut Blasen und Nekrosen verursachendes Gift, bekannt. Die angebliche Potenzsteigerung durch die Spanischen Fliege entsteht durch die massive Reizung der Harnwege, die zu einer starken Erektion oder sogar Dauererektion bzw. Priapismus führen kann. Bei einer Überdosierung wird das Zentralnervensystem angegriffen. Die orale Einnahme von etwa 0,3 g des Giftes kann durch Kreislaufkollaps und Nierenversagen tödlich wirken. Das Gift wird nur von den männlichen Käfern produziert, bei der Paarung an die Weibchen und von diesen als Schutz vor Fressfeinden an die Larven weitergegeben.

Aktiv gegen die eigenen Interessen handeln.

In der Naturheilkunde werden Canthariden-Pflaster bei Rückenschmerzen zur Erwärmung des entsprechenden Bereiches eingesetzt. Auch bei Rheuma und Ischialgie findet es seine Anwendung.

In der homöopathischen Behandlung gilt Cantharis als bewährte Arznei für die Indikation

- Blasenentzündung.

Symbolisch gesehen entsteht eine Entzündung dann, wenn Aggressionen und negative Gefühle nicht formuliert worden sind. Diese Gefühle werden dann verdrängt, als Traumata manifestiert und zeigen sich z.B. als Blasenentzündung. Bei der Indikation von Cantharis ist es sogar möglich, auf die Art der Aggressionen, die der Mensch in einer Cantharis-Situation unterdrückt, Rückschlüsse zu ziehen. Solche Unterdrückungssituationen entstehen immer dann, wenn ein Mensch, entweder unter Druck oder um anderen Menschen zu gefallen, aktiv gegen sich handelt, nachträglich jedoch ärgerlich und zornig darüber ist, dies aber nicht unbedingt zeigen will. Einer der extremsten Zustände dieser Art ist die

- Abtreibung,

welche von der betreffenden Frau nicht gewollt war. Sie hat sich den Umständen oder den Wünschen der Umgebung, ob dies der Erzeuger des Kindes oder ihre Eltern waren, gebeugt ohne eigentlich emotional dahinter zu stehen.

Leichtere, nicht so wichtige Themen des gegen sich selbst zu handeln sind verbreitet und oft das Ergebnis fehlender Konfliktbereitschaft mit Dominanzen. Die Wut wird dann gegen sich selbst gerichtet und zeigt sich z.B. in

- Autoaggression.

oder auf der körperlichen Ebene als Symptom wie

- zerfleischt sich mit seinen Fingernägeln,

der aktiven Selbstzerstörung aus Zorn über das fehlende Nein gegenüber den Anderen.

Typisch für Cantharis in der homöopathischen Form sind

- Raserei,
- Wut durch glitzernde Gegenstände.

In der Reflexion, in der Spiegelung seiner selbst, sieht der Cantharis-Patient seine eigene Unklarheit die er keinesfalls wahrnehmen will. Der für die Cantharis-Situation typische

- ständige Harndrang

zeigt die nicht geklärten oder deutlich gemachten Gefühle.

Auch das Symptom:

- Schwäche, alkoholische Getränke bessern

zeigt nach dem Prinzip „Betrunkene sagen die Wahrheit", dass Schwäche und Resignation abgestreift werden, wenn jemand sich an seine ursprünglichen Ziele erinnert. Auch die Angst oder das

- Gefühl, Fußtritte zu hören

zeigt, dass er vor einer Situation weggelaufen ist. Vollständig deutlich wird die Cantharis-Lebenssituation im Symptom der

- Verbrennung.

In homöopathischer Form hat Cantharis die Kraft, sogar eine Verbrennung dritten Grades innerhalb von kürzester Zeit zu heilen. Eine Verbrennung symbolisiert eine beginnende Transformation, eine notwendige Erneuerung, die nicht bis zum Ende worden durchgeführt ist.

Brennt ein Haus, so muss ein neues gebaut werden. In diesem Sinne sollte der Cantharis-Patient seine natürliche Situation transformieren. Auch im Gemütssymptom

- Zerstörungswut

zeigt sich dieser Wunsch nach Transformation. Der

- unwiderstehliche Drang, obszön zu sein, aber auch die
- Nymphomanie

machen die Sehnsucht deutlich, sich selbst mit unpassenden Menschen um der Unterstützung willen zu verbinden. Das wesentliche Konfliktthema der Cantharis-Situation ist die Bereitschaft zu sich selbst zu stehen, die eigenen Vorstellungen und Sehnsüchte nicht zu verraten. Diese Ehrlichkeit zu sich selbst ist eine wesentliche Grundlage, um Lebensfreude überhaupt erreichen zu können.

Carbo vegetabilis

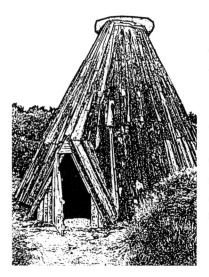

Carbo vegetabilis, die Holzkohle von Buchen- und Birkenholz, wurde seit der Eisenzeit bei vielen hohe Temperaturen benötigenden Verhüttungsprozessen verwendet. Holzkohle entsteht, wenn trockenes Holz unter Luftabschluss erhitzt wird. Die leicht flüchtigen Bestandteile des Holzes, der so genannte Holzgeist, das Methanol, verbrennen, als Rückstand bleibt die intensive Hitze erzeugende Holzkohle. Holzkohle wird benutzt zur Gewinnung von Metallen, zur Herstellung von Stahl, als Wasserfilter, zur Desinfektion, als Zahnpulver und auch, um schädliche Gase zu absorbieren.

Die Herstellung der Holzkohle in großen Mengen erfolgt mindestens seit dem Mittelalter durch Meilerverkohlung. Die einsam gelegen Meiler wurden von Köhlern angelegt, die den anspruchsvollen, zwischen sechs bis acht Tagen und mehreren Wochen andauernden Verbrennungsprozess überwachen und die Temperatur in den Meilern durch geeignete Maßnahmen steuern mussten. Im kargen Alltag der Köhlerfamilien waren Brandverletzungen, Schlafmangel, Angstzustände und Depressionen an der Tagesordnung.

Die Lebenskraft wird nicht für das gesunde Eigeninteresse genutzt.

Meiler wurden wegen des Holzgeistes in der Regel weitab von Dörfern errichtet, die Familien waren meist auf sich allein gestellt. Der Köhlers wurde oft als „schwarzer Mann" geächtet und verspottet und trotz seiner bedeutenden Rolle in der frühindustriellen Entwicklung war dieser Beruf bei weitem nicht adäquat anerkannt. Ganz ähnlich verhält es sich in der Carbo-vegetabilis-Lebenssituation, die von extremer Unterordnung unter fremde Anforderungen, denen aus z.B. scheinbarem Existenzdruck nachgegeben wird, geprägt ist.

Dies belegen Symptomen wie

- Ängstlichkeit ,
- Reizbarkeit,
- Zweifel,
- Verwirrungszustände , bis hin zur
- Teilnahmslosigkeit oder
- Apathie.

Gemütszustande, in denen wir diverse, verdrängte Identifikationskonflikte unterstellen können. Aus der Verwendung der Holzkohle lässt sich weiterhin ableiten, dass dieser Stoff in der Hauptsache in Klärungs- und Reinigungsprozessen eine Rolle spielt. Außerdem werden in großer Zahl Symptome sichtbar, die darstellen, dass Geben und Nehmen nicht in Einklang stehen, dass die gewünschte emotionale, aber auch materielle Anerkennung nicht vorhanden ist. Auf der körperlichen Ebene hilft Carbo vegetabilis bei

- großer Schwäche, bei
- Bronchitis, bei
- Pneumonie, der
- Lungenentzündung sowie allgemein bei
- Entzündungen und
- Geschwüren , besonders in
- chronischen Prozessen

sowie bei allen Erkrankungsformen in denen eine schlechte Sauerstoffzufuhr unterstellt werden kann. Aus dem Sauerstoffmangel lässt sich auch ein weiterer Aspekt der Carbo-vegetabilis-Lebenssituation ableiten. Der notwendige Assimilationsprozess, in dem, analog dem biologischen Stoff- und Energiewechsel, Energien aus der Umgebung für die individuelle Weiterentwicklung und Selbstbestimmung integriert werden, stagniert oder befindet sich in einem Umkehrprozess. Das kindliche Nachahmungsmuster konnte noch nicht durch jenen Wandlungsprozess abgelöst werden, in welchem wir als uns selbstbestimmende Wesen Individualität wahrnehmen und uns für diese entscheiden. Für viele Menschen ist eben dieser Prozess nicht oder nur unvollständig vollzogen.

Die Intuition ist bereits stark entwickelt ist, es werden jedoch verstandesmäßige Anpassungsmuster gelebt. Der kontrollierende Blick nach Außen, die entsprechende Anpassung an scheinbar geforderte Verhaltensweisen, dass Bedürfnis, mit dem Außen konform zu gehen, ist eine weit verbreitete Thematik des Transformationsprozesses von Carbo vegetabilis. Bekommen die individuellen Aspekte einen höheren Stellenwert als die Anpassung an das Außen, ist die Carbo-vegetabilis-Lebenssituation erlöst.

Carduus marianus

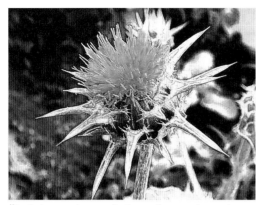

Carduus marianus, die Mariendistel gilt als Unkraut und findet sich an Wegrändern, Schuttplätzen und generell auf steinigen Böden. Die krautige Pflanze, die bis zu 1,50 m hoch werden kann, bevorzugt warme, trockene Orte. Ihren Namen erhielt sie nach der Legende, in der die weißen Flecken auf ihren Blättern von der Milch der Jungfrau Maria stammen.

Ähnlich wie die stachelige Pflanze, die auf steinigem Boden wächst, ist auch die Lebenssituation eines Menschen, der Carduus marianus benötigt.

Reaktionslos und ohne Perspektive in Familienmustern gefangen sein.

Der Gemütszustand ist oft

- traurig und voller
- Kummer, er ist
- schreckhaft und
- vergesslich, aber auch
- zornig.

Der eigene Lebensimpuls fehlt und der Mensch befindet sich in einer Lebenssituation, die freudlos, unpassend und perspektivlos erscheint. Bisher hat er funktioniert, um die Familie glücklich zu machen. Dabei wurde die Frage nach dem Allgemeinen und dem Individuellen bisher nur ganz vorsichtig gestellt, ohne dies nach außen sichtbar zu machen.

Die Mariendistel gilt als eines der wichtigsten und mächtigsten Lebermittel. Sie signalisiert das Selbstwertgefühl und die Fähigkeit, Aggressionen zu äußern und sich damit von Belastungen zu befreien

Die Persönlichkeit in einer Carduus-marianus-Situation, steht man zwischen den bisher unkritisch angenommenen Verhaltensmustern der Familie und dem eigenen Lebensimpuls, Individualität zu entwickeln.

Sie beugt sich dem scheinbaren Druck, zu funktionieren, kommt aber nicht damit zurecht. Symptomatisch für diese Unfähigkeit, sich zu wehren oder sich durchzusetzen und für den fehlenden Mut, sich zu formulieren, sind

* Schwäche der Arme morgens beim Aufsteigen,
* Verlangen nach Tabak,
* Verlangen nach Rauchen, auch eine
* hohe Selbstkritik üben, dem
* Rückzug bezüglich anderer Menschen und er häufige
* Alkoholismus.

Die fehlende Eigendynamik wurde in Zorn umgewandelt oder in Selbstvernichtung, wie sich in einer

* Leberzirrhose

zeigen kann. In der Carduus-marianus-Lebenssituation hat sich das Gefühl, nicht das Recht auf eigene Gefühle zu haben, manifestiert, was dazu geführt hat, das derjenige meint, „alles falsch" zu machen. Häufig sind eine Unzahl Gefühle angestaut, die nicht nach außen dringen, um geklärt zu werden.

Ceanothus americanus

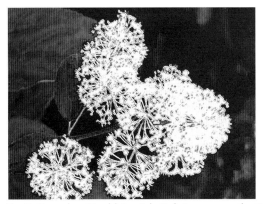

Ceanothus americanus, die Säckelblume oder der Kalifornische Flieder, ist ein Strauch, seltener kleiner Baum, der auf Felsen oder in trockenen Wäldern auf steinigen, sandigen Boden gedeiht. Sie erträgt Trockenheit und Salz, lediglich Feuchtigkeit und Nässe verkürzen ihre Lebensdauer.

Zu Zeiten des Unabhängigkeitskrieges wurde Ceanothus als Tierersatzfutter verwendet. Bis heute dient sie als Wollfärbemittel. Als homöopathische Arznei dient Ceanothus hauptsächlich zur Heilung der Milz, dem Organ der Lebensfreude.

Erst die Arbeit, dann das Vergnügen.

Besonders in einem Symptom ist die Lebenssituation, eines Menschen der Ceanothus benötigt, abzuleiten, die

- Angst, arbeitsunfähig zu werden.

In der Ceanothus-americanus-Lebenssituation geht es um Pflichterfüllung und Arbeit, um den tiefen Achtungswunsch ausgleichen zu können. Nur wer arbeitet ist geachtet. Aus diesem Glaubenssatz will der Mensch lieber arbeiten als leben. Hier zeigt sich die Problematik eines fehlenden Selbstwertgefühls, das nur durch Arbeit auszugleichen ist.

Wie schon beschrieben, symbolisiert die Milz im gesunden Zustand die Lebensfreude, im schwer erkrankten Zustand jedoch den Fanatismus. In dieser Lebenssituation ist es sehr schwierig, den Glaubenssatz „Arbeit ersetzt das Selbstwertgefühl" zu Gunsten der Lebensfreude loszulassen. .

Die Menschen die viel arbeiten sind oft „gallig", weil sie es im Grunde nicht einsehen, für ihr Selbstwertgefühl zu arbeiten.

Chronische Wut zeigt sich durch die

• Erkrankungen der Leber,

dem Organ des Selbstwertgefühls.

Ähnlich wie die Pflanze auf steinigem Untergrund am besten wächst, so empfindet auch der Menschen in einer Ceanothus-Lebenssituation. Er bevorzugt augenscheinlich harte Umstände um sich „gut" zu fühlen. Kann er „hart arbeiten", ist sein Selbstwertgefühl in Ordnung. Kommen aber Emotionen dazu, die sich symbolisch als Nässe und Feuchtigkeit darstellen, dann entstehen größere Konflikten.

Im Rahmen von Emotionen werden der Glaubenssatz und die Situation in Frage gestellt und die Unzufriedenheit und damit die Erkrankungen dieses Menschen blühen auf. In der Ceanothus-Lebenssituation ist es wichtig, das eigene Selbstwertgefühl und die Selbstachtung nicht durch Arbeit zu ersetzen. Erst dann wird es zur Entwicklung der Lebensfreude kommen können.

Cenchris contortrix

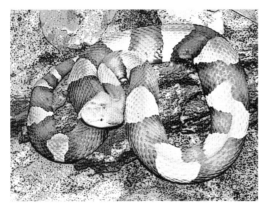

Agkistrodon contortrix, der Nordamerikanische Kupferkopf oder die Mokassinschlange, ist eine dämmerungs- und nachtaktive Giftschlange, die sich gut im Laub des Waldes tarnen kann. Sie zieht sich gern in Erdhöhlen, Steinhaufen und Baumstümpfe zurück.

Sie gilt als besonders heimtückisch und besitzt zwischen Auge und Nasenlöchern ein spezielles Temperatursinnesorgan, die so genannten Lorealgruben, mit welchen sie auf eine Entfernung von 30 bis 50 cm geringste Temperaturunterschiede wahrnehmen kann. Das Orten des Futters ist so gut gewährleistet.

Im Gegensatz zu ihrer sonstigen Körperfärbung ist die Schwanzspitze türkisgrün gefärbt, wohl um einen Wurm zu imitieren und z.B. Vögel anzulocken. Dabei hat sie keine besonderen Vorlieben, sondern frisst alles, was sie überwältigen kann. Für den Menschen ist ihr Gift nicht tödlich, führt jedoch zu diversen Beschwerden wie Erbrechen etc.

Sich in einer Gemeinschaft nicht integriert fühlen.

Das grundsätzliche Lebensthema aller Schlangen auf der psychischen Ebene ist ihr fehlender Aufrichtungsprozess. Der Aufrichtungsprozess steht für direktes, ehrliches Handeln, Geradlinigkeit, das „sich gerade Machen", und die bewusste Übernahme der Eigenverantwortung. So finden wir den Ruf der Hinterhältigkeit, den die Schlange genießt, in gewisser, sozusagen spiegelbildlicher Weise auch auf homöopathischer Ebene wieder. Im Sinne eines „Was ich selber denk und tue, dass trau ich auch anderen zu…" ist der Mensch, der Cenchris benötigt, besonders misstrauisch, fühlt sich schnell kritisiert und hintergangen. Gleichzeitig ist die Fähigkeit andere zu manipulieren gut entwickelt. Dieses manipulative Verhalten deutet darauf hin, dass ein Mensch verletzt ist, und glaubt, sich zumindest in direkter Konfrontation nicht wehren zu können. Die Manipulation dient hier als Mittel zur Kontrolle der Situation. Hier trifft sich das Verhalten des Tieres mit jenen kulturgeschichtlichen Ansichten, die die Schlange als Verführerin darstellen.

Dabei finden sich in der homöopathischen Arzneimittelprüfung von Cenchris auffallend viele sexuelle Symptome und vor allen Dingen Vergewaltigungsthemen. Die Verknüpfung von Sexualität und Gewalt ist ein wesentliches Thema von Cenchris. Dabei ist es irrelevant, ob der Gewaltaspekt aufgrund eines Missverständnisses evidenzbasiert geprägt wurde oder ob er tatsächlich auf eigenen körperlichen Erfahrungen beruht.

Eine typische Prägung finden wir bei einem Kind, welches beispielsweise die erlebte Beischlafsituation im elterlichen Schlafzimmer als Gewaltsituation wahrgenommen hat. Diese missdeutete Situation entwickelt sich zu einem Bewusstseinsprozess, in welchem die Zugehörigkeit in der Eltern/Kind-Gemeinschaft zerstört wird oder zumindest im kindlichen Bewusstsein die Zusammengehörigkeit verloren geht. Der Mensch in der Cenchris-Situation fühlt sich so nicht mehr dazugehörig. Er ist und fühlt sich ausgestoßen. Symptome wie

- glaubt, er muss in ein Asyl (Internat, Heim etc),
- glaubt, weggeschickt zu werden

dokumentieren diesen Zustand.

Ähnliche Themen sind meist nicht selbst erlebte, aber beobachtete Vergewaltigungen oder die Situation von Prostituierten, die sich in einem unbewussten Bewertungszwiespalt zwischen scheinbar freiwilligen sexuellen Diensten und dem unterdrückten Empfinden von gewaltsamer Sexualität befinden. Das Image der Prostituierten ist häufig mit dem Gefühl des Ausgestoßenseins verbunden. Um dieses Gefühl zu kompensieren, manipulieren sie sich und andere. Mit der so oder ähnlich entstandenen sarkastischen, frustrierenden Lebenssituation hat sich der Mensch, der Cenchris benötigt, bereits abgefunden.

Gerade das Thema „sich ausgestoßen fühlen" birgt eine wesentliche Grundlage auf dem Weg zur Individualität. Dieses „nicht mehr dazugehören" führt als leid- und gewaltvoller Aufrichtungsprozess über die Hilflosigkeit zum Sarkasmus und zur Fähigkeit, sich selbst an- und ernst zu nehmen. Dieser Prozess ist damit eine wesentliche Grundlage für die sich zugegebenermaßen spät entwickelnde Lebensfreude.

Chamomilla

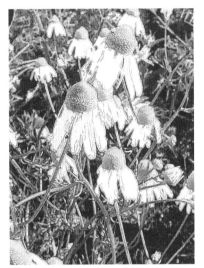

Chamomilla, Matricaria chamomilla, die Echte Kamille, gilt seit der jüngeren Steinzeit als Kulturfolger des Menschen und ist eine vielseitige Heilpflanze. Ihre Frucht ist eine Nussfrucht, die im Boden vermutlich mehr als ein Jahrhundert überdauern kann. Die einjährige, krautige Pflanze, die bis zu 50 cm hoch werden kann, wächst in ganz Europa und in Asien. Sie lebt auf meist kalkarmen, leicht bodensauren, lehmreichen Äckern und Waldfluren. Als Wegpflanze ist sie trittunempfindlich und richtet sich schnell wieder auf. Der Gehalt an Wirkstoffen ist in der jungen Blüte am höchsten.

Ihr Namenbestandteil Matricaria entstammt dem lateinischen und steht im Bezug zur Gebärmutter. Echte Kamille wurde früher auch als Mutterkraut bezeichnet und bei Frauenleiden eingesetzt. Sie wächst an Wegrändern, Böschungen und vor allen Dingen in Getreidefeldern, deshalb gilt sie als Unkraut und genießt bei Landwirten trotz ihrer Heilwirkung einen schlechten Ruf.

Fühlt sich nicht zugehörig, ist wütend darüber und trotzt.

Genauso fühlt sich der Mensch, der Chamomilla braucht: Er fühlt sich nicht zugehörig und ist darüber ausgesprochen wütend. Seine umfangreichen Fähigkeiten werden zwar genutzt, aber scheinbar nicht gewürdigt. Er ist hochgradig trotzig und hat das Gefühl, sich trotz hohen Einsatzes nicht durchsetzen zu können.

In einer Chamomilla-Lebenssituation besteht noch der Glaube, dass man sich durch Kraft und Durchsetzung Zugehörigkeit erkämpfen kann. Bei vielen Menschen bleibt dieser Urglaube, sich auf kämpferische Art Zugehörigkeit erarbeiten zu können, lange bestehen. Sie agieren mit der Willenskraftmethode, über die dann ein massiver Trotz entwickelt wird, über welchen der Mensch sich selbst erfährt, der praktisch der Motor seines Tun und seiner Aktivität ist.

Erst viel, viel später reift die Erkenntnis, dass eine Zugehörigkeit entweder da ist oder nicht, dass man diese nicht erkämpfen kann. Dieser Erkenntnisaugenblick ist wie eine Erleuchtung. Bis dahin kämpft sich der Mensch, der sich in einer Chamomilla-Situation befindet, mit einem gewaltigen „Trotz dem" durchs leben, als Kind auf laute und als Erwachsener auf indirektere Weise.

Dieser verzweifelte Kampf um Anerkennung ist geprägt von Eigensinn, Ungeduld, Reizbarkeit, die sich bis zur Schlägerei entwickeln kann. Auf der unbewussten Ebene kann es zu extremen Schmerzen kommen, die ebenfalls wütend machen. Häufig wird direkt oder indirekt die Frage nach der Schuld, die Frage, ob man selbst oder die äußeren Umstände für das Gefühl fehlender Zugehörigkeit verantwortlich sind, gestellt. Dieses Hin und Hergerissensein bewirkt beispielsweise, dass ein Kind auf den Arm, aber auch gleichzeitig allein stehen möchte.

Als Erwachsener wird dieses Thema etwas subtiler abgewickelt. Aber genau diese Zwiespältigkeit, dieses „Hin und her" bleibt, bis die Realität, die ausschließlich über die Selbstwahrnehmung, das Hören auf das eigene Gefühl gefunden werden kann, akzeptiert und in ihr adäquat, der eigenen Persönlichkeit entsprechend gehandelt wird.

Ähnlich wie auf der Gemütsebene sind auch die körperlichen Symptome hoch dramatisch:

- Blutwallungen nach Ärger,
- könnte vor Zorn platzen,
- eine Wange rot und heiß, die andere blass und kalt.

Dies beschreibt das Gefühl oder zumindest die Erinnerung daran, eine kräftige Ohrfeige bekommen zu haben. Damit ist die fehlende Zugehörigkeit bestätigt. Die

- Rheumaschmerzen bzw.
- Rheumaschmerzen die so stark sind, dass sie ihn aus dem Bett treiben

stehen für eine Situation, in der das seelische Leid so groß ist, dass es ihn aus der vermeintlichen Ruhe und heimatlichen Zugehörigkeit treibt. Dann

- Ohrgeräusche, wie Rauschen von Wasser.

Wasser steht für Gefühl und das Ohr für das Hinhören. Nicht bewältigte Gefühle machen sich durch ein Ohrgeräusch deutlich. Das

- Asthma nach Zorn

ist ebenfalls ein wesentlicher Aspekt. Der Mensch, der sich in einer Chamomilla-Situation befindet, hat es total satt, sich dominieren zu lassen.

Das

- Verlangen, geschaukelt zu werden,

deutet darauf hin, dass die sehr unterschiedliche Polarisierung aufgehoben werden soll in der sich dieser Mensch befindet. Das Kind ist nur ruhig, wenn es getragen wird. Erst das Gefühl angenommen und getragen zu werden, unterstützt den bestehenden Glaubensatz der notwendigen Zugehörigkeit.

Ganz typisch für Chamomilla ist auch der extreme

- Schmerz im Ohr, die
- Mittelohrentzündung.

Dies tritt vor allem dann auf, wenn eine starke Divergenz zwischen der inneren Stimme und dem, was von außen gesagt wird, auftritt. Ziele, Gemeinsamkeiten und Zugehörigkeiten sind offensichtlich sehr unterschiedlich.

Typisch sind auch Symptome wie

- extremer Schweiß, vor allem
- extremer Schweiß bei der Zahnung bzw.
- extremer Schweiß bei Erkältungszuständen

Die Zahnung steht für die Fähigkeit des sich Durchbeißens, während die Erkältung die Frustsituation ist. Der Schweiß symbolisiert die Grenzen, die zum eigenen Nutzen überschritten werden sollen. Im Falle der Chamomilla-Lebenssituation geht es darum, loszulassen. Die Basis ist die Bereitschaft, zu akzeptieren, was wirklich existent ist, bereit zu sein, die Realität wahrzunehmen.

Cina maritima

Artemisia cina, der Wurmsamen, auch Zitwerblüte, ist eine krautige Pflanze aus der Familie der Korbblütengewächse. Der Name deutet schon darauf hin, dass die giftige Pflanze eine heilende Wirkung bei Verwurmung hat. Sie bildet so genannte Achänen, Schließfrüchte, eine Sonderform der Nussfrüchte, die sich auch der Reifung nicht öffnen. Aktive Beteiligung am leben, an Entwicklung wird verweigert.

Ganz ähnlich zu betrachten ist die für die Ablehnung des Lebens stehende Verwurmung, Normalerweise wird der Mensch erst nach dem Ableben mit Würmern „konfrontiert" und diejenigen, die zu Lebzeiten daran leiden, weisen dadurch darauf hin, dass ihr Interesse am Leben nicht besonders groß ist.

Sich ausgeliefert fühlen und damit nicht zu recht kommen.

Nehmen wir die Ablehnung des Lebens als grundsätzliche Thematik der Lebenssituation eines Menschen, der Cina benötigt, dann erklärt sich auch sein typisches Verhalten. Er

- will nicht angefasst,
- will nicht geliebt werden,
- will nicht liebkost werden, ist
- reizbar,
- aggressiv,
- tritt und spricht im Schlaf und,
- weint bei Berührung.

Ein Cina-Kind ist bei

- Kleinigkeiten beleidigt,
- sehr eigenwillig,
- kann es nicht ertragen, gewaschen oder gekämmt zu werden. Es
- schlägt gerne andere.
- Will nicht auf den Arm,
- schreit erbärmlich, wenn es festgehalten wird,
- jammert und
- wimmert.

Kurz, es ist nicht auszuhalten.

Die ablehnende Haltung zeigt sich auch auf der körperlichen Ebene. Das Kind macht sich

- steif vor dem Husten. Die
- Füße sind krampfartig ausgestreckt, es
- zieht Grimassen und
- ist nicht bereit, zum Frisör zu gehen.

- Fressanfälle,
- Blähbauch und häufig
- Koliken.

sind ebenfalls typisch. Menschen die kein Interesse am Leben haben, finden auch keinen Zugang zu ihrer Lebensaufgabe oder der Suche nach einem sinnvollen Lebensinhalt. Die Kraft, die nicht für die eigene Entwicklung verwendet werden kann, steht so scheinbar anderen „zur Verfügung", was dazu führt, dass diese wie selbstverständlich von anderen benutzt wird.

So fungiert der Mensch in einer Cina-Lebenssituation als eine Art Sprachrohr, als Lautsprecher für die Kommunikation der Anderen. Gibt es in seiner Umgebung einen Konflikt, z. B. der Eltern, dann übernimmt das Kind diesen Konflikt, indem es die unbewussten Emotionen der Eltern ausdrückt. Diese Übernahme setzt sich im Erwachsenenalter fort und wir sehen einen Menschen vor uns, der ständig in Fettnäpfchen tritt, weil er intuitiv formuliert, was andere nicht aussprechen. Damit zieht er sich den Zorn der Anderen zu und scheint ständig Opfer oder Auslösender der Aggression anderer zu sein.

Da er selbst die Steuerung seines Lebens nicht übernimmt, fühlt sich der Mensch in der Cina-Situation ausgeliefert und ungerecht behandelt. Die womöglich einzige Waffe, die ihm zu Verfügung steht, ist es, selbst garstig und unberechenbar zu reagieren. Dabei fühlt und verhält er sich als Prellbock für andere. Dabei ist ihm nicht wirklich klar „wie ihm geschieht" und er reagiert darauf aggressiv und abweisend.

Dieser Zustand hält so lange an, bis der Patient bereit ist, sein Leben anzunehmen, sich selbst und andere zu akzeptieren und die innere Unsicherheit zu überwinden die er als Sprachrohr der anderen stark verinnerlicht hat. Jedwede weitere Lebensflucht, egal auf welcher Ebene, verstärkt das Problem.

Cocainum hydrochloricum

Das als Weißes Pulver „berüchtigte" Cocainhydrochlorid, eine weltweit verbreitete Rauschdroge mit hohem Abhängigkeitspotential, wird aus den frischen oder getrockneten Blättern des Cocabaumes extrahiert. Ursprünglich diente das Cocainum hydrochloricum dazu, Morphium-Abhängige zu heilen und wurde dann über die schmerzstillende Wirkung zu einem Anästhetikum.

Nicht nur die Pflanze, die Höhenlagen bevorzugt, will „hoch hinaus". Kokain als Droge bewirkt, wie schon Sigmund Freud beschrieb, Euphorie, Müdigkeits- und Schwächegefühle werden in unnatürliche Leistungsfähigkeit verwandelt. Die Gefährlichkeit als Droge wurde erst nach und nach erkannt. Sogar die Coca-Cola, die ihren Namen tatsächlich wegen dieser Verwendung erhielt, enthielt bis 1906 einen Extrakt aus Coca-Blättern.

Muss andere überzeugen, muss immer gewinnen.

Das psychisch prägendste Thema ist der Ehrgeiz, das absolut Zielgerichtete, Ziele, die selbst dann nicht verlassen werden, wenn man „über Leiden gehen muss". Die heutige Geschäftswelt ist geprägt von dieser zielgerichteten, teilweise unsozialen Handlungsweise. Der Erfolgszwang hat die Menschlichkeit verdrängt.

Im Symptombild des homöopathischen Cocainum hydrochloricum findet sich

• Flugangst.

als interessante Indikation. Das Fliegen symbolisiert Freiheit und Fähigkeit, sich in alle Richtungen frei bewegen zu können. Eben diese Freiheit und Flexibilität ist für einen Menschen in einer Cocainum-Lebenssituation aber nicht wirklich nicht möglich, da das Erreichen eines geplanten Zieles auf direktem Weg wichtiger ist. Er ist geprägt von Ehrgeiz, dem er sogar die eigenen körperlichen Bedürfnisse unterordnet.

Seine von Dominanzansprüchen geprägten Glaubenssätze beinhalten eine so starke Willensbetonung, dass Schwäche oder Ruhe nicht als Besinnungschancen sondern als Versagen gewertet werden. Energetischer Hintergrund des daraus resultierenden Verhaltensmusters ist die Angst, durch Versagen oder Schwäche die eigene Position in der Gruppe zu verlieren. So hat das Kokain vor allem den Ruf einer „Leistungsdroge", die vornehmlich von Managern, Kaufleuten in Führungspositionen, Künstlern und besonders von sozialen Aufsteigern konsumiert wird.

Der Cocainum-hydrochloricum-Patient hat den

- unwiderstehlichen Drang, wichtige und großartige Dinge zu tun, ist
- extrem zentriert und
- willensbetont.
- muss andere von seiner Sichtweise überzeugen

beziehungsweise Bestätigung erzwingen. Am Beispiel der Ehe eines sehr bekannten Paares der Popgeschichte, Ike und Tina Turner, ist Cocainum hydrochloricum sehr deutlich nachvollziehbar. In einem Video wird das Leben von Tina Turner in allen Höhen und Tiefen vorgestellt. .

Der schon als Sänger bekannte Ike Turner entdeckt eine junges Frau, eben jene Tina, welches er zu seiner Gesangs- und sonstiger Partnerin aufbaut. Schnell wird deutlich, dass Tina Turner begabter ist als er selbst, eine Situation, die Ike Turner nicht aushalten kann. Um seinen verletzten Dominanzanspruch auszugleichen, kommt es unter Kokain zur Vergewaltigung seiner Partnerin. Diese ehrgeizige, übersteigerten Willensbetonung, der

- Drang, gewinnen zu müssen

ist das Typische der Cocainum-Lebenssituation. Dabei werden letztlich Defizite und die Furcht vor dem Verlieren kompensiert. Das daraus resultierende Unterlegenheitsgefühl und der entstehende Neid werden hinter in Aggressionen gipfelnder Überaktivität versteckt. Dem Patienten in der Cocainum-hydrochloricum-Lebenssituation ist es nicht möglich, in die für die Erreichung wirklicher Lebenslust notwendige Gelassenheit zu kommen.

Cocculus indicus

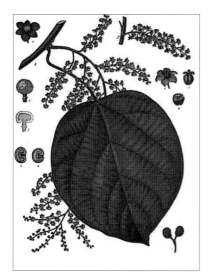

Cocculus indicus, die Indische Scheinmyrte oder Kokkelspflanze, mit dem botanischen Namen Anamirta cocculus, ist eine in Südostasien beheimatete Kletterpflanze, eine Liane. Die psychoaktive, stimulierend wirkende Kletterpflanze entwickelt keinen eigenen Stamm sondern sie benötigt andere, z. B. eine andere Pflanze, eine Mauer, eine Fassade etc. um sich hochzuranken.

Übertragen wird diese Symbolik auf die Lebenssituation der Menschen die Cocculus brauchen, so muss es eine Situation sein, aus der Menschen Stabilität und Sicherheit beziehen.

Demzufolge sehen wir eine Lebenssituation vor uns, in der ein Mensch keine eigene Stabilität besitzt und sich an anderen Personen oder Situationen festhalten muss oder will. Um diese Notwendigkeit, die auf tiefer Existenzangst und wiederholter Erfahrung von Verletzung auf Hilflosigkeit basiert, zu dekorieren und zu kaschieren, wird das Verhaltensmuster des Helfertriebes aktiviert.

Helfertrieb, aus Furcht vor anderen und Enttäuschung lieb und nett sein müssen

Der Helfertrieb hat den Vorteil, dass derjenige, der hilft, in einer dominanten Position erscheint und die eigene Hilflosigkeit damit ausgezeichnet verschleiert werden kann. Denn nach allgemeiner Auffassung ist nicht der Helfende, sondern der scheinbar Hilfsbedürftige der Schwächere.

Da jedoch Helfertrieb und Hilfsbedürftigkeit einander bedingen, benötigt der den Helfertrieb benutzende den Hilflosen als Stabilitätsfaktor. Derjenige, der hilft, ist scheinbar in einer stärkeren, stabileren Position und kann jederzeit Kontrolle ausüben, ohne dass es direkt auffällt.

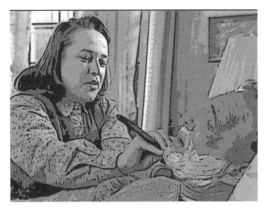

Der Auslöser für eine pathologische Cocculus-Situation ist häufig genug die Angst und Sorge um eine Person, die für den Helfenden eine entscheidende Rolle spielt. Ist diese Person krank oder droht sie der Kontrolle desjenigen, der hilft, zu entkommen, so wird es „kritisch" und der Mensch in der Cocculus-Situation wird unsicher, ängstlich und versucht unter allen Umständen diese Person, auch wenn sie noch so schwach erscheint, festzuhalten.

Beachten wir die typischen Indikationen von Cocculus, z. B. die

- Folgen von Übernächtigung durch Nachtwachen,

welche bei Krankenschwestern und Pflegediensten sehr verbreitet ist. Gerade bei dieser Berufsgruppe ist der Helfertrieb ein gravierender Anteil ihrer Existenz. Eine weitere Alternative

- Schwangerschaftsübelkeit,

besonders wenn das Kind zur Absicherung der Existenz gezeugt wurde.

- Seekrankheit,
- Reisekrankheit
- Flugangst

sind Ausdruck fehlender Stabilität in sich der Kontrolle entziehenden bewegten Momenten des Lebens. Die Rolle des Helfers wird mit dem Betreuten zu Hause gelassen. Die „Entspannung" ist allerdings geprägt von Sicherheits- und Kontrollverlust.

Coffea cruda

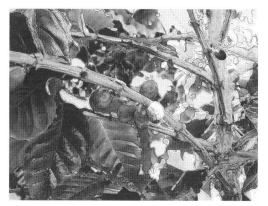

Coffea arabica, der rohe Kaffee wird aus Steinfrüchten verschiedener Kaffeepflanzen gewonnen, deren Qualitäten je nach Anbaugebiet variieren. Kaffeepflanzen sind anspruchsvoll und benötigen ein ausgeglichenes feucht-warmes Klima. Sie sind allzu großer Hitze und direkter Sonne ebenso abgeneigt wie Temperaturen unter 13°C oder Frost.

Der Legende gemäß soll einigen Hirten aus der äthiopischen Region Kafra aufgefallen sein, dass die Ziegen, die von einem Strauch mit weißen Blüten und roten Früchten gefressen hatten, munterer herum sprangen, als die anderen Tiere, die müde waren. Als ein Hirte selbst die Früchte dieses Strauchs probiert, stellte er diese aufregende und belebende Wirkung auch bei sich selbst fest. Die Mönche eines nahe gelegenen Klosters, die von den Hirten um Rat gefragt worden waren, bereiteten aus der Pflanze mit den Kirschen ähnlichen Früchten einen Aufguss und stellten fest, dass sie selbst viel länger wach bleiben und beten konnten.

In Europa wurde 1683 das erste Wiener Kaffeehaus eröffnet und zu Hahnemanns Zeiten, er wurde 1755 geboren, breitete sich der Kaffee, der bereits 1673 in Bremen erstmals ausgeschenkt wurde, über ganz Deutschland aus. Die Idee, die Bohne zu destillieren, stammt übrigens von Johann Wolfgang Goethe, davon angeregt entdeckte der deutsche Chemiker und frühere Apothekerlehrling Friedhelm Ferdinand Runge das Koffein.

Schuldgefühle, sich der Situation aber nicht stellen.

Kaffee wirkt aufgrund seines Koffeingehaltes aufmunternd, er hat jedoch, da dann das Schlafzentrum im Gehirn besser durchblutet wird, in den ersten Minuten eine Schlaf fördernde Wirkung. Wird dieser Zeitpunkt übergangen, entfaltet sich die anregende, scheinbar motivierende Wirkung des Kaffees. Viele Menschen benötigen Kaffee, oft gesüßt, als Belohnung, und mit etwas sahnigem Luxus verträglicher gestaltet, um sich zu motivieren, ihre scheinbar fremdbestimmten Tagesaufgaben zu bewältigen und somit im Prinzip gegen ihre eigentlichen Bedürfnisse zu handeln.

Wichtige Gemütssymptome von Coffea cruda sind

- Angst, als ob man ein Verbrechen begangen hätte,
- klammert sich an Personen oder Möbel,
- Schreckhaftigkeit beim Einschlafen,
- Schreckhaftigkeit im Schlaf,
- Furcht vor Berührung,
- Furcht vor dem Tod, auch durch Schmerzen,
- Wahnidee von Verbrechern,
- glaubt, das Paradies zu sehen.

Auf der körperlichen Ebene ist das Symptom

- Herzklopfen mit Angst nach Erregung, nach Freude

sehr typisch. Dann eine

- innere Unruhe und Schlaflosigkeit, durch Gedankenzudrang.

Betrachten wir diese Symptome einmal in einem Zusammenhang, so zeigt sich folgendes Bild: Ein Mensch, der selbst das Gefühl hat, etwas Schreckliches oder Falsches getan zu haben, und deswegen von Schuldgefühlen geplagt wird, ist schreckhaft und wartet darauf, „abgeholt" und möglicherweise verurteilt zu werden und unter Schmerzen und Folter zu sterben.

Die Coffea-Lebenssituation, bei Coffea tosta noch viel extremer, ist geprägt von Schuldgefühlen. Oberflächlich betrachtet sind jene Schuldgefühle dann vorhanden, wenn ein Mensch sich an die Erwartungen anderer gebunden fühlt. Doch aus der Perspektive der Eigenverantwortlichkeit entstehen die Schuldgefühle dann, wenn ein Mensch sich zu sehr angepasst hat, wenn er gegen sich selbst, seine Fähigkeiten, Neigungen, seine Individualität handelt. In der Coffea-Lebenssituation geht es darum, sich selbst treu zu bleiben und auch die eigenen Motivationen nicht zu verleugnen. Die Thematik von Coffea cruda, als Grundthematik traditioneller Beziehungen, ist derart dominierend, dass sie alle Varianten des gegen sich selbst Handeln zur Bearbeitung reaktiviert. Dies ist wesentlich, damit ein Mensch die Wertung seiner vermeintlichen Schuld auflöst und mehr und mehr ein genussvolles Leben führen kann.

In der frühen Phase Hahnemanns gab er dem sich ausbreitenden Kaffeegenuss die Schuld an der Ausbreitung vieler Krankheiten, widerrief dies allerdings in seinem Buch „Die chronischen Krankheiten", mit der Begründung, dass er zu dem Zeitpunkt wo er den Kaffee beschuldigte, die Miasmen, als die von den Seuchen abgeleiteten Strukturthemen bestimmter Erkrankungen, noch nicht erkannt hatte.

Das nicht nur Hahnemann den Kaffee für schuldig an scheinbar unerwünschten Entwicklungen hielt, zeigt sich in folgender Anekdote: Der schwedische König Gustav III wollte beweisen, dass Kaffee giftig sei. Es gilt die Sage, dass er dazu zwei zum Tode verurteilte Häftlinge begnadigt hat. Der eine musste jedoch zuvor täglich Tee trinken, der andere Kaffee. Beide sollen übrigens die überwachenden Ärzte und den König überlebt haben. Das Gerücht von der antidotierenden Wirkung des Kaffees bei homöopathischen Therapien hält sich selbst in modernen Fachkreisen noch immer hartnäckig. Im Prinzip wird jedoch durch diese Fehleinschätzung die Wirkung homöopathischer Mittel nicht nur unter- sondern auch völlig falsch eingeschätzt.

Wird ein Patient homöopathisch z.B. gegen Kummer behandelt, so wird er ein Kummermittel erhalten, das dann in ihm wirkt. Trinkt er jetzt daraufhin einen Kaffee, wird sich sein Fokus, der sich bisher auf das Hier und Jetzt, auf die akute Kummerthematik gerichtet ist, sofort umstellen auf das Thema des Stoffes oder des Nahrungsmittels, welches er gerade aufnimmt. Bei Coffea ist dies nun einmal das wichtige Thema des Schuldgefühls gegen sich selbst. Aus diesem Grund sind eben auch – unabhängig von Coffea cruda - die Ernährungspräferenzen und deren eventuelle Veränderung derart signifikant in der homöopathischen Anamnese. Das jedes Nahrungsmittel und jedes Getränk eine Einfluss nehmende Wirkung auf einen Patienten besitzt, hatte Hahnemann bereits wahrgenommen, denn seine Patienten durften teilweise über lange Zeit, teilweise über Jahre, nur eine dünne Gemüsebrühe zu sich nehmen, um die Heilungsimpulse der gegebenen Homöopathika nicht zu verwässern.

Inzwischen zeigen die mit der Homöopathie gemachten Erfahrungen, dass der Mensch sich in etwa verhält wie der Bildschirm eines Fernsehgerätes. Die einzelnen belastenden Themen entsprechen verschiedenen Programmen, die im Unbewussten parallel ablaufen. Wie mit einer Fernbedienung können wir nun durch die einzelnen Kanäle „zappen", indem wir uns mit unterschiedlichen Impulsen konfrontieren und so über das Resonanzprinzip die verschiedenen, unbewussten Lebensthemen aktivieren.

Da es sich bei Kaffee um ein wesentliches Lebensthema handelt, nämlich die Treue zu sich selbst, wird bei dem Genuss von Kaffee stets der Verrat an diesem Thema in vielleicht hundertfachen Geschichten, die im Unbewussten liegen, reaktiviert werden. Kurz gesagt, es wird umgehend auf das Programm „Schuldgefühle gegen sich selbst" oder „fehlende Treue zu sich selbst" umgeschaltet. Die vorher gegebene homöopathische Arznei hat dennoch das Thema, das zu der jeweiligen Arznei gehört, aktiviert und wird den Patienten dazu bringen, dieses zu bearbeiten, auch wenn sich dies im Moment nicht am Körper abbildet, weil durch den gerade getrunkenen Kaffee ein anderes Programm im Körper und damit am Bildschirm sichtbar geworden ist.

Colocynthis

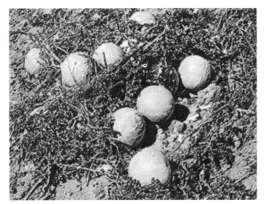

Citrullus colocythis, die Koloquinte, ist ursprünglich ein Kürbisgewächs Nordafrikas und Südwestasiens. Die niederliegende, gelegentlich kletternde ausdauernde, krautige Pflanze mit herzförmigen Blättern wächst in heißen Regionen auf trockenem, sandigem Boden. Sie weist kleine, bescheiden wirkende meist gelbe Blüten auf.

Ihre Früchte, so genannte Panzerbeeren, schmecken bitter und weisen den höchsten Giftanteil aller Pflanzenteile auf. Eine Überdosierung kann tödlich wirken. Die Pflanze hat sich über ihr Ursprungsgebiet hinaus in andere subtropische Gebiete, z.B. im gesamten Mittelmeerraum, in Indien, wo sie inzwischen ebenfalls hauptsächlich als Medizinalpflanze genutzt wird, sowie in Zentralafrika und Australien ausgewildert und eingebürgert. Dort wächst sie vor allem in so genannter gestörter Vegetation, überall dort wo Bodenerosion und schwaches Wachstum anderer Pflanzen nicht in der Lage sind, den Boden festzuhalten so z.B. an Straßenrändern, auf Bauland oder brachliegendem Grünland, in Überschwemmungsgebieten.

Die Lebenssituation eines Menschen der Colocynthis benötigt, ähnelt dem Verhalten der Pflanze. Der Mensch ist durch Demütigungen niedergedrückt und hat das Gefühl, sprichwörtlich am Boden zu liegen, ist beispielsweise entrüstet über eine Aussage oder ein Geschehen. Dies lässt er aber nicht nach Außen sichtbar werden, sondern behält die entsprechenden Gefühle für sich.

Wut im Bauch durch Anpassung, Unterdrückung von Ärger.

Gelegentlich sucht sich der Colocynthis-Patient einen anderen Menschen um sich an diesem aufzurichten. Die wirklichen Probleme und Konfliktthemen aber wird er wohlweislich verschweigen. In Wirklichkeit „kocht" er innerlich und ist extrem wütend. Symbolisch betrachtet ist er genauso giftig wie die Pflanze – und am Giftigsten genau dort, wo es am besten verborgen ist: Im Innern, im Kern der gepanzerten Frucht.

Dieser Zorn zeigt sich nicht nur durch

* kolikartige Bauchschmerzen,
* kolikartige Nabelschmerzen

sondern, sollte diese Lebenssituation zu lange anhalten, später auch in

* beißendem Sarkasmus.

Bei diesen Bauchkrämpfen krümmt sich der Colocynthis-Patienten zusammen, er begibt sich so in eine dienende, scheinbar unterwürfige Position. Im Liegen wird diese Krümmung leicht zur Embryonalhaltung, die den Wunsch des Menschen nach einem geschützten Raum, z.B. dem Mutterleibes, symbolisiert, um sich nicht auseinandersetzen zu müssen. Die hier zugehörige Hauptthematik ist die fehlende Auseinandersetzungsbereitschaft. Menschen die Colocynthis benötigen, formulieren aus diesem Grund häufig ihren Ärger oder ihre Enttäuschung, ohne die ihnen durchaus bewussten Konflikte direkt anzusprechen. Dieses Verhaltensmuster zeigt sich auch in körperlichen Symptomen. Der

* fettige Kopfschweiß an der Stirn

symbolisiert, wie sehr jemand sich anstrengt, seinen Willen und seinen Wunsch durchzusetzen und gleichzeitig über die abstoßende Symbolik des Fettes versucht, andere auf Distanz zu halten. Jeder Auseinandersetzungsversuch würde abgleiten und wird zwangsläufig vermieden.

Passend zur Nabel- und Bauchschmerzproblematik entstehen auch viele

* Kopfschmerzsymptome, die durch
* Bewegung verschlechtert

werden. Für diese Lebenssituation ist typisch, dass der Mensch sich aus Wut, Zorn oder Enttäuschung in einer Starre hineinlaviert hat, aus der er aus Trotz nun nicht mehr heraus kann und will. Möglicherweise sieht er die Lösung, „den Wald vor lauter Bäumen", nicht mehr, andererseits möchte er vielleicht vermeiden, andere zu verletzen, was in seinen Augen ein schlechtes Licht auf ihn werfen könnte und in einem offenen Konflikt durchaus auch geschehen kann.

Dieser Zustand kann so weit gehen, dass er fast sprichwörtlich zum „Gottlosen", zum Fatalisten wird. Der über Jahre kumulierte Ärger und die fehlende Anerkennung machen ihn zum „Ungläubigen" insbesondere in Bezug auf die Unabänderlichkeit von Umständen.

Auch ist Colocynthis die Arznei der bewährten Indikation von

- Koliken, insbesondere von
- Gallenkoliken

Koliken sind nichts anderes als in das Körperliche transformierte Wutanfälle.

Ein weiterer körperlicher „Gefühlsausbruch" ist der

- ständige Harndrang.

Der Mensch steht unter einem permanenten Gefühlsdruck, der aber nicht formuliert wird, sondern sich über Tränen oder Urin ausdrückt. Die wesentliche Problematik der Colocynthis Lebenssituation ist darin begründet, dass der Mensch entweder einen mütterlichen Schutz sucht und / oder als Persönlichkeit, „so wie er ist", akzeptiert werden will. Dabei sollen jedoch Auseinandersetzungen vermieden werden.

Die notwendige Entwicklung zur inneren Gelassenheit geht allerdings unvermeidbar über die Bereitschaft, sich auseinanderzusetzen. Solange sich der Mensch nicht traut, seinen Zorn und seine Verletzungen klar zu formulieren, wird er auch Schwierigkeiten haben, sich und andere zu akzeptieren und somit zur Gelassenheit zu kommen. Nach Colocynthis kommt es zu einer Klärung und dem Bewusstsein, dass andere Menschen anders und Auseinandersetzungen nicht immer vermeidbar, sondern notwendig und „heilend" sind.

Conium maculatum

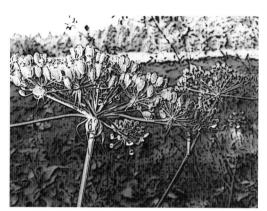

Conium maculatum, der Gefleckter Schierling oder das Mäusekraut, ist eines der giftigsten europäischen Doldenblü- tengewächse. Die zweijährige krautige Pflanze kann bis zu 2m hoch werden. Der Schierling ist auf Schuttplätzen aber auch auf nahrhaften Lehmböden zu finden und gilt als Stickstoffanzeiger.

Das Gift des Schierlings wirkt auf Nervensystem, es entstehen Brechreiz, Verlust von Spra- che und Schluckvermögen und Muskelkrämpfe, bis schließlich durch Atemlähmung der Tod eintritt.

Die Giftkonzentration des Gefleckten Schierlings ist in den unreifen Früchten besonders hoch. Dabei sollte man im wahrsten Sinn des Wortes „die Finger von ihm lassen" - die Aufnahme des Giftes ist auch durch die unverletzte Haut möglich.

Bezug zu den eigenen Grundbedürfnissen verloren haben.

Der Mensch, der sich in einer Conium-Lebenssituation befindet, unterdrückt seinen eige- nen Energiefluss und damit seine Vitalkraft, um dem Konzept seiner Vorstellungen folgen zu können. Er vergewaltigt sein eigenes Energiepotential zugunsten einer rationalen Ent- scheidung. Damit ist Conium ein wichtiges Homöopathikum gegen die

• Folgen sexueller Unterdrückung.

Es gilt als das wichtigste Drüsenmittel. Die Drüsen sind die Transformationsstellen der Le- bensenergie. Sind diese Transformationsstellen überlastet, entwickeln sich Stauungen der Lebensenergie, die im schlimmsten Falle zu unerwünschten Materialisierungen führen können. Daraus resultierend gilt Conium als eine wichtige Arznei bei

• Krebs.

Durch fehlende Erkenntnis oder durch fehlenden Erkenntniswillen ist die Blockierung von Lebensenergie entstanden. Dies zeigt sich in Symptomen wie

- flieht das Licht oder
- empfindlich gegen Licht.

Die Blockierung macht sich auch in den Symptomen

- Langsamkeit,
- Schwermut,
- Depression,
- Neigung zum Sitzen,
- geistige Erschöpfung,
- Gedächtnisschwäche,
- Gleichgültigkeit und
- Hoffnungslosigkeit

deutlich. Auf der körperlichen Ebene sind die Symptome

- Koitus bessert,

für: durch den Orgasmus wird er Energiefluss wieder hergestellt oder

- schneller Puls nach Stuhlgang,

für: es entsteht eine Erwartungsangst, er erwartet Strafe weil er kritisiert hat, oder die

- Lähmung die Koordination der Beine,

die bedeutet, dass jemand seinen Lebensweg blockiert.

All diese körperlichen Symptome beschrieben den blockierten Energiefluss des Menschen in einer Conium-Situation.

Um diese Problematik aufzulösen, ist es wichtig, der inneren Stimme zu folgen und sich eben nicht von rein gedanklichen Konzepten beeinflussen zu lassen. Der Energiefluss, der eigene Trieb der Individualität und Lebenslust muss im Fluss sein und im Fluss bleiben.

Corallium rubrum

Der Lebensraum der Edelkoralle, Corallium rubrum, sind die Tiefen des Mittelmeers zwischen zwei und 280 m, unterseeische Höhlen oder Felsüberhänge. Wegen ihrer scharfen Kanten ist es nicht ungefährlich, in ihre Nähe zu kommen. Schwangeren und heranwachsenden Kindern wurden früher Korallenketten oder Korallennetzchen umgehängt, um körperliches und geistiges Wachstum zu fördern und sie vor Unfällen, dem bösen Blick, schwarzer Magie oder falschen Freunden zu bewahren. Die durch die scharfen Kanten der Koralle entstehende Abgrenzungsfähigkeit finden wir auch in der Lebenssituation eines Menschen der Corallium benötigt. Ohne umgebendes Wasser kann sie nicht existieren, sie will von Emotionen getragen werden. Gleichzeitig schützt sie sich selbst in dieser emotionsgeladenen Umgebung, indem sie sich entweder versteckt oder aber durch scharfe Kanten Annäherung verhindert, immer demonstrierend, dass die „unterseeische Rose" auch Dornen hat.

Sich auf die Andersartigkeit eines Menschen nicht einlassen können und wollen.

Menschen, die Corallium rubrum benötigen, grenzen sich häufig durch Fluchen, Schimpfen und Streitsucht ab. Dies trifft besonders auf Frauen zu, die kurz vor ihren Menses stehen. Aus diesem Grund ist Corallium ein sehr hilfreiches Mittel beim Prämenstruellen Syndrom. Den Menses liegt wie bei jedem frei fließenden Blut eine Verletzung zugrunde. Die Menses und ihre Modalitäten symbolisieren die Verletzung zwischen Mann und Frau, die fehlende Zugehörigkeit und Einigkeit, die in einer Paarbeziehung oft vorherrscht. Schon allein aufgrund der unterschiedlichen Aufgaben, die Männer und Frauen in tausenden von Jahren der Evolution übernommen haben, sind Prägungen entstanden, die das andere Geschlecht als völlig andersartig erscheinen lassen.

Diese Andersartigkeit wird oft nicht als fehlendes Miteinander, nicht als die verbindenden Anteile eines dualen energetischen Systems, sondern als Gegeneinander verstanden. Dies kann oft nur schwer hingenommen werden und ist gewöhnlich von Trotz begleitet. Bei diesem grundlegenden Thema von Corallium rubrum geht es nicht nur um die Andersartigkeit der Geschlechter, sondern generell um die Unterschiedlichkeit jener Menschen, deren Grundproblematik darin begründet ist, dass Menschen sich miteinander vergleichen.

Im Bereich der Krankheitsformen ist der

- Keuchhusten

Ausdruck dieses Themas der Andersartigkeit. Der Keuchhusten symbolisiert den Wunsch, endlich als individuell agierende Persönlichkeit angenommen zu werden. Dass dieser Wunsch nicht immer erfüllt wird und oft zu einem Problem wird, zeigt sich im Symptom

- Verlangen nach Saurem.

Der Mensch ist gar nicht mehr „gewohnt", etwas Erfreuliches, Friedliches oder gar Angenehmes zu erleben. Dieser „Erfahrungsglaube" führt zu Glaubenssätzen wie „Erst wenn ich so bin wie der andere, dann bin ich in Ordnung." oder „Erst wenn der Andere so ist wie ich, ist er in Ordnung.". Kraftvoll über Emotionen ausgedrückt, führt diese Problematik in ein Widerstreit von Selbstkritik und ironischen Spitzfindigkeiten anderen gegenüber. In der Lebenssituation von Corallium ist es elementar, sich selbst so anzunehmen wie man ist und sich eben nicht mehr mit den so genannten Anderen zu vergleichen.

Ein Symptom, welches auf diese Veränderung hinweist, ist das

- Gefühl von einem Wind angeweht zu werden.

Ein frischer Impuls, eine andere Denkstruktur sollte integriert werden. Das Gegenteil davon findet sich im

- Erstickungsgefühl,

wenn ein Mensch sich zu sehr einem anderen angepasst hat.

In der Lebenssituation von Corallium geht es darum, die Fähigkeit, zu gewinnen, sich eben nicht mit anderen zu vergleichen und die eigene Andersartigkeit und die der anderen voll zu akzeptieren. Auf diesem Entwicklungsweg kommt es zu Ängsten des „nicht mehr geschützt seins". Entscheidet man sich, Individualität zu leben und eben nicht mehr „so" zu sein wie der oder die anderen, können Gefühle wie Einsamkeit und Hilflosigkeit entstehen. Corallium als homöopathische Arznei bietet die Möglichkeit so viel Stabilität aufzubauen, um sich und die anderen als Einzelwesen zu respektieren und vielleicht gemeinsam Spaß und Lebensfreude zu erreichen.

Crocus sativus

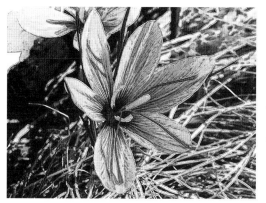

Der Name Safran kommt aus dem Persischen und bedeutet „sei rot". Bei Crocus sativus handelt es sich um die triploide, das heißt mit drei Chromosomensätzen ausgestattete, nicht selbständig vermehrungsfähige Mutation einer anderen Stammform, wahrscheinlich des auf Kreta beheimateten Crocus cartwrightianus.

Safran kann ausschließlich vegetativ, durch Knollenteilung, vermehrt werden und ist als reine Kulturpflanze bekannt. Aus den süß-aromatisch duftenden Stammfäden der im Herbst erscheinenden violetten Blüte wird das Gewürz Safran gewonnen. Safran ist ein bitter-scharf schmeckendes, gelbe Färbungen verursachendes Gewürz. Um Farbe und ätherische Öle zu erhalten, muss das Gewürz vor Licht und Feuchtigkeit geschützt werden. Früher wurde Safran auch als Färbungsmittel eingesetzt, es diente unter anderem dazu, Goldschriften zu imitieren oder Zinn wie Gold wirken zu lassen. Größere Mengen Safrans sind toxisch und können ab 20 g zum Tode führen.

So wie der Safran die Fähigkeit besitzt seine Farbe auf andere Stoffe und Materialien zu übertragen, andere zu „färben", so ist der Mensch in der Crocus-sativus-Lebenssituation häufig in Positionen anzutreffen, in denen er als führend wahrgenommen wird, z.B. im Management oder als Vordenker, als geistiger Führer. In diesen neigt er dazu gereizt zu sein, ähnlich wie die Pflanze in größeren Dosen toxisch ist.

Traut sich nicht seine Besonderheit zu leben.

Menschen, die sich in einer solchen Position befinden, geraten oft in die Situation, dass von ihnen selbst, von ihrer Individualität nicht mehr viel übrig bleibt. Das Umfeld und die Gegebenheiten stellen vermeintlich so umfassende Forderungen, dass die Persönlichkeit sich nun nicht mehr selbst leben kann.

Deutlich wird dies in den Gemütssymptomen von Crocus:

- Gereiztheit,
- Trauer,
- Verdrießlichkeit,
- wechselnde Stimmung

aber auch der unwiderstehliche

- Drang, unmäßig über Kleinigkeiten zu lachen

Dieses Symptom ist auf der Ebene eines „Lachen, wenn es zum Weinen nicht reicht" zu verstehen. Auch das Symptom

- Singen abwechselnd mit Ärger oder Streitsucht

deutet auf den Seelenzustand eines Menschen hin, der Crocus sativus benötigt. Das Singen, die Musik stehen für Gemeinschaft und Zugehörigkeit. Ärger und Streitsucht symbolisieren andererseits, dass eben diese Gemeinschaft zu viel Raum in der Emotionswelt der Persönlichkeit beansprucht. Dieser Zustand kann sich zu einer angewiderten, abstoßenden Stimmung ausweiten.

Auf der körperlichen Ebene finden wir eine Blutungsneigung, die sich als

- Nasenbluten,
- blutiger Auswurf
- Metrorrhagie

zeigen kann. Dies symbolisiert, dass die Lebensfreude dieses Menschen etwas anderem geopfert wurde. In dem für Crocus sativus typischen Thema der

- Scheinschwangerschaft, im
- ständigen Gefühl, schwanger zu sein, oder
- etwas Lebendiges im Bauch zu haben

melden sich das eigene kreative Potential, die eigenen Fähigkeiten, die ausgebildet werden sollten, zu Wort.

Ein

- Quälender Schulterschmerz beim Bewegen der Arme

sagt aus, dass so viel Verantwortung auf den Schultern des Einzelnen liegt, dass dies sich bereits körperlich manifestiert hat und die Handlungsweise dieses Menschen somit beeinflusst. Hier stellt sich die Lebenssituation eines Menschen dar, in der andere in der Umgebung so viele Anforderungen an ihn stellen, dass es ihm unmöglich erscheint, Individualität zu leben.

Der Mensch ist aber zu weich, um Nein zu sagen und wagt es aus einem infiltrierten Verpflichtungsgefühl bzw. aus traditionellem begründetem Verantwortungsglaube oft nicht, seine Besonderheit, seine Individualität weiter zu entwickeln und ureigensten Interessen durchzusetzen. So passt er sich an, spürt zwar noch das Bedürfnis, seinen besonderen Fähigkeiten auch einen besonderen Ausdruck zu verleihen, kompensiert dies aber mit scheinbaren Alternativen. Oftmals steckt hinter einer gezeigten Weichheit, einem sich nicht wehren oder abgrenzen können, eine große Angst vor Ablehnung, Bestrafung oder Einsamkeit.

Häufig bildet die Thematik des „Verlorenen Zwillings", das Thema des pränatalen Partnerverlustes, die Grundlage der Crocus-sativus-Lebenssituation. Ein Schuldgefühl, das als Ergebnis vermeintlich fehlender Anpassung angesehen wird und aus tiefem Verlustgefühl entsteht, prägt das Verhaltensmuster. Andere werden infolge wichtiger als die Person sich selbst. Erst wenn dieser Mensch gelernt hat, zwischen den Anforderungen von Außen und den der Entwicklung seiner Individualität dienlichen eigenen Anforderungen zu unterscheiden und ausgleichen zu können, dann wird sich die sehnsüchtig gesuchte Lebensfreude entwickeln.

Cuprum metallicum

Cuprum metallicum, das Kupfer, ist ein Metall der vierten Periode in der ersten Gruppe im Periodensystem. Der lateinische Name Cuprum stammt von Aes cyprium, Erz von der Insel Zypern, auf der Kupfer im Altertum gewonnen wurde. Kupfer ist ein weiches Metall, formbar und zäh, ein guter Leiter für Wärme und Strom und ein Münzmetall. Kupfer wurde in der Alchemie mit der Weiblichkeit assoziiert. Vielleicht deshalb, weil die ersten Spiegel aus poliertem Kupfer waren. Dächer, die z.B. mit Kupferblech gedeckt sind, bilden eine Patina, die das Kupfer vor weiterer Korrosion schützt. Die Patina schützt. Das Kupfer selbst hat einen rötlichen Farbton, durch die Patina wechselt die Farbe aber rasch ins Grünliche.

Leibeigenschaft, Anlehnung aus Schwächegefühl.

Dieses Schutzverhalten des Kupfers zeigt sich auch in der Lebenssituation des Menschen, der Cuprum metallicum benötigt. Es symbolisiert den Anlehnungswillen. Gleichgültig, ob es sich, wie in feudalen Zeiten, um einen „Lehnsherrn" oder ob es sich, wie heute noch häufig vorkommend, um das Anlehnungsbedürftigkeit innerhalb einer Partnerschaft handelt, um die Eigenverantwortung nicht voll übernehmen zu müssen; beides sind Darstellungsformen der Kupferthematik.

Derjenige, der meint, einen Partner zu benötigen, um sicher zu sein, hat sich in gewisser Weise unterworfen. Dieser Unterwerfung folgt oft die Unterdrückung durch den „Lehnsherrn". Wer die Eigenverantwortlichkeit nicht übernimmt, muss damit rechnen, dass andere mit ihm „machen, was sie wollen". So wird aus dem Anlehnungsbedürfnis eine Leibeigenschaft als Preis für die Scheinsicherheit.

In der anfangs schützenden Lebenssituation entsteht so oft ein Gefühl der Einengung, des Gefangenseins, bis hin zum Ausgenutzt werden. Auf der körperlichen Ebene zeigt sich dies oft durch

* Krämpfe,
* Wadenkrämpfe.

Für das Krampfhaft an etwas festklammern, krampfhaft einen Weg einschlagen, der nicht der eigene ist. Die Hilfsbedürftigkeit zeigt sich auch in dem Symptom

* Konvulsionen,
* Krämpfe, wenn Hautausschläge nicht heraus kommen.

Hautausschläge stehen symbolisch für Verletzungen. Wenn der Ausdruck alter Verletzungen unterdrückt wurde, kann es zu Krämpfen kommen. Diese Krämpfe sind wieder typisch für Cuprum. Der Lehnsherr, der dominierende Anlehnungspartner, möge doch dafür Sorge tragen, dass es nicht mehr zu Verletzungen kommt.

Die Chance, vom Regen in die Traufe zu kommen, ist jedoch groß, denn das, was aus dieser Situation gelernt werden soll ist die Eigenverantwortlichkeit, die, wenn sie übernommen wird, genug Schutz und Sicherheit bedeutet. Denn mit der Übernahme der Eigenverantwortlichkeit wird auch die Intuition gestärkt. Dass dies in der Cuprum-Situation noch nicht der Fall ist, zeigt sich am Symptom

- Kopfschmerz auf der Stirn zwischen den Augen, an der Stelle der Epiphyse,

dem dritten Auge, das für Intuition steht.

Ein weiteres großes Thema der Cuprumlebenssituation ist der

- Husten bis hin zum
- Keuchhusten.

Mit dem Keuchhusten wird ausgedrückt, dass ein Mensch endlich von anderen so gesehen und genommen werden will, wie er wirklich ist, also praktisch ein Hilfeschrei, um aus der Leidenssituation der Abhängigkeit heraus zu kommen.

Dass das Thema Unterstützung wollen oder Eigenverantwortlichkeit übernehmen wollen schon ein genetisch oder karmisch übergreifendes ist, zeigt sich darin, dass Cuprum das homöopathische Arzneimittel ist für die Babys, die die

- Nabelschnur um den Hals

haben, praktisch von der eigenen Versorgung erwürgt worden sind und fast ihr Leben dabei verloren haben. Eine Person, die die Nabelschnur um den Hals hatte, verfolgt die Lebensaufgabe, aus der abhängigen, traditionellen Versorgung einer Gemeinschaft in die Selbständigkeit und Selbstverantwortlichkeit hineinzuwachsen. So sucht die Frau in tradiertem Sinne eine starke Schulter, um sich anzulehnen, während der Mann Schutz geben will. Die Folge davon ist, dass Symptome entstehen, wie

- Kinder können keine Annäherung ertragen,

weil sie erfahren haben, dass ihre Schutzsuche ausgenutzt wurde.

Die

- Albernheit und das
- Grimassenschneiden

deuten darauf hin, dass der Mensch sein wahres Gesicht nicht zeigen möchte und die

- Wadenkrämpfe beim Versuch des Koitus

machen sehr deutlich, dass derjenige lieber wegtauchen möchte, anstatt sich auf seinen Lehnsherrn oder seine Lehnsfrau einzulassen.

Um die Cuprumlebenssituation zu überwinden, muss das eigene Selbstwertgefühl wachsen und die, egal aus welchen Gründen kommende, Hilflosigkeit stabilisiert werden. Es geht um den Mut zum Leben, um den Mut zu einem eigenständigen Leben, aus dem dann Lebenslust und Lebensfreude entstehen können. Die Sichtweise , dass zwei selbständige Wesen sich nicht (ge-)brauchen, sondern in der Entfaltung ihrer eigenen Persönlichkeit mehr sind als allein, wäre der Schlüssel und die Lösung zum Schritt in Eigenverantwortlichkeit.

Eine noch umfassendere Beschreibung ist in unserem Buch „Schwermetalle – Stoffliche Wirkungsweisen und psychologische Hintergründe aus der Sicht der Kreativen Homöopathie" zu finden.

Cyclamen europaeum

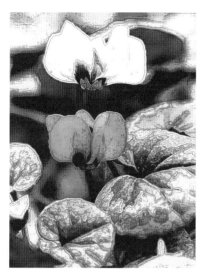

Das Europäische oder Wilde Alpenveilchen, Cyclamen europaeum auch Cyclamen purpurascens kommt vor allem auf den kalkhaltigen Böden der Süd- und Ostalpen, Österreich, in einigen Gebieten im südöstlichen Bayern, im Altmühltal sowie auf dem Balkan vor.

Die wohlriechende Pflanze bevorzugt schattige Lagen und Mischwälder bis in 2000 Meter Höhe, verträgt jedoch Kälte oder gar Frost überhaupt nicht. Dennoch sind in geschützten Lagen immer wieder auch im Schnee blühende Exemplare zu finden.

Zum Überwintern hat die mehrjährige, krautige Pflanze ihre stark giftigen Knollen als Überdauerungsorgane angelegt.

Das Wilde Alpenveilchen wirkt angepasst und bescheiden, fast unauffällig, versteckt sich gern und ist dennoch anspruchsvoll. Wohl sollte es kühl, also nicht zu emotionsgeladen, aber eben auch nicht zu kühl sein. Der kalkhaltige Boden verweist auf die Unterstützungsthematik von Calcium carbonicum. Die bogenförmig gesenkte Blüte wirkt, als wolle das Alpenveilchen „den Kopf einziehen".

Besteht darauf nicht liebenswert zu sein.

Genau diese Modalitäten ähneln der der Lebenssituation des Menschen, der Cyclamen benötigt. Dieser Mensch ist sehr melancholisch, niedergeschlagen, weinerlich, traurig, leicht beleidigt, mürrisch, fühlt sich leicht im Stich gelassen, hat ein schwaches Gedächtnis, kann schwerfällig und stumpfsinnig werden. So klein und empfindlich die Pflanze wirkt, so ähnlich fühlt sich auch der Mensch in der Lebenssituation. Schutz und Unterstützung werden erkennbar benötigt und gewünscht, jedoch selten direkt eingefordert. Offene Konflikte sind undenkbar.

Diese Grundstimmung eines Menschen in der Cyclamen-Lebenssituation, ist schwer fassbar und beinhaltet starke, unausgesprochene Schuldzuweisungen an andere. Schließlich sollte allen auch so klar sein, das sie hier einen „armen, belasteten, Problem beladenen Menschen" vor sich haben, der es nicht leicht hat.

Die Cyclamen-Lebenssituation scheint schuldbeladen, obwohl die Schuld nie klar ausgesprochen wird. Die Schuldzuweisung an andere, die sich auch körperlich, z. B. durch einen

- Krampf im Zeigefinger

darstellt, wechselt ab mit übertriebener Schuldbetonung der eigenen Person. Die gesamte persönliche Ausstrahlung ist

- negativ und
- nörglerisch.

Typische Gemütssymptome sind

- fühlt sich ungeliebt,
- liebt sich selbst nicht,
- hohe Selbstkritik und
- Unzufriedenheit.

Ein eigenartiges Symptom im Arzneimittelbild von Cyclamen lässt die Ursache dieser Schuld vermuten.

- Er träumt davon, zu zweit im Bett zu liegen.

Dieser Traum könnte interpretativ auf einen pränatal verlorenen Zwilling hinweisen. Dieser Verlust erklärt die fehlende Eigenliebe, die aufgrund von Bestrafung des Zwillingsverlusts selbst verordnet wurde. Der Verlust des pränatal verlorenen Zwillings wird oft unterschiedlich bewertet und kann tragische Folgen für die Lebensqualität dieses Menschen haben. Erst wenn die vermeintliche Schuld gelöst ist, kann Lebensfreude entwickelt werden.

In den körperlichen Symptomen finden wir außerdem weitere Hinweise:

- Unverträglichkeit von Fetten
- Unverträglichkeit von Schweinefleisch
- optische Täuschungen
- Illusionen von glitzernden Gegenständen

In den Unverträglichkeiten, die mit Magen- und Verdauungsstörungen einhergehen, zeigt sich wiederum die Ablehnung der Herausforderungen des Lebens- bzw. Existenzkampfes und der damit verbundenen Konflikt beladenen Emotionen. Man ist nicht bereit, den gewünschten Schutz aufzugeben, selbst etwas zu riskieren.

Das Leben kann nicht spielerisch verstanden werden, es kommt zur Flucht in eine Phantasiewelt, die zur Blockade der eigenen Möglichkeiten führt. Als Analogie für den „Blick in den Spiegel" fordert die Illusion von glitzernden Gegenständen zur bisher nicht erfolgten, realistischen Eigenreflexion auf, die eine wirkliche Konfliktbewältigung zur Folge haben und zur Lebensfreude führen könnte.

Ferrum metallicum

Eisen, das Ferrum metallicum, war immer schon ein (über)lebenswichtiges Material: Werkzeuge, Waffen, Maschinen und viele andere Gebrauchsgegenstände, welche die Verteidigung, den technischen Fortschritt und die wirtschaftliche Entwicklung vorantrieben, waren aus Eisen gefertigt.

Eisen wurde bereits etwa 4000 v. Christus verwendet, es handelte sich dabei um gediegenes Eisen von Meteoriten, das zur Fertigung von Speerspitzen diente. Die Gewinnung durch Reduktion mit Kohle erfolgte um ca. 1400 v.Chr. und wurde als Staatsgeheimnis bewertet, da die Werkstoffeigenschaften des Eisens Waffen aus diesem Material den vorher bekannten Bronzeschwertern weit überlegen machten. Der allgemeine Gebrauch von Eisen ab ca. 1200 v. Chr. kennzeichnet den Beginn der Eisenzeit. Reines Eisen ist silberweiß, weich, dehnbar und ziemlich reaktionsfreudig, weshalb auch kein gediegenes Eisen im Erz vorkommt. So wie das Eisen von Anfang an zum Fertigen von Waffen diente, so symbolisiert die Lebenssituation von Eisen den Lebenskampf. Bekanntermaßen wird Eisen zur Blutbildung benötigt. Blut symbolisiert die Lebensfreude, den „Puls des Lebens".

Das Leben ist harter Kampf.

Derjenige der kämpft, meint keine Lebensberechtigung zu haben. Er fühlt sich gezwungen, seine Position zu erkämpfen und zu verteidigen. Vielleicht wird das Leben als hart und freudlos empfunden. Das Wort „müssen" ist ganz wesentlich für das Thema Ferrum. Der

- Glaube , vom Leben nichts geschenkt zu bekommen,
- dienen zu müssen,

ist die Ausdruck des Lebenskampfes. Dieses harte Leben kann sich auch verselbstständigen, sodass ein Leben in Leichtigkeit und Freude unbewusst abgelehnt wird. Diese Prägung ist bedauerlicherweise weit verbreitet. Auf der Symptomebene zeigt sich der Lebenskampf vor allem durch die

- Blutarmut.

Geht zuviel Blut verloren ist auch der Lebenskampf beendet. Deshalb ist die

- Atemnot

ebenfalls ein typisches Zeichen für diese Lebenssituation.

Jene Menschen die meine, für ihr Leben und um ihr Leben kämpfen zu müssen, befinden sich in einer Verteidigungssituation,

sodass Symptome wie die

* Erregung durch den geringsten Widerspruch,

für: der Rest der Eigen-Persönlichkeit, der noch geblieben ist, muss mit allen Mitteln verteidigt werden, oder die

* Furcht mit Herzklopfen,
* Erwartungsangst, oder
* Kleinigkeiten erscheinen wichtig,

da die wesentlichen Themen des Lebens ohnehin schon tragisch oder verloren scheinen. Der Mensch, der sich in diesem harten Lebenskampf befindet, wird irgendwann diktatorisch und eigensinnig werden müssen. Er ist geprägt von der Thematik „Ohne Fleiß kein Preis", die Arbeit verleiht im das beruhigende Gefühl, noch aktiv zu sein, das Leben scheinbar noch zu spüren. Die eigene Aktivität zeigt, dass er noch nicht ganz verloren ist. Die Angst, dass dies eines Tages nicht mehr ausreicht, dass es „abwärts" geht, zeigt sich in

* Schwindel beim abwärts bewegen.

Krampfadern

symbolisieren den verkrampften Lebensweg. Die

lähmungsartige Schwäche des rechten Armes

deutet darauf hin, dass derjenige nicht weiterhin so handeln kann oder auch handeln will wie bisher oder kurz davor ist aufzugeben. Gerade dieses Aufgeben wäre wesentlich um die Ferrum-Lebenssituation ausgleichen bzw. verlassen zu können.

Dabei ist es wichtig zu erkennen, dass wir unser Leben selbst kreieren. Diese Erkenntnis ist die große Chance zur Umkehr, damit aus Lebenskampf Lebensfreude wird.

Eine noch umfassendere Beschreibung ist in unserem Buch „Schwermetalle – Stoffliche Wirkungsweisen und psychologische Hintergründe aus der Sicht der Kreativen Homöopathie" zu finden.

Fluoricum acidum

Die Flurwasserstoffsäure, auch Flusssäure, wird durch Destillation von reinem Flussspat Kalziumfluorit als Lösung mit Schwefelsäure hergestellt. Sie greift Glas stark an und wirkt auf die Haut bzw. auf Schleim- und Bindehäute ebenfalls stark ätzend. Sie greift Silizium und Kalzium an und vermag Quarz aufzulösen. Flurwasserstoffsäure ist ein gefährliches, hochwirksames Kontaktgift, durch welches, ohne dass die Haut äußerlich sichtbar verletzt ist, sogar tiefere Gewebeschichten und Knochen verätzt werden können. Diese Verätzungen sind anfangs schmerzfrei. Bereits handtellergroße Verätzungen können in Folge tödlich sein.

Die Chemie stimmt nicht.
Nicht leben und leben lassen können.

Den Lebenssituationen aller Fluor-Verbindungen, gemeinsam ist der Konflikt mit der Andersartigkeit.

Jeder Mensch hat seine spezielle Frequenz, seine typischen Anlagen, seine Begabungen die er im Leben anwendet. Wenn diese natürlichen Frequenzen mit anderen nahe stehenden Menschen übereinstimmen, dann kommt es zu einem natürlichen Geben und Nehmen, einem harmonischen Wachstumsprozess. In der Lebenssituation von Acidum fluoricum ist bedauerlicherweise genau das Gegenteil der Fall.

Ein Kind wird in eine Familie hineingeboren und muss mit einem Elternteil aufwachsen, welches seiner natürlichen Frequenz überhaupt nicht entspricht. Diese unterschiedlichen Verhaltensmuster von Mutter und Kind, wirken sich zunächst auf den Schwächeren, auf das Kind zum Beispiel dadurch aus, dass es sich unnütz fühlt. Prägungen wie „Ich habe nicht das Recht, so zu leben wie ich bin." entstehen.

Dadurch fühlt sich das Kind in der Acidum-fluoricum-Lebenssituation schon früh zur Anpassung gezwungen. Es führt von Beginn einen Machtkampf mit dem Gefühl, unterlegen und manipuliert zu sein. Die Verhaltensmuster und die natürliche Anlage der Mutter werden sich dem Kind gegenüber zunächst durchsetzen.

Spätestens in der Pubertät wird sich die Situation verändern. Herrscht mangelnder Respekt vor dem Anderen und seinem Anderssein, dann werden die Machtkämpfe spätestens in der Pubertät extrem, da der Pubertierende an Kraft gewonnen hat und den unpassenden „Elternteil" nun Kontra bieten könnte. Da dennoch Prägungen des Unterlegenseins manifestiert sind, scheint der Machtkampf die einzige existierende Kommunikationsform. Das Gefühl innerer Harmonie und Zugehörigkeit ist möglicherweise überhaupt nicht vorhanden.

Trifft ein Mensch der so geprägt ist, auf einen Menschen der eine ähnliche Schwingung hat wie er selbst, und hat er gelernt auf diese harmonische Schwingung keinen Wert mehr zu leben, dann erscheint dieser Mensch ungefährlich und braucht nicht tiefer gehend beachtet zu werden. Er ist kein Feind, für den Kraft aufgewendet werden muss, um ihn beherrschen zu müssen. Das ganze Leben hat sich zum Machtkampf entwickelt.

Ein weiser Spruch beschreibt diese Situation: *„Bevor du deine Feinde liebst, solltest du deine Freunde besser behandeln."* In der so geprägten Lebenssituation ist das Gefühl für die eigenen Bedürfnisse so weit verloren gegangen, dass alle Menschen die ähnlich, die eigentlich Freunde sind, nicht wert genug erscheinen, um beachtet zu werden.

Die Kampfeslust kann so trainiert und ausgebildet sein, dass bei der Partnerwahl Menschen, die eine ähnliche Frequenz bieten, in keiner Weise beachtenswert und interessant erscheinen.

Häufig genug entsteht in der Partnersuche die Situation: der Mensch den ich mag, der mag mich nicht und der mich mag, den mag ich nicht. Diese Verhaltensstruktur ist das Ergebnis einer Kindheit mit mindestes einem dominanten Elternteil mit unpassender Frequenz.

Bei dieser Grundprägung geht die Fähigkeit, sich auf jemanden einzulassen oder einem andersartigen Menschen Respekt und Achtung zu zollen, komplett verloren.

Dies zeigt sich in den Symptomen:.

- Abneigung gegen Familienmitgliedern,
- glaubt, er muss die Kinder aus dem Haus treiben,
- glaubt, er muss seine Ehe lösen oder seine Hausangestellten entlassen,
- glaubt in Gefahr zu sein.

Auf der körperlichen Eben finden wir einen

- fleckenförmigen Haarausfall.

Das Haar steht für Vitalität und Kraft, die hier verloren gehen.

- Kariöse, hohle Zähne,

symbolisieren eine schwache Durchsetzungskraft und die Auffassung, sich anpassen zu müssen. Ein

- Narbenkeloid

deutet auf einen gestörten Heilungsprozess hin, in dem durch Wucherungen die Verletzung nur überdeckt sind, aber der dahinter liegende Konflikt nicht gelöst wird.

Auch die

- Krampfadern, durch Wärme schmerzhaft,

folgen dieser Lebenssituation. Der Lebensweg ist verkrampft und die Wärme, die für Erkenntnis und Nähe steht, verschlechtert das Thema.

Ein weiteres typisches Symptom für Acidum fluoricum sind die

- Geschwüre.

Die schwellende Wut und schwellende, nicht heilend wollende Verletzungen symbolisieren. Um diese Lebenssituation zu überwinden ist es wichtig, einerseits sich selbst und seine Neigungen wahrzunehmen und andererseits Andere zu akzeptieren und respektiert. Erst wenn der angelernte Zwang, sich mit anderen zu vergleichen und scheinbar so leben zu müssen, wie die anderen auch bewältig ist, ist die Grundlage gelegt, um Lebensfreude genießen wollen.

Gelsemium sempervirens

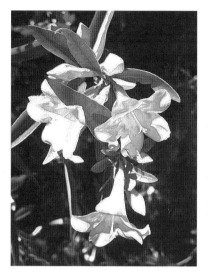

Der Gelbe Jasmin ist eine immergrüne, bis zu drei Meter lange Schlingpflanze mit lanzenförmigen Blättern und gelben Blüten. Er ist nicht mit dem Echten Jasmin verwandt, sondern gehört zur Familie der Brechnussgewächse und wächst hauptsächlich in Flusstälern. Der Pflanzenauszug des Gelben Jasmin wurde bei den Indianervölkern Nord- und Mittelamerikas beim Fischen verwendet, da er eine absteigende Lähmung bewirkt. Getränke aus den Wurzeln dienten den Indianervölkern der Südstaaten Amerikas bei so genannten Gottesurteilen zur Wahrheitsfindung.

Übersetzen wir die Signatur, so haben wir im Gelben Jasmin eine Schlingpflanze vor uns, also eine Pflanze, die sich selbst keinen inneren Halt schaffen kann, sondern sich an anderen hochrankt. Ihr Lieblingsplatz ist in der Nähe des Wassers. Wasser steht symbolisch für Gefühl.

Die zierlichen gelben Blüten symbolisieren die noch nicht so stark ausgeprägten Aspekte Erkenntnis und Bewusstsein. Gelsemium sucht das Gefühl, ist jedoch allein noch nicht stabil genug, muss sich an andere anlehnen und kann nicht im doppelten Wortsinn eigenständig sein.

Erwartungsangst aus zurückgehaltener Emotion

Hier deutet sich eine Lebenssituation an, in der ein Mensch wenig eigenen inneren Halt hat und die Anpassung an andere, an die Umgebung oder die Tradition lebt. Er orientiert sich an anderen und versucht, Erwartungshaltungen genauestens zu erfüllen, um einen scheinbaren Schutz nicht zu verlieren.

Dabei sammeln sich unterdrückte Emotionen, wie z.B. Ängste, was sich symbolisch in der Ansiedlung der Pflanze in Wassernähe darstellt. Der zur Auflösung dieser Lebenssituation notwendige Grad an Bewusstheit und Erkenntnis der eigenen Kraft und der Fähigkeit zur Selbstbestimmung ist noch nicht ausgebildet.

Genau dies spiegelt sich auch in Gemütssymptomen wie

- extrem leichte Erregbarkeit,
- viele Befürchtungen und
- Beschwerden durch schlechte Nachrichten, die bis zur
- Hysterie

gehen können, wieder. Außerdem

- tiefe Traurigkeit,
- Feigheit,
- Erwartungsängste,
- Prüfungsängste.

Auf der körperlichen Ebene finden wir mit der

- Unfähigkeit den Kopf hoch zu halten

eine Symbolik der fehlenden eigenen Würde sowie viele Varianten von

- Kopfschmerzen, die sich oft nach Urinieren bessern.

Da der Urin als Flüssigkeit ebenfalls für Gefühle steht, wird deutlich, dass es in einer Gelsemium-Situation wichtig ist, Gefühle nicht nur auf der rationalen Ebene lösen zu wollen, sondern sie zu formulieren und auszusprechen, um eine Blockade durch angestaute Gefühle zu verhindern. Um Selbstbestimmung zu erlangen, muss die Furcht vor dem Risiko, den vermeintlichen Schutz zu verlieren, überwunden werden

In der homöopathischen Wirkungsweise finden wir

- Lähmungen - *Handlungsunfähigkeit* -
- Erkrankungen des Rückenmarks mit zittrigen Zuständen - *Fehlendes oder schwaches Rückgrat macht ängstlich* - und viele
- grippeartige Symptome.

Die Symbolik der Grippe ist das Leid, das Gefühl zu leiden, unter Druck zu stehen, etwas Negatives zu erwarten, vielleicht sogar die Furcht, umgebracht zu werden, es den anderen nicht recht machen zu können. So ist die Furcht vor jeglichen Problemen, Unangenehmem oder Gewaltsituationen, eben die Erwartungsangst, der wesentliche Aspekt.

Signifikant ist auch das Symptom des

- Doppeltsehens.

Die Wahrnehmung der eigenen Lebenssituation erfolgt sowohl aus den eigenen Beweg-gründen heraus als auch aus den infiltrierten, erlernten oder scheinbar durch notwendige Anpassung erworbenen Begründungen und Sichtweisen anderer.

Menschen in einer Gelsemium-Situation haben damit begonnen, sich zu stabilisieren. Über die Erkenntnis, dass sie die Sicherheit nur aus sich selbst herausholen können, müssen sie nun eigene Stabilität für die Entwicklung der Selbstbestimmung herausbilden. Ist dies noch nicht geschehen, erfüllen sie weiter die Erwartungshaltungen anderer und werden und bleiben dadurch ängstlich. So entwickelt sich das Gefühl, sie würden „vom Leben be-stimmt". Nun ist es dringend erforderlich, dass die Erkenntnis, dass der Mensch sich sein Leben selbst kreiert, verinnerlicht und umgesetzt wird.

Ginkgo biloba

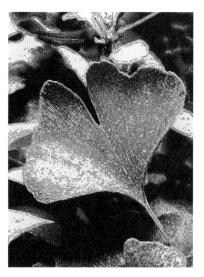

Der Ginkgo biloba, der Chinesische Tempelbaum, auch Fächerbaum oder Silberpflaume genannt, ist unter den Bäumen ein lebendes Fossil. Es gehört zu den Nadelbäumen, Ursprünglich stammt er aus Ostasien und ist um 1730 von holländischen Seefahrern aus Japan nach Europa gebracht worden. Der Ginkgo ist sommergrün und wirft im Herbst die Blätter ab. Die Pflanze ist zweihäusig, es gibt männliche und weibliche Pflanzen. Ginkgosamen gelten, sparsam angewendet, auch als nahrungsmittel. Die Wirkstoffe des Ginkgos können bis heute noch nicht vollständig synthetisiert werden.

Ungewöhnlich sind die fächerförmigen breiten, in der Mitte eingekerbten Blätter, die den Eindruck vermitteln als hätten sich zwei Wesen vereinigt. Aus diesem Grund gelten sie in der asiatischen Philosophie für die Vereinigung von Yin und Yang, weiblicher und männlicher Aspekte. Ältere Bäume können wurzelartige Wucherungen bilden, die in Japan lange Zeit als Fruchtbarkeitssymbole galten. Dass auch ein so starker Ausdruck des Kriegerischen wie die Kernspaltung den Ginkgobaum nicht vernichten kann, zeigte sich 1945 bei der Atombombenexplosion über Hiroshima, als Ginkgobäume in Flammen aufgingen, aber im selben Jahr wieder ausgetrieben und weitergelebt haben sollen.

Sich einmischen und helfen müssen.

In der Pflanzenheilkunde wird dem Ginkgobaum eine Durchblutung fördernde Wirkung eingeräumt. Ebenfalls gilt er als Schutz vor

- Arteriosklerose.

Die Symbolik dieser Erkrankungen zeigen einem inneren Konflikt des sich unverstanden Fühlens, Absicherung, Schutz benötigen und dafür die Individualität aufgeben. Schon auf pflanzlicher Ebene hilft der Ginkgobaum die Eigendynamik und die innere Sicherheit zu stabilisieren

In homöopathischer Form deckt der Ginkgobaum ähnliche Symptome ab, so z.B.

- Gleichgültigkeit wegen Schwäche,
- Tränenfluss bei Schmerzen in den Augen,
- eingerissene Mundwinkel,
- Herzklopfen abends im Bett,
- brüchige Nägel und
- Muskelschwäche.

Alle diese Symptome deuten auf Resignation, Schwäche, Kraftlosigkeit, Unfähigkeit sich zu wehren, auf Hilflosigkeit hin. Auch die Gemütslage ist geprägt von Trauer.

Weiterhin finden sich Belege, dass in der Lebenssituation von Ginkgo schmerzhafte Ereignisse stattgefunden haben können, möglicherweise der Verlust des pränatalen Zwillings nicht überwunden wurde. Aus dieser pränatalen Störung entwickelte sich alternativ zum verlorenen Zwilling oder Drilling eine fast symbiotische Beziehung zur Mutter. Der Verlassene versucht in der Mutter jene Nähe und Verwandtschaft wieder zu finden, die er mit dem pränatalen Zwilling empfunden hat.

Da der Ginkgobaum männlich und weiblich verbindet, ist zu vermuten, dass es sich bei dem verlorenen Embryo um einen gegengeschlechtlichen Zwilling gehandelt hat. Der Versuch, die Verletzung über die Mutter zu kompensieren, bringt nicht den notwendigen Erfolg und so entsteht jene Trauer und Resignation, die wie in den vorher benannten Symptomen wiederzufinden ist.

Kompensatorisch entwickelt das verlassene Kind, dessen Eigenverantwortlichkeit durch den Kummer gehemmt wurde, einen extremen Helfertrieb. Damit dominiert er die Umgebung, mischt sich überall ein und erklärt alle die er nicht verlieren will, zur vermeintlich hilfsbedürftigen Kreatur.

Mit diesem Verhaltensmuster des übersteigerten Verantwortungsbewusstseins auch für andere, versucht er, seine Trauer über den Verlust auszugleichen. Der innere Konflikt zeigt sich dann in der Kommunikation mit anderen Menschen, die geprägt ist von Einmischung. Um dieses Verhaltensmuster zu überwinden ist es wichtig die Ursprünge der Problematik zu erkennen.

Schon Goethe beschrieb 1815 das Geheimnis des Ginkgobaums als Sinnbild der Freundschaft und wohl auch der scheinbar selbstlosen Liebe, in seinem Fall zur sehr viel Jüngeren Marianne von Willemer, mit den folgenden Worten:

Dieses Baumes Blatt, der von Osten
Meinem Garten anvertraut,
Gibt geheimen Sinn zu kosten,
Wie' s den Wissenden erbaut.

Ist es ein lebendig Wesen,
Das sich in sich selbst getrennt?
Sind es zwei, die sich erlesen,
Daß man sie als eines kennt?

Solche Frage zu erwidern
Fand ich wohl den rechten Sinn:
Fühlst du nicht an meinen Liedern,
Daß ich eins und doppelt bin?

Die Trauer über den Verlust sollte anerkannt und ausgelebt werden, damit die Lebensfreude entstehen kann. Der vornehmlich in den nördlichen Industriestaaten sowie bei Männern vermehrt auftretende

• Morbus Dupuytren,

eine häufige degenerative Bindegewebserkrankung der Handinnenfläche, die zu Einziehungen mit Versteifungen führt und darauf hindeutet, dass etwas unhaltbar verloren gegangen ist.

In der Regel sind Ring- und Kleiner Finger betroffen. In Bezug zur Bedeutung der einzelnen Finger gestellt, finden wir hier im kleinen Finger eine negative Bewertung der eigenen Persönlichkeit, verbunden mit einer starken emotionalen Zurücknahme und Unterdrückung, um nicht allein bleiben zu müssen. Der Ringerfinger deutet auf den Zusammenhang mit problematischen Partnerbeziehungen, in denen Verletzungen nicht besprochen werden, hin. Da diese Lebenssituation als unerträglich empfunden, ein Handeln jedoch wegen der negativen Selbstbeurteilung verweigert wird, drückt sich die Grundthematik einer verkrampften Behinderung der Handlungsfähigkeit aus. Die anfängliche und oft auch weiter bestehende relative Schmerzfreiheit weist ebenfalls darauf hin, dass der Mensch resigniert hat und die Problematik nicht wahrgenommen werden soll.

Glonoinum

Nitroglycerin, eigentlich Glycerintrinitrat, ist eine farb- und geruchlose, schlecht wasserlösliche Flüssigkeit mit süßlichem Geschmack. Die Einnahme einer geringen Menge löst sofort Kopfschmerzen aus. In der Medizin ist dieser Stoff wegen seiner gefäßerweiterten Wirkung durch die Freisetzung von Stickstoffmonoxid z. B. bei der Behandlung von Angina pectoris beliebt. Die typische Eigenschaft des Nitroglycerin setzt sich in der Medizin immer dann durch, wenn „Sprengkraft" benötigt werden.

Befindet sich ein Mensch in einer sehr eingefahrenen Lebenssituation, hat er eine sehr strenge, strikte und enge Denkweise die sich z. B. in der Fixierung von Schuldgefühlen, Gewaltängsten oder tiefen Verletzungen wie Vertrauensbruch zeigt, dann ist oft nur eine einzige Möglichkeit übrig, das Aufsprengen der Situation, das Sprengen der fixierten Sichtweise. .

Die Möglichkeit und der Wille zu Bewusstseinserweiterung fehlen.

So wie Nitroglycerin schwer wasserlöslich ist, so ist auch die Lebenssituation eines Menschen der Glonoinum benötigt, emotional schwer veränderbar.

In der Homöopathie erkennt man dies z. B. an dem seltsamen Symptom

glaubt, sein Kind ist zu lang.

Das Kind steht hier symbolisch für die Willenstärke, die in der Glonoinum-Lebenssituation ausschlaggebend ist. Eine bestimmte Situation soll erhalten bleiben. Dies zeigt sich auch in den Symptomen

- Völlegefühl, glaubt das der Kopf bersten möchte,
- Gefühl, das die Brust eingeschnürt sei,
- Völlegefühl im Nacken, muss den Kragen lockern.

Die enge Denkweise hat sich auch als körperliches Engegefühl manifestiert. Deswegen ist Erkenntnis für den Glonoinum-Patienten absolut notwendig aber gleichermaßen schwierig und Glonoinum das wichtigste Arzneimittel beim

- Sonnenstich.

Die Sonne steht für Erkenntnis, Bewusstseinserweiterung. Ist aber der Mensch zu starr, zu dickköpfig führt dies zum Sonnenstich statt zur Erkenntnis.

Jede Form von Klarheit, von Sehen, von Bewusstwerdung könnte die eingefahrene Denkweise verändern und kann sich als gefährlich darstellen. Das Symptom

- Kopfschmerz nimmt zu und ab mit der Sonne

spricht dazu eine deutliche Sprache.

Auf der Basis negativer Erlebnisse ist eine feste fixierte Denkstruktur entstanden, die schwer zu lösen ist. Um die Denkstruktur zu behalten, nimmt der Mensch in Kauf, dass er sich selbst in seinen Wünschen und Bedürfnissen verleugnet, deshalb ist Glonoinum wichtig bei

- Herzerkrankungen,

da das Herz für die Selbstliebe steht.

Gemütssymptome wie

- Beschwerden infolge von Streit oder
- Zurückkommen, beharren auf vergangene, unangenehme Dinge

zeigen sowohl die Verletzung als auch den Unwillen zur Veränderung. Bei Glonoinum kann es

- Geistesklarheit,
- Ideenreichtum

genau so geben wie

- Apathie und
- Resignation.

Ob das eine oder das andere zutrifft, hängt mit der Dauer der Problematik und der Tiefe der Fixierung zusammen.

Auch der

- Schwindel bei Alkoholgenuss

ist typisch für Glonoinum. Alkohol öffnet die Gefühle und zeigt den Schwindel, in diesem Fall als Selbstbetrug zu deuten, der entsteht, wenn man sich in eine Sache so festgebissen hat, dass man diese letztlich ausschließlich auf eine bestimmte, fixierte Art und Weise sehen möchte.

Glonoinum auch als homöopathische Potenz dient der Sprengung von fixierter Denkweise. Eine wesentliche Basis der Lebensfreude ist eine den Umständen angepasste und dynamische Denkweise. Um Fixierungen zu bewältigen, ist Glonoinum eine äußerst hilfreiche homöopathische Arznei.

Graphites naturalis

Plumbago mineralis, Kohle, Reißblei oder Graphit, ist ein häufig vorkommendes Mineral. Graphit ist säureresistent, und sublimiert bei Temperaturen jenseits der 3.800°, d.h. geht direkt in den gasförmigen Zustand über. Das heute benutzte Graphit stammt aus Asien, Afrika und Brasilien und in geringem Masse aus der Ukraine und Tschechien. Graphit kann auch künstlich hergestellt werden, denn der Weltbedarf ist sehr hoch und die Nutzung erfolgt nicht nur als Bleistiftmine, sondern auch in der Auto- und Motorenindustrie, besonders als Bestandteil von Schmierstoffen.

Sitzt zwischen zwei Stühlen

Graphit wird nicht nur in der Industrie dazu verwendet, zwei harte Pole miteinander zu verbinden. Genau dies trifft auch in der Lebenssituation von Graphit in der homöopathischen Form zu. Es verbindet zwei Pole, die ohne diesen Bindungsstoff nicht verträglich wären, oder gleicht die Reibung zwischen diesen aus. Diese Aufgabe muss zwangsläufig erst einmal zu Lasten der eigenen persönlichen Weiterentwicklung gehen.

Eltern die sich nicht gut verstehen, definieren sich häufig über ein Kind, das dann in einer geradezu klassischen Graphites-Lebenssituation steht. Aus dieser grundsätzlichen kindlichen Prägung heraus hat glaubt der Mensch, zwei Pole ausgleichen zu müssen und tut dies oft ein ganzes Leben lang.

Diese Position blockiert oft die individuelle Persönlichkeitsentfaltung, denn der Mensch richtet sich nach dem, was für die anderen gut ist und hat oft das Gefühl, seine Position nicht verlassen zu dürfen, weil sonst ein gravierendes Unglück geschieht.

Die Position des Mediators beschreibt die Lebenssituation von Graphit sehr deutlich. In dieser Lebenssituation ist es wichtig, sich die Probleme der zu stabilisierenden Pole nicht zu seinen eigenen zu machen. Ansonsten kann es passieren, dass der Mensch in der Graphitsituation z.B.

- Fissuren

entwickelt, da er sich für andere zerrissen hat.

Es kann

- Haarausfall

entstehen, der symbolisiert dass jemand seine Vitalkraft im Ausgleich der anderen verliert. Auch

- Narbenbeschwerden

sind typisch für Graphit. Wenn es denn passiert, dass man zwischen zwei Streithähnen stehend, einige Blessuren abbekommt. Auch die

- Verstopfung

deutet darauf hin, dass das „schützende" Zwischenglied seiner Kritik keinen freien Lauf lassen kann. Eine ähnliche Bedeutung haben die

- deformierten oder eingewachsenen Nägel,

die Situation der Wehrlosigkeit zwischen zwei fordernden „Mahlsteinen" ausdrückten. Die

- unvollständige Erektion beim Koitus

sagt aus, dass derjenige, der zwischen zwei starken Polen sitzt, seine eigene Kraft und seinen eigenen Willen glaubt nicht mehr benutzen zu dürfen.

In der Graphites-Lebenssituation fühlt sich der Mensch oft eingeengt, vor allem von den Wünschen und Vorstellungen seiner Umgebung. Das Durchhaltevermögen, das nötig ist, um zwei extreme Pole auszugleichen, wird oft auch dafür eingesetzt, in einer unangenehmen Situation so lange auszuharren, bis es zu Lasten der eigenen Persönlichkeitsentwicklung geht.

Die hohe Kunst in dieser Lebenssituation ist es, die Inszenierungen der Umgebung auszugleichen, ohne selbst davon betroffen zu sein. Entscheidungen zugunsten der eigenen Interessen und emotionale Abgrenzung sind dabei notwendig, um das Leben in Leichtigkeit genießen zu können.

Helleborus niger

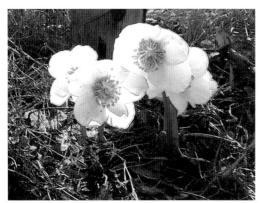

Helleborus niger, die wegen ihrer Blütezeit von Dezember bis Februar so genannte Schnee- oder Christrose, ist eine ca. 15 bis 30 cm hohe Pflanze mit meist weißen Blüten, die sich beim Verblühen grün färben. Sie wächst auf kalk- und steinhaltigen Böden.

Deuten wir die Signatur dieser Pflanze, so symbolisieren die weißen Blüten Unschuld und Reinheit. Sie blüht schon in einer sehr kalten, frostigen und verschneiten Zeit, kämpft sich also durch Frost, durch frustrierende Situationen. Nach dem Verblühen wird die Blüte grün. Grün ist die Farbe der kindlichen Vitalität.

Hier finden wir ein Bild, in dem eine Transformation von der Unschuld und Reinheit in die kindliche Kraft dargestellt wird. Der kalkhaltige Boden symbolisiert das Unterstützungsbedürfnis auf steiniger, schwieriger Grundlage.

Ich mag nicht alleine

Der Entwicklungsweg aus einer unschuldigen Reinheit hin zu einer vitalen Lebenskraft ist frustrierend und steinig. Das Bedürfnis nach Stabilität und Unterstützung durch andere ist groß.

Analogien zur Deutung der Signatur finden sich in den Symptomen der homöopathischen Arznei Helleborus niger wieder. Sehr typisch ist die

- Angst vor dem Alleinsein,
- die Angst beim Alleinsein.
- Die Schwäche,
- die Auszehrung, die Kachexie,

die auf eine Todessehnsucht hinweist. Der kommende Entwicklungsweg erscheint mühsam, daraus resultiert eine große Sehnsucht, die Reinheit und Unschuld zu erhalten oder zu ihr zurückzukehren.

Die Helleborus-Situation ist von Apathie und Langsamkeit geprägt, fast stellt sich eine tiefe Resignation mit

- Verzweiflung,
- Reaktionsmangel und
- Gedächtnisschwäche dar.

Langes Überlegen weist auf das Hilflosigkeitsgefühl hin, welches überwunden werden muss.

Das Erscheinungsbild eines Menschen, der Helleborus niger benötigt, ist

- blass und eingefallen. Oft wirkt er
- phlegmatisch,
- hat cholerische Anfälle und
- liegt nachts in der Embryohaltung.

Viele der Helleborus-Symptome weisen auf eine tiefe Resignation hin, verbunden mit einer direkten oder indirekten Bitte um Stabilisierung und Unterstützung. Die Furcht, den Alltag nicht allein bewältigen zu können und das Gefühl, vor dem Leben zu versagen, ist groß und muss bewältigt werden, um zur Vitalität und Lebensfähigkeit zu kommen.

Hippomanes

Hippomanes, auch Rosswut oder Fohlenbrot, entstehen während der Trächtigkeit z.B. bei Stuten aus unverbrauchter Nährflüssigkeit der Plazenta und liegt meist an der Innenwand der Allantoisblase. Das Pferd symbolisiert die männliche Kraft, die Kraft, nach Außen zu gehen, sich darzustellen, sie steht für die eigene Agilität und Aktivität.

In der Antike galt Hippomanes als Aphrodisiakum. Die Allantoishaut ist die Schutzhaut, welche den Embryo umgibt. Das eigentliche Hippomanes, welches aus unverbrauchter eingedickter Nährflüssigkeit besteht, symbolisiert jene Nahrung, die der Embryo für sich und seine individuelle Entwicklung nicht erhalten oder genutzt hat.

Embryo übernimmt das Leid der Mutter.

Die Ursache, warum diese Nahrung vom Embryo nicht genutzt oder genutzt werden konnte, zeigt sich in den homöopathischen Symptomen.

In den Gemütssymptomen finden wir das

• Heimweh

als Ausdruck der Sehnsucht nach Identität oder

• morgendliche Entmutigung,
• Mutlosigkeit, morgens.

Man sieht keine Chance etwas für sich selbst tun zu dürfen.

Als körperliche Symptome finden wir das

• Gefühl als würde der Kopf beim Liegen nach vorne fallen,

fühlt sich kopflos auf seinen Entwicklungsweg oder als befände sich ein

• Pflock im Hals,

glaubt etwas fremdes, infiltriertes schlucken zu müssen.

Auch die

- Lähmung,
- Muskellähmung der Handgelenke morgens,

weiß nicht wie er für sich selbst handeln soll oder

- Übelkeit im Magen in Zugluft,

die dafür stehen, dass neue Impulse sichtbar machen, dass die Lebenssituation in der Ursprungsfamilie unangenehm und übel ist. Aus der Lebenssituation von Hippomanes geht hervor, dass bereits der Embryo seine Energie nicht ausschließlich in die eigene Entwicklung gesteckt hat.

Meist liegt in der Entwicklung eines solchen Embryos problematische Lebenssituation der Mutter vor. Sie ist unglücklich, Problem beladen und überträgt ihre Gefühle und Gedanken auf das sich entwickelnde Kind.

Dieses scheint sich mit der Mutter eng zu verbinden und zu verbünden. Es gibt seine Kraft und versucht schon als Embryo, der Mutter komplett zur Verfügung zu stehen. Da der Embryo die Emotionen der Mutter als eigene wahrzunehmen scheint, übernimmt er ihre Prägungen kritiklos. Hat die Mutter eine negative Einstellung zu dem Erzeuger des Kindes bzw. generell zu Männern und ist der Embryo männlich, dann entsteht sofort ein signifikanter Zwiespalt aufgrund jener übernommenen mütterlichen Ablehnung des Männlichen,

Säuglinge die mit dieser Prägung geboren werden, entwickeln sich häufig zu der Weiblichkeit helfenden, alles verstehenden, weichen Männern, die selbst bei all ihrer Mühe staunend davor stehen, das Frauen sich doch eher zu so genannten Machos hingezogen fühlen. Denn eine Frau ist eben nicht nur „notleidend", sondern oft auch kämpferisch und wünscht sich die geeignete Reibungsfläche, die ein verständnisvoller, weicher, fürsorglicher, helfender Mann ihr nun einmal schlecht bieten kann.

Hippomanes in der homöopathischer Form bewirkt, dass Embryos mit Helfertrieb, die natürlich nicht nur männlich sondern auch weiblich sein könnten, im nach hinein ihre eigenen Bedürfnisse deutlicher wahrnehmen und ihren Helfertrieb der Mutter gegenüber bzw. jenen weiblichen Wesen, die in der Mutter vertretenden Position sind, auf ein natürliches Maß zurückführen.

Hirudo medicinalis

In der Schulmedizin wird Hirudo medicinalis, der Medizinische Blutegel, vor allem bei Narben und schlecht heilenden Wunden, bei entzündlichen Prozessen, chronischen Schmerzen, Durchblutungsstörungen, Thrombosen, Krampfadern und bei Migräne eingesetzt, ebenso bei Asthma und Hämorrhoiden. Besonders spannend ist der Einsatz in der plastischen Chirurgie: Vor Transplantationen bewirken der Blutegel bzw. seine Wirkstoffe, dass die zu transplantierenden Organe kaum oder selten abgestoßen werden.

Der blutsaugende Gürtel- bzw. Ringelwurm lebt überwiegend im Wasser und ernährt sich gewöhnlich vom Blut verschiedener Kleinlebewesen wie z.B. von Fröschen. Dabei kann er das Fünffache seines Körpergewichtes an Blut saugen, danach ist es ihm möglich, bis zu einem Jahr ohne Nahrungsaufnahme zu überleben. Blutegel sind Zwitter, die zunächst männlich ist und dann weiblich werden. Zur Fortpflanzung benötigen sie einen Partner bzw. eine Partnerin. Die gerinnungshemmenden Substanzen Heparin und Herodin bewirken, dass das Blut des Opfers sich verdünnt und so mühelos ausgesaugt werden kann.

Ausgesaugt und ungeliebt.

Übersetzen wir die Symbolik der Handlungs- und Lebensweise des Blutegels, dann zeigt sich die grundsätzliche Lebenseinstellung, sich über die Lebensenergie anderer Wesen ernähren zu müssen. Das Blut symbolisiert die Lebensfreude und Lebensenergie eines Menschen. Entweder ist er selber ausgesaugt und kraftlos oder er sucht selbst ein Opfer, welches er aussaugen kann. Es handelt sich um ein Kräftemessen des Aussaugens oder des Ausgesaugt werdens. Das beobachtete Phänomen, dass der Blutegel sein Opfer besonders gerne an Nase, Gesicht und Mund angreift, um es auszusaugen, ist besonders interessant, denn die Nase symbolisiert die Persönlichkeit, das Gesicht „das Gesicht zu zeigen" und der Mund die Ausdruckform. Im übertragenen Sinne geht es darum ähnlich zu sein wie der andere.

 In der homöopathischen Symptomatik finden wir unter den Gemütsymptomen:

- reizbar ohne Grund
- Streitsucht
- Lustlosigkeit an Allem
- Energiemangel
- Traurigkeit abwechselnd mit physischer Energie

Die Hirudo-Lebenssituation scheint wenig reizvoll zu sein.

Die Kampfeslust scheint vergangen, denn das

- Zahnfleisch ist empfindlich und
- blutet schon beim Zähne putzen.

Die hohe Allergiebereitschaft deutet darauf hin, dass die Hirudo-Lebenssituation irgendeine Veränderung fordert. Die Symptome

- Schwindel beim Aufwärtssehen und
- Furcht nach hinten zu Fallen,

scheinen eine Schlüsselfunktion für die Deutung von Hirudo zu besitzen. Der Blick nach oben symbolisiert das Urvertrauen, die innere Sicherheit geleitet zu werden. Dieser spezielle Schwindel deutet auf den Glauben, Spiritualität nicht leben zu können, und neben dem üblichen körperlichen Schwindel, auf den Selbstbetrug hin. Die Furcht nach hinten zu fallen deutet auf fehlendes Rückgrat, auf die fehlende eigene Stabilität hin.

Die Hirudo-Lebenssituation weist auf eine Kommunikationsform hin, die auch in James Redfields Bestseller „Die Prophezeiungen von Celestine". in der vierten Erkenntnis zu finden ist. Menschen, fühlen sich schwach und unsicher, weil sie sich von der so genannten kosmischen Energiequelle abgeschnitten haben. So sollen andere gezwungen werden, demjenigen Aufmerksamkeit und damit Energie zukommen zu lassen. In der daraus entstehenden, wechselseitigen Dominanzsituation des gegenseitigen Aussaugens fühlt sich kurzzeitig der Eine stärker, der Andere schwächer. Dieser Wettstreit um die menschliche Energie ist die Ursache für zwischenmenschliche Konflikte und könnte durch Andocken an die kosmische Energie beendet werden.

Die Lebenssituation von Hirudo beschreibt einen Menschen, der zu wenig Selbstvertrauen hat und sich über Machtkämpfe und seine Erfolge in diesen Machtkämpfen, definiert. Hirudo in homöopathischer Potenz wird helfen, sich aus dieser aussaugenden oder ausgesaugten Lebenssituation zu lösen und in wirkliche Spiritualität zu kommen, die ein unabhängiges Leben möglich macht.

Histaminum muriaticum

Histamin ist ein in der Natur weit verbreitetes Gewebshormon und wirkt im menschlichen Körper u. a. als Neurotransmitter und Regulator solcher Funktionen wie Schlaf-Wach-Rhythmus oder Appetit. Als eine Art „schnelle Eingreiftruppe" des Körpers wird es zur Abwehr körperfremder Stoffe ausgestoßen. Auch bei Verletzungen und dem Kontakt mit „unerwünschten" Stoffen wird Histamin ausgeschüttet. Warum ein Stoff unerwünscht ist, liegt in der individuellen Prägung des Einzelnen. Jeder Stoff, mit dem wir konfrontiert werden, hat eine symbolische Aussage und entspricht einer möglichen Lebenssituation, die vielleicht für den Patienten belastend war.

Überschießende Aktivität als Überlebenskonzept

Aus diesem Grund wird bei Kontakt mit dem jeweiligen Stoff, der die Symbolik einer alten Verletzung trägt, eine Abwehrreaktion ausgelöst. Im alltäglichen Sprachgebrauch benutzen wir die Formulierung „allergisch auf etwas", wenn wir eine Situation im Prinzip nicht aushalten wollen. Das z.B. ursprünglich kreative Kind, welches allerdings „gut erzogen" wurde und damit seine Kreativität kontrollieren oder sogar unterdrücken muss, wird auf das kreative Potential einer Pflanze, nämlich die Pollen, aggressiv und abweisend reagieren. Denn im Unbewussten ist keineswegs einzusehen, dass die Pflanze ungehindert ihre kreatives Potential verteilen darf, das Kind selbst aber nicht. Der Stoff, der diese Reaktion, diesen Trotz gegen etwas bewegt, ist Histamin.

Beim Ausstoß von Histamin ist der betreffende Mensch verärgert über eine Verletzung körperlicher oder seelischer Art. Deshalb ist es leicht erklärlich, dass Histamin die Sekretion von Tränen fördert, sowie bei der Stimulierung anderer Drüsen, wie z.B. der Speicheldrüse, und den Verdauungssäften eine Rolle spielt. Die Lebenssituation eines Menschen, der Histaminum als homöopathische Arznei benötigt, ist vergleichbar mit einer chronischen Bedrohung, die entweder Aggressionen oder Ängste auslöst. Daher spielen de Fluchtaspekt und die Fähigkeit, sich wehren zu können, eine entscheidende Rolle. Die Bedeutung von Aktivität zeigt sich im Symptom:

* psychische Symptome werden besser durch körperliche Aktivität.

Häufig genug ist das aktive, sportliche Training eine Vorstufe oder ein deutlicher Hinweis auf einen im Grundsatz allergischen Menschen, der sich trainieren will, um Einschränkungen bewältigen zu können. Dabei weist die Sportart auf die jeweilige Prägung der Einschränkung hin. Dem Läufer mögen wir Fluchtimpulse unterstellen, dem Schwimmer und Taucher die Auseinandersetzung mit der Gefühlswelt. Wasser symbolisiert Gefühle.

Die Histaminum-Lebenssituation ist die des sich Wehren müssend, des eingeschränkt seins. Je nachdem, wie viel Kraft noch zum Wehren zur Verfügung steht, ist der Mensch aktiv oder, später, resigniert und traurig. Schon scheinbare Kleinigkeiten wie Gerüche können unbewusste Prägungen aktivieren. Anfangs sind die Reaktionen auf Einschränkungen überschießend. Man könnte meinen, der Mensch befindet sich in einer geprägten Todesangst, er reagiert panisch. Das Gefühl, chronisch bedroht zu sein, kumuliert, je größer der Druck ist, desto deutlicher und extremer sind die Panikreaktionen. Je mehr das körperliche Ausagieren von unbewussten Angstsituationen noch möglich ist, je weniger prägt sich die Allergiebereitschaft. Aspekte körperlichen Ausagierens sind

- Fieber und
- Entzündungen.

Dabei ist es gleichgültig, an welcher Körperstelle die Entzündung auftritt. Ist diese Fähigkeit zum Ausagieren, z.B. durch Antibiotika, blockiert, wird die Allergiebereitschaft aktiviert.

Menschen die sich in einer Histaminum-Lebenssituation befinden, müssen begreifen, dass die Bedrohung dann an Bedeutung verliert, wenn sie die Steuerung ihres Lebens selbst in die Hand nehmen. Der Glaube, etwas selbst verändern zu können, das Wissen, das Leben selbst gestalten zu können, muss wieder erworben werden, damit die Lebensfreude überhaupt entstehen kann.

Hura brasiliensis

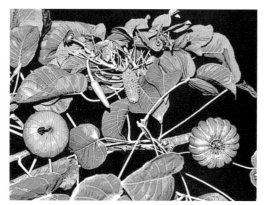

Hura brasiliensis oder Hura crepitans, der Sandbüchsenbaum, ist ein giftiges Wolfsmilchgewächs der Tropen Mittel- und Südamerikas. Die kapselartigen Früchte des mit einem dornenbewehrten Stamm ausgestatteten Baumes platzen in der Reife mit einem lauten Knall und schleudern ihre Samen bis zu zehn bzw., nach anderen Angaben, bis zu 40 Meter weit.

Das dabei verursachte Geräusch erinnert an den Schuss aus einer Waffe. Die noch nicht ganz ausgereiften Früchte wurden im 19. Jahrhundert zur Herstellung von so genannten Streusandbüchsen verwendet, kleinen Sandgefäßen für die Aufbewahrung des feinen Sandes, den man auf das mit Tinte beschriebene Schriftstück streute, um das Verwischen der Schriftzüge zu verhindern. Daher der Name Sandbüchsenbaum. Der giftige Milchsaft, der Pflanze, der unter anderem ein dem Tetrodotoxin des Kugelfischs ähnelndes Gift enthält, ist stark Haut reizend, darf nicht in die Augen geraten, da dies Erblindung verursachen kann, und diente als Pfeil- und Fischgift. Aus den angenehm schmeckenden, aber Brechreiz erregenden und abführend wirkenden Samen wurde ein abführend wirkendes Öl hergestellt.

Einsam, alle Freunde verloren haben.

Hura brasiliensis ist wehrhaft und bestens gegen jede Art von wirklichem oder scheinbaren Angriff gerüstet. Der Mensch versagt sich Annäherung, schafft Unnahbarkeit und Abstand durch dorniges, abweisendes Verhalten. Gleichzeitig ist er laut, herausplatzend, scheinbar hart in seinen Urteilen. Die Lebenssituation von Hura ist die des Verlassenseins. Das Gefühl, sich in einer bedrohlichen oder stigmatisierenden Situation zu befinden und in dieser von allen im Stich gelassen worden zu sein, wird durch trotzige Verhaltensmuster ebenso kompensiert, wie die scheinbare Kampf- und Kriegsituation auf körperlicher oder seelischer Ebene, die sich ausdrückt in Symptomen wie

- Kummer,
- Einsamkeit und
- das Gefühl, verachtet zu werden.

Im Unbewussten sind diese Gefühle so fest verankert, als wäre es, vielleicht in einem Vorleben, tatsächlich der Fall gewesen.

Einige Symptome von Hura brasiliensis deuten darauf hin, dass klare Erinnerungen an ge-walttätige Situation, denen Einsamkeit folgte oder die mit Einsamkeit verbunden waren, als passendes Muster vorhanden sind.

- Glaubt beim Einschlafen einen Meter vom Boden zu hängen,
- Übelkeit beim Fahren im Wagen

zum Beispiel deuten auf das Gefühl des Erhängt seins oder die Fahrt zur Exekution hin. Das Symptom

- hat einen blutigen Geschmack im Mund beim Koitus

deutet auf eine Verbindung von Gewalt und Beischlaf hin. Der Mensch in einer Hura-Lebenssituation ist geprägt von Gewalt und erwartet Leid, Trauer und Verlassensein. Der Druck einer solchen inneren, seelischen Situation bewirkt, dass im Vertrauen zu anderen Menschen und deren Einschätzung Unsicherheiten auftreten. Die Fähigkeit, Freund und Feind zu unterscheiden, geht möglicherweise verloren. Ein Symptom wie

- rotes Gesicht beim Erwachen

signalisiert Wut oder Blamage in Bezug auf eine unbewusst belastende Lebenssituation.

- Er beißt sich in die Hände,

um darzustellen, dass er zornig über seine Handlungsunfähigkeit ist. Auch das

- Gefühl zu verhungern, mit verbundenen Symptomen wie
- Schmerzen im Magen, wie durch Hunger, muss unbedingt und sofort essen

mit gleichzeitiger

- Furchtlosigkeit gegenüber dem Tod

deuten darauf hin, dass das Gefühl zu sterben angenehmer ist, als weiter in dieser Lebens-situation mit der Erwartung von Gewalt oder Verlassenwerden und Isolation zu verblei-ben. Hura ist die Lebenssituation, in der Gewalterlebnisse und Isolierungsgefühle mitein-ander vernetzt sind. Häufig sind diese Prägungen pränatal, besonders dann, wenn keine konkreten Hinweise vorhanden sind, die das Gefühl des Isoliertseins realistisch untermau-ern.

Ignatia amara

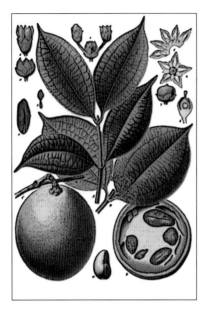

Ignatia amara oder Strychnos ignatia, die Ignatius-bohne, wurde nach dem spanischen Priester Ignatius von Loyola, dem Prägendsten der sieben Begründer des spanischen Jesuitenordens, benannt. Ignatia ist eine tropische Schlingpflanze, eine dornenlose Liane, die eine Wuchshöhe von bis zu 20 m erreichen kann. Im 17. Jahrhundert brachten die Jesuiten die Pflanze aus Südostasien mit nach Europa. Blütenkelch und Kronenblätter der sandigen Boden bevorzugenden Pflanze verwachsen röhrenartig, Die bittere Frucht ist eine zitronengelbe, hartschalige Beere mit einem kieselähnlichen, steinharten Samen.

Aus der Signatur von Ignatia ist abzulesen, dass sie als Schlingpflanze mit und durch andere lebt. So wie eine Schlingpflanze andere braucht, um existieren zu können, scheint Ignatia Dominanzen zu benötigen, um existieren zu können. Gleichzeitig ist die Ablehnung dieser Dominanz überall sichtbar. Bei ihrer Vorliebe für sandigen Boden drängt sich die treffende Assoziation einer fehlenden Basis oder stabilen Grundlage, eines „auf Sand gebaut Habens" geradezu auf. Außerdem liebt die Pflanze offene, auf Kalkgestein wachsende Wälder. Der Kalk steht hier für die Symbolik „Schutz haben wollen, aber auch Schutz durch andere bekommen", der Wald symbolisiert durch das tiefe Grün stabile, kindliche Lebensenergie. Dass Ignatia auch an Flussläufen zu finden ist, weist auf ein stark emotionsbetontes homöopathisches Arzneimittelbild hin.

Die durch starke Unterdrückung
in das Gegenteil verkehrte Emotion

Ignatia ist als Persönlichkeit noch zu schwach, um über sich selbst zu bestimmen, aber zu stark, um sich von anderen bestimmen zu lassen. Ignatia-Lebenssituation entspricht einem blockierten Flusslauf. Das Wasser fließt, im gewissen Sinne unkontrollierbar aber auch „unmotiviert", irgendwo hin.

Dabei ist der Mensch in der Ignatia-Situation emotional total überfordert. Das einzig verlässliche in der Ignatia-Situation ist, dass der Mensch genau das Gegenteil von dem tut was er eigentlich möchte und was ihm gut täte. Diese paradoxen Emotionen drücken sich grundsätzlich auch im Arzneimittelbild von Ignatia aus. Hier findet man beispielsweise

- unfreiwilliges Lachen,
- Launenhaftigkeit,
- Weinkrämpfe, die sich mit
- Lachkrämpfen abwechseln und
- Den tiefen Kummer

der aber keine Lösungsmöglichkeit zu haben scheint. Auch körperlich ist dieses Paradoxon zu finden. Ein Symptom wie

- Hämorrhoiden werden besser beim Gehen

stellt eindrucksvoll solche widersprüchlichen, untereinander abwechselnden Zustände dar. Alle diese Symptome beschreiben einen tiefgehenden Kampf mit dominanten Persönlichkeiten oder Situation des dominiert Werdens, deren Anforderungen der Mensch in der Ignatia-Situation vermeintlich nicht gerecht werden kann und will.

Vermutlich kennen wir alle diese Lebenssituation aus der Pubertät. Gerade Demjenigen, den wir verehrten, wandten wir die „kalte Schulter" zu und um im Grunde „uninteressante" Menschen bemühten wir uns scheinbar im Übermaß. Die Ursache eines solchen Verhaltens liegt im Fehlen der inneren Stabilität. Geheime Wünsche werden so idealisiert, dass die Stabilität zu fehlen scheint, sich damit auseinanderzusetzen. Unwichtiges ist einfacher zu handhaben, ist aber letztlich langweilig und bringt nicht weiter. In der Ignatia-Lebenssituation sind

- Kummer,
- Trauer,
- unglückliche Liebe, eine
- übersteigerte Gefühlswelt,

die allerdings aus den inneren Wünschen und Gedanken kommen, also illusorisch sind, zu finden. Ignatia in der homöopathischen Form wird den Menschen stabilisieren und ihm die Kraft vermitteln, dass er für sich seine Möglichkeiten sieht und nicht darauf angewiesen ist, sich von anderen starken Persönlichkeiten Unterstützung zu holen. Gradlinigkeit und Klarheit in der Persönlichkeit werden sich entwickeln. Eine wesentliche Grundlage für die Lebenslust ist eine klare und direkte Verhaltenweise.

Iris versicolor

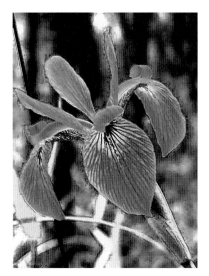

Die aus Nordamerika stammende Blaue Sumpf-schwertlilie, eigentlich Verschiedenfarbige oder Schillernde Schwertlilie, Iris versicolor, wächst vorzugsweise auf sumpfigem, nährstoffreichem Torfboden oder im hohen Moos von Sandböden. Verwendung in der Heilkunde findet fast ausschließlich das Rhizom. Die seit dem 18. Jahrhundert kultivierte Pflanze gilt in Mitteleuropa als Weideunkraut oder als eingebürgerter Neophyt, als Pflanze die nach 1492, der (Wieder-)Entdeckung von Amerika durch Kolumbus, bewusst oder unbewusst in die „Alte Welt" eingeschleppt wurde.

Obwohl sie eher in einer gefühlvollen Umgebung, symbolisiert durch den feuchten Standort, gedeiht und sogar den „Gefühlsüberschwang" der Staunässe gut verträgt, überlebt Iris versicolor auch auf trockenen, „gefühlsarmen" Böden. Sie ist anpassungsfähig, zurückhaltend sowie bescheiden und - im wahrsten Sinne des Wortes -„kultivierbar".

Steht nicht zu seinem wirklichen Wert.

Die Pflanze zeichnet sich durch sehr edel wirkende aber relative kleine violette, blauviolette oder lavendelfarbige Blüte aus. In diesem Phänomen zeigt sich am Besten die Natur der Pflanze: Ein zartes, edel anmutendes Wesen hat nicht die Größe, würdig zu sich zu stehen, sich durchzusetzen und seine Größe auch im Außen darzustellen. Dies zeigt sich auch in den homöopathischen Gemütssymptomen:

- lachen über seine eigenen Handlungen,
- sich selbst nicht ernst nehmen,
- träume vom Fallen in ein Grab,
- Glaube, innerlich schon gestorben zu sein.

Als körperliches Leitsymptom von Iris versicolor gilt der

- Wochenendkopfschmerz bzw. die
- periodische Migräne,

besonders wenn diese mit

- Magensymptomen und
- Erbrechen

verbunden ist und eventuell

- von geistiger Überanstrengung hervorgerufen

wurde. In der Ruhe am Wochenende, dringen alle ungelösten Konflikte an die Oberfläche und sollten gelöst werden. Vielleicht wäre zu diesem Zeitpunkt einen Konfrontation mit dem gegenüber fällig. Der Iris-Patient kann aber mit der „Freiheit der Freizeit" aufgrund seines Anpassungsmusters wenig anfangen, er aktiviert sich nicht wirklich für praktische Lösungen sondern zerbricht sich stattdessen den Kopf, wie und ob er seine Konflikte wirklich lösen kann oder will.

Ein weiteres Symptom ist der

- Bauchschmerz in der Nabelgegend während Durchfall.

Dieser besagt, dass es zu schmerzhaft ist, sich zu formulieren, weil man viel zu viel Angst hat, zur eigenen Mitte, zu sich selbst zu stehen.

Die Symptome

- Bücken bessert,
- meint, anderen dienen zu müssen

sind ebenfalls wichtige aussagefähige Symptom von Iris. Das Dienen erscheint einfacher als sich aufzurichten und gerade zu machen. Die Lebenssituation von Iris deutet darauf hin, dass ein Mensch das Leiden „bevorzugt", sich klein macht und Konflikten ausweicht statt diese zu lösen.

Beispiel hierfür ist auch die sehr schmerzhafte Erkrankung der

- Gürtelrose, des Herpes zoster.

In der Umgebung einer dominanten Persönlichkeit, unter die sich der Iris-Patient meint, unterwerfen zu müssen, verbleibt er im Leid, indem er resultierende Konflikte umgeht, anstatt die Situation wirklich zu transformieren. Nicht umsonst sieht der Hautauschlag bei Gürtelrose wie eine Verbrennung aus: Feuer symbolisiert Transformation und Veränderung. Stabilität zu gewinnen, von der eigenen individuellen Größe und Schönheit überzeugt sein und zu sich selbst zu stehen, sind die Problemfelder des Iris-Patienten.

Der Hintergrund dieses Verhaltens sind häufig nicht bewältigte Verletzungen und familiäre oder traditionelle Prägungen, die auch schon über mehrere Generationen bestanden haben können. Wenn sich beispielsweise in einer Familie die Frauen gewöhnlich den Männern unterordnen und die Erwartungshaltung der Männer wirklich oder scheinbar erfüllen, könnte sich dieses Verhaltensmuster über Generationen verselbstständigt haben.

Darin und auch in den Folgen dieses übernommenen Musters der Selbstmanipulation, die bis zu schweren Krankheiten wie z.B. Diabetes gehen können, finden wir interessante Indikationen von Iris versicolor.

Kalium carbonicum

Kalium carbonicum, die Pottasche, ist in Wasser sehr leicht und gut löslich. In natürlicher Form kommt Kalium carbonicum es z. B. im Toten Meer vor. Es wird unter anderem bei der Herstellung von Schmierseifen und Farben, in Düngemitteln für saure Böden, zur Neutralisation bei der Verwendung von Salzsäure, als Aromaverstärker E 507 sowie zur Schnelltrocknung von Rosinen verwendet. Dabei wird die natürliche Wachsschicht der Trauben entfernt, sodass die Feuchtigkeit leichter verdunstet. Kalium carbonicum dient der Reinigung, der Stabilisierung, dem Ausgleich, es aktiviert Arbeitsprozesse. Kalium carbonicum ist, allgemein gesprochen, ein Katalysator für (Weiter-)Entwicklungen, ein Mittel zum Zweck.

Menschen die in eine Kalium-carbonicum-Situation hineingeboren sind, wurden gewöhnlich zweckgebunden gezeugt, z.B. als der ersehnte Firmennachfolger oder als „Kitt" der elterlichen Beziehung. Nicht selten handelt es sich auch um Menschen, deren Eltern, wie es in der Vergangenheit häufig üblich war, „wegen des Kindes" geheiratet haben. Hier wird die zweckgebundene Zeugung erst auf einen zweiten, analytischen Blick sichtbar. Dennoch ist auch hier diese Motivation grundlegend als meist unbewusstes „Festhaltens"-Muster vorhanden. Das Kind symbolisiert auch hier die Materialisation jener Ideen und Gemeinsamkeiten, die in der partnerschaftlichen Beziehung schon längst verloren sind, aber gerettet bzw. „illusorisch erhalten" werden sollen. Kalium-carbonicum-Kinder werden „gebraucht", sie sind „von Nutzen". Damit wird der Wert dieser Menschen scheinbar von außen, durch Bedürfnisse anderer bestimmt. Diese besetzende Vorbestimmung bzw. Bedürfnisübertragung kann sich so verselbstständigen, dass sie über das ganze Leben wenig Zugang zu eigenen Bedürfnissen, Wünschen und Sehnsüchten bekommen. Dies drückt sich häufig in einem „Ich weiß zwar nicht, was ich will, aber ich weiß, was ich nicht will" aus.

Ignoranz der eigenen Bedürfnisse.

Die eigene Entfaltung des Menschen in einer Kalium-carbonicum-Situation spielt kaum eine Rolle und wird erst dann relevant, wenn eine Situation eintritt, in der dieser Mensch nicht mehr gebraucht wird. In diesem Moment wird die fehlende Entwicklung individueller Bedürfnisse sichtbar. Die Ignoranz sich selbst gegenüber kann auch erst in späten Lebensabschnitten wirklich sichtbar werden. Viele Menschen in der Kalium-carbonicum-Lebenssituation schaffen sich immer wieder Situationen, in denen ihre Person für andere unverzichtbar scheint. Hier finden wir, um einmal in tradierten Verhaltenmustern zu bleiben, häufig nahtlose Übergänge z.B. in die Position des unabkömmlichen Mitarbeiters oder die der versorgenden Übermutter.

Symptome wie

- Schwermut
- Depression
- Traurigkeit, im Freien schlechter
- Kleptomanie

verweisen auf die Weigerung, die eigenen Freiheiten zu nutzen und das Bedürfnis, fehlende Zuwendung zu kompensieren. Dass der Mensch sich für andere über ein für seine Persönlichkeit sinnvolles Maß hinaus verausgabt hat, dass er weiß, dass diese Situation für ihn weder stimmig noch förderlich ist, er aber der Konfrontation ausweicht und sich weigert, diese Situation bewusst wahrzunehmen, wird sichtbar in den Symptomen

- Verhärmter Gesichtsausdruck
- Furcht vor drohender Krankheit
- Kann es nicht ertragen berührt zu werden.

Mit einer „Berührung" könnten Bedürfnisse geweckt werden, die die selbstbetrügerische Situation deutlich werden lassen. Typisch bei Kalium carbonicum ist der

- Hexenschuss.

Er symbolisiert den vermeintlichen Zwang eines Menschen sich in eine dienende Position zu begeben und sich den Umständen zu beugen. Auch in den Symptomen von

- Nierenerkrankungen

Ist Kalium carbonicum häufig zu finden. Nieren symbolisieren die Zuwendung zueinander. Zwingt ein Mensch einen anderen durch „gute Taten" dazu, ihm Zuwendung entgegenzubringen, wird aus einer möglichen natürlichen Zuwendung eine unechte „Zwangszuwendung", die dazu führt, dass sich systematisch ein Gefühl der emotionalen Vergewaltigung einstellt. Das Gefühl des Gebrauchtwerdens wird durch die überbewerteten und ständig geflissentlich erfüllten Erwartungshaltungen des Gegenübers schleichend in ein Gefühl des benutzt Werdens modifiziert.

Für den Menschen in der Kalium-carbonicum-Lebenssituation ist es wesentlich, irgendwann „umzuschalten" und sein gewohnheitsmäßiges Verhalten, sich nach anderen zu richten, abzulegen und die eigenen Bedürfnisse verstehen zu lernen. Erfahrungsgemäß ist das eine schwierige Veränderung und Wandlung, weil dieser Mensch sich bisher durch die Anerkennung anderer, durch das Gebrauchtwerden definiert hat.

Er existiert mit der Prägung, für eine Aufgabe geboren worden zu sein. Dies drückt sich z.B. in Glaubenssätzen wie: „Nur wer fleißig ist, ist etwas wert" oder in dem Eindruck aus, dass Aufgaben, gleichgültig, ob sie den eigenen Fähigkeiten oder Neigungen tatsächlich entsprechen, diese Menschen geradezu „anspringen." Solche Aufgaben können beruflicher oder privater Natur sein, z.B. bei der Pflege von Familienangehörigen. Dieses Muster trifft aber auch in der biologischen Rolle auf die Gebärende zu.

Eigene Bedürfnisse zu besitzen, auszudrücken und durchzusetzen, scheint für diesen Menschen frevelhaft. Menschen in der Kalium-carbonicum-Lebenssituation vermitteln anderen häufig ungewollt das Gefühl, für alles und jeden zuständig zu sein. Sie fühlen sich dann aber leicht über die eigene Schuldthematik und die Zuschreibung ihrer Fähigkeiten manipuliert. Menschen in der Kalium-carbonicum-Lebenssituation erleben zuerst häufig Entrüstung, wenn sie sich verweigern und lassen sich dann gern in ihr gewohntes Verhaltensmuster zurückwerfen. Wem es eigenverantwortlich nicht gelingt, aus dem Gebrauchtwerden zu den eigenen Bedürfnissen oder in ein „Wir" in einer Gemeinschaft umzuschalten, zeigt sich häufig extrem pedantisch oder übertrieben gesetzestreu. Wird er von den Menschen nicht mehr gebraucht, so doch wenigstens vom „Gesetz". Fehlte im Leben insgesamt die Anerkennung für das eigene Tun oder ist sich der Mensch diese Anerkennung selbst nicht wert, gibt es nur wenige Möglichkeiten, diese zu „erzwingen". Die Identifikation mit etwas so „Unerschütterlichem" wie Vorschriften und Gesetze so ist dabei ein erprobtes Mittel. So wird vielleicht fassbar, warum sich so mancher ältere Mitbürger zum Erbsenzähler entwickelt, der beispielsweise geradezu tyrannisch über die Einhaltung der Hausordnung wacht.

Da es aber zu einfach wäre, alle „Schuld" auf dem Glaubenshof des Pränatalen abzuladen, muss sich ein Mensch in der Kalium-carbonicum-Lebenssituation vor allem fragen, warum es ihm nicht gelingt, respektive, warum er nicht gewillt ist, im Frommschen Sinne ein „Egoist" zu werden. Gründe hierfür können z.B. in Existenzthemen, in Konfrontationsunwilligkeit oder in einem Ungleichgewicht zwischen Selbstwertgefühl und Selbstbewusstsein zu finden sein. Erst die innere Anerkennung der eigenen natürlichen Existenzberechtigung führt zu einer wirklichen Lösung des Konfliktes. Mit Bearbeitung dieser komplexen Themen kann Lebensqualität und wirkliche Lebenslust, jene Lebenslust die mit Selbstbestimmung einher geht und nicht von anderen gesteuert wird, überhaupt entstehen.

Kalium jodatum

Kaliumjodit entsteht bei der Reaktion von Kalium-Lauge mit Jod. Es ist in jodiertem Speisesalz enthalten und dient bei Strahlenunfällen als so genannte Jodblockade. Da es sich in der Schilddrüse absetzt, behindert es die Aufnahme von radioaktiven Jod und Cäsiumisotopen.

Aus homöopathischer Sicht verbinden sich in Kalium jodatum zwei Themen. Zum einen das Thema von Kalium, Ignoranz der eigenen Bedürfnisse, und das von Jod, sich nicht ernährt und geliebt fühlen. Die Verbindung beider Themen bedeutet, dass ein Mensch absolut nicht wahrnehmen möchte, dass er sich nicht geliebt fühlen kann oder darf, z.B. weil er, so wie bei Kalium carbonicum beschrieben, zweckgebunden gezeugt wurde. Nun ist das Bedürfnis entstanden, für das, was man für andere getan hat, einen Gegenwert zu bekommen.

Ignoriert das Gefühl, nicht geliebt zu sein.

Die Sehnsucht ist im Unbewussten vorhanden und produziert Symptome. Die finden wir beispielsweise in

- Halux valgus, der Schiefstellung der Großzehe im Grundgelenk,

bzw. die Vergrößerung des Fußballens. Bei dieser Krankheit vergrößert der Mensch seinen eigenen Standpunkt anderen gegenüber. Er hat das Gefühl sich nicht durchsetzen zu können, keine Position zu haben. Die

- Sinusitis

zeigt, dass der Mensch deutlich unzufrieden ist über sein eigenes Verhalten, dieses Gefühl aber übergangen und länger als „geplant" ausgehalten hat. Emotional ist er einerseits

- leidenschaftlich, andererseits
- möchte er aber nicht angefasst werden,

damit ihm seine Situation nicht noch deutlicher ins Bewusstsein drängt. Die Kaliumjodatum-Lebenssituation ist ein immer härter werdender Kampf, um die augenscheinliche Sinnlosigkeit des eigenen Handelns nicht bemerken zu müssen.

Das Gefühl nicht geliebt zu sein, kann irgendwann nicht mehr ignoriert werden. Dieses Gefühl macht den Menschen

* hart,
* grausam,
* unmenschlich,
* schroff,
* reizbar.

Er spürt, dass für seine Investitionen nie etwas zurückerhalten wird, wenn er sein Leben nicht grundsätzlich ändert.

Körperliche Symptome sind die

* Quecksilbervergiftung

mit der Bedeutung: Weiß nicht mehr. nach wem er sich richten soll,

* Knochenkaries

für: Die Persönlichkeitsstruktur zerfällt, oder auch die

* Mamma-Tumore,

für viele etwas getan haben, andere versorgt haben und nicht dafür zurück bekommen haben. Um dieses Thema zu bewältigen, ist es wichtig, dass dieser Mensch ehrlich zu sich wird, um Bezug zu seinen eigenen Bedürfnissen zu bekommen. Noch klarer als bei Kalium carbonicum wird er lernen müssen, für sich selbst zu entscheiden und die Prioritäten in seinem eigenen Sinne, seiner eigene Persönlichkeit entsprechend, zu setzen und so sein ganzes Leben um 180° zu drehen.

Lac vaccinum defloratum

Als eines der ursprünglichsten Nahrungsmittel der Menschen überhaupt symbolisiert die Milch als Urthema die mütterliche, weibliche, emotionale, passive Versorgung und alle damit verbundenen Konflikte. In Lac vaccinum defloratum, der entrahmten Kuhmilch, drückt sich das Karge, Verzichtende in dieser Versorgung aus. Alles Sahnige, „Luxuriöse", scheinbar Unnötige, wurde aus der Milch entfernt.

Was in der entrahmten Milch bleibt, ist letztlich das Symbol kärglicher, gerade ausreichender Versorgung, sichtbar im Symptom

- Glaubt, sie muss ins Kloster gehen

Bei aller kargen Strenge waren Klöster Orte, in denen bei entsprechender Anpassung das Überleben gesichert war. Zwar zahlte man den Preis der Askese, allerdings mit einer hohen Garantie überleben zu können. So wurde die Individualität aus Existenzangst einem gesicherten Rahmen geopfert. Auch wenn das Angenehme, das Schöne im Leben verloren geht, wird die Versorgung vorgezogen. Ob es sich in der Lebenssituation um die Absicherung durch einen ungeliebten Lebenspartner oder um in den Eintritt in ein Kloster handelt ist gleichermaßen der Verzicht auf den eigenen, persönlichen Luxus der Individualität. Dieses absichernde Verhalten entsteht häufig aus Angst vor Gewalt. Dabei ist bemerkenswert, dass bei der heutigen industriellen Milchherstellung alle Milch erst einmal „defloriert" wird und ihr dann, je nach gewünschtem Prozentsatz, Sahne dosiert wieder zugegeben wird.

Persönlicher Lebensweg wird bedürfnisloser Sicherheit geopfert.

Im Symptombild von Lac defloratum sind Gewaltsituationen an bestimmtem Symptome deutlich nachvollziehbar. Zum Beispiel die

- Bewusstlosigkeit beim Heben der Arme über den Kopf

welche für das Gefühl, sich einer übermächtigen Dominanz ergeben zu müssen, steht.

- Sagt die Todesstunde voraus

Für die Erwartung der Wiederholungen des Todeskampfes

Auf Unsicherheit und Angst deutet auch das Symptom

- Furcht, die Tür könnte nicht abgeschlossen sein

hin. Das Symptom:

- Baden mit den Händen im kalten Wasser verschlechtert,

deutet auf die Erinnerung an ein hartes, arbeitsreiches Leben hin. Auch die

- Klaustrophobie

ist ein signifikantes Thema dieser Lebenssituation. Im engen Raum eingesperrt zu sein, keinen Raum für sich zu haben oder beanspruchen zu können, kann eine dramatische Lebensprägung sein. Typisch für Lac defloratum ist auch das

- Heimweh.

Hier finden wir die romantische Erinnerung an eine individuelle, umsorgte, angenehme Lebenssituation, z.B. in der Kindheit, die zu Gunsten von Absicherung verlassen wurde. Die Absicherung ist die prägendste Thematik für das Lac defloratum. Absicherung zu Lasten der eigenen individuellen Entwicklung unterbindet jegliche Form von Lebensfreude.

Auffallend sind

- Kopfschmerzen mit Sehstörungen
- Kopfschmerzen ausgelöst durch helles Licht
- Kopfschmerz ausgelöst durch Obstipation

Symptome, die darauf hinweisen, dass der Patient seine Absicherungsthematik zwar weder wahrnehmen noch als solche erkennen kann, jedoch versucht, sein Nichthandeln und seine Verweigerung eines individuellen Ausdrucks als existenziell notwendige Absicherung rational zu erklären.

Diese Entscheidung wurde unbewusst sicherlich durch die Erwartung von Angstsituationen getroffen. Das Risiko sich auf das Leben einzulassen scheint zu groß. Das Sicherheitsbedürfnis schließt jede Form des positiven Denkens aus. Der unbewusste Druck durch gemachte Erfahrungen lässt die Sicherheit wählen und macht damit die Lebensfreude oder die Chance, darauf Lebensfreude zu gewinnen, zunichte.

Lachesis muta

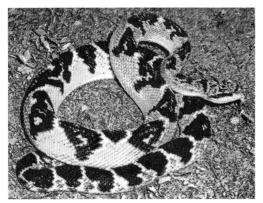

Lachesis muta, die Buschmeisterschlange ist eine nachtaktive, Eier legende und brütende südamerikanische Grubenotter von bis zu dreieinhalb Meter Länge und damit eine der längsten Giftschlangen. Sie ist nach der griechischen Schicksalsgöttin Lachesis benannt und hat ein spezielles Sinnesorgan, welches Infrarotstrahlung wahrnimmt.

Wegen dieses Wahrnehmungsorgans hat die Schlange die Möglichkeit auch im Dunkeln zu jagen. Betrachten wir die Symbolik dieser Fähigkeit, so erkennen wir eine unbewusste, intuitive Wahrnehmung des Gegenübers, die dazu verwendet wird, nach der Analyse einer Situation unerkannt und meist manipulierend „zuzuschlagen".

Verbunden mit der Symbolik der Schlange an sich, einem Lebewesen, dass sich nicht oder nur kurzzeitig in der Gefahr aufzurichten vermag, wird erkennbar, dass Bewusstsein und Wille für den Individualisierungsprozess noch nicht bzw. nur schwach entwickelt sind. Der Aufrichtungsprozess, die Grundlage für die Individualisierung, steht noch aus.

Unterdrückte Individualität

In der homöopathischen Anwendung hat Lachesis sehr deutliche, klare Symptome, dazu zählt speziell die

* Linksseitigkeit der Symptome.

Die linke Körperseite steht für die weibliche Seite, für die emotionalen Aspekte und/oder erlebte Traumen der Vergangenheit. Es handelt sich also um stark auf die innere und Gefühlswelt bezogene Themen, die mit Lachesis behandelt werden können.

Weitere typische Erkrankungen sind

- Angina
- Sepsis, die Blutvergiftung und
- Krampfadern.

Sowohl körperlich als auch symbolisch nicht mehr alles schlucken wollen und können, eine negativ empfundene Lebenssituation, die unbeeinflussbar scheint, vergiftet die durch das Blut symbolisierte Lebensfreude. Spezielle Ziele, häufig verbunden mit Rachethemen, die nicht dem wahren eigenen Lebensweg entsprechen, sollen krampfhaft erreicht werden.

Ein für Lachesis ganz typisches emotionales Thema ist die

- Eifersucht.

Ein Mensch ist süchtig, sich zu ereifern, er verstellt sich und spielt einem anderen etwas vor, um etwas Bestimmtes zu erreichen und erfüllt die Erwartungshaltung des Gegenübers ohne wirklich zu sein, was er dem Gegenüber vorgibt. Auch dabei handelt es sich um eine manipulative Lebenssituation, deren Kommunikationsformen eingesetzt werden, um Schutz und scheinbare Zugehörigkeit zu erhalten oder zu erreichen.

Man macht sowohl sich selbst als auch anderen etwas vor, die eigene Persönlichkeit wird unterdrückt und nicht gezeigt. So ist es einleuchtend, dass die homöopathische Gabe von Lachesis ein „tiefes Loch" der Depression verursachen kann. Die Folge davon ist eine Bilanz, die niederschmetternd zeigen kann, dass nichts Eigenes, Greifbares vorhanden ist. Die eigenen Werte und Vorstellungen rücken nun in das Sichtfeld und sollten vollständig entdeckt und umgesetzt werden.

Lilium tigrinum

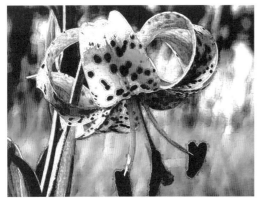

Lilium tigrinum, die Tigerlilie gehört zu den Schwertlilien. In der chinesischen Medizin ist sie ein bekanntes Heilkraut, eine starke Tinktur aus Blüten wird als Wehenmittel eingesetzt.

Während die Weiße Lilie als Lilie der Reinheit gilt, ist die Tigerlilie die im sexuellen Sinne Befleckte, Verschmutzte und Unreine.

Die Lebenssituation von Lilium tigrinum ist zwiespältig. Die Kindheit war geprägt durch eine unbewusste erotische Anziehung zum bzw. durch den gegengeschlechtlichen Elternteil. Da Sexualität und Erotik auf der familiären Ebene verboten sind, wird dieser Anteil nicht zur Kenntnis genommen und stattdessen durch „Abweisung" oder „Anbetung" und Idealisierung dieses Elternteils verdrängt. Durch diese Situation entsteht ein Bewertungsmuster, in dem emotionale Zugehörigkeit, Liebe und Sexualität nicht miteinander vereinbar sind. Die erotische Spannung wird verdrängt und mit emotionaler Liebe gleichgesetzt. Das hat zur Folge, dass sexuelle Lust entweder negativ belastet und abgewertet wird oder einen zu hohen Stellenwert bekommt. Folge von beiden Varianten ist das

Entweder / Oder - Madonnen - Huren - Syndrom

Sexuelle Lust gehört ins Bordell. Erstrebenswert ist die emotionale Liebe, die so „rein" wie nur möglich sein soll. Am Anfang einer neuen Beziehung, in der die emotionale Tiefe noch nicht so ausgeprägt ist, wird Erotik noch „akzeptiert", tritt aber emotionale Liebe hinzu, entsteht eine asexuelle die Beziehung, da beide Ebenen nicht miteinander vereinbar sind. Der Zusammenhang mit der sexuellen Thematik zeigt sich bereits in den Symptomen, z.B. in

- starken Menstruationsschmerzen,

die das schmerzhafte Auseinandergerissensein und die inneren Konflikte männlicher und weiblicher Aspekte symbolisieren.

Die Beziehung der Eltern dient dabei oft als Vorbild sowie im

- wund machenden Ausfluss,

der symbolisiert, dass das vorhandene kreative Potenzial angstvoll und selbstbestrafend nicht ausgelebt wird. Auch der

- entzündlicher Schmerz der Eierstöcke

steht für eine Symbolik der Zurückhaltung und, in diesem Fall, Opferung der eigenen Lust und des kreativen Potentials an die Anpassung. Die leidvollen Bewertungen der Erfahrungsthematik in sexuellen und emotionalen Spannungsfeldern zwischen Männern und Frauen werden vor Ausbruch der Menses sichtbar in den unterschiedlichen Symptomen des

- Prämenstruellen Syndroms.

Symptome wie

- Uterusprolaps,
- sexuelle Melancholie

die fehlende Berechtigung oder die Ablehnung, kreatives Potential weiter wirken zu lassen bzw. die Trauer über die eigene Unfähigkeit oder den Unwillen, sich auszuleben, symbolisieren, gehören ebenfalls zur Lilium tigrinum – Lebenssituation, in der nicht selten eine Dreiecksbeziehung entsteht, in der zwei Partner „benötigt" werden. Der eine für die Erfüllung der sexuellen Lust, der andere für das Leben der emotionalen Liebe und Reinheit.

Typische Lilium-tigrinum-Gemütssymptome sind

- religiöse Affektionen einerseits und
- Wollust andererseits.

Das Leben in dieser Divergenz macht Druck, die zwiespältigen Gefühle dürfen nicht an die Oberfläche gelangen und werden verdrängt, es entsteht ein Lebensgefühl von Eile und Hektik. Ein weiteres typisches Symptom ist das

- Anhalten des andauernde Harndranges, wiederum verbunden mit
- Wollustgefühlen.

Sinnbild dessen ist das Bedürfnis, die wirklichen Emotion freizusetzen und der Wunsch, die Polarität von rein und unrein miteinander zu verbinden. Die Wertung muss fallen, damit Liebe und Lust gleichzeitig gelebt werden können.

Lycopodium clavatum

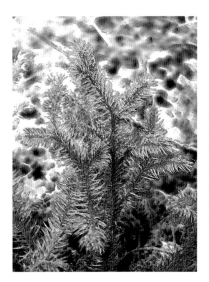

Im geologischen Zeitalter des Oberkarbon vor etwa 300 Mio Jahren waren einige der Vorfahren und Verwandten von Lycopodium clavatum, dem Keulen-Bärlapp, auch Wolfsklaue genannt, große, stattliche Bäume. Das heutige Erscheinungsbild der ausdauernden, krautigen, immergrünen und giftigen Pflanze ist mit einem zwischen einem halben und vier Meter langen, am Boden kriechenden Spross und ca. 30 cm hohen, aufrecht stehenden Seitenästen bei weitem nicht mehr so imposant. Der auf kargen und kalkfreien Böden gedeihende Bärlapp meidet schattige Lagen und Feuchtigkeit.

Eine Besonderheit ist die lange Dauer des Fortpflanzungszyklus der Pflanze: Erst nach zehn bis 15 Jahren ist die Pflanze geschlechtsreif, weitere sechs bis sieben Jahre benötigten die Sporen, bis sie das Stadium der sich gegenseitig befruchtenden Vorkeime erreichen. Dieser Generationswechsel verbindet die geschlechtliche mit der ungeschlechtlichen Vermehrung und sorgt so für Abwechslung im Genpool.

Ein Mensch, der Lycopodium benötigt, ist grundsätzlich stolz, beeindruckend autark, auf Unterstützung, symbolisiert im Calcium carbonicum, scheinbar nicht angewiesen, legt wenig Wert auf Emotionalität, fühlt sich wohl in rationalen Erkenntnisprozessen und signalisiert Stabilität und Gelassenheit. Dennoch stellt sich die Frage, warum sich die Pflanze, gemessen an den Dimensionen der Vorväter, derart reduziert und sich in allen Varianten zu einer kriechenden Art entwickelt hat.

Der faule Kompromiss

Ein Mensch steht voller Kraft und Sicherheit in einer bestimmten Lebenssituation, z. B. vor der Eheschließung, er ist voller Überzeugung und hat beschlossen, dass diese Beziehung „gut werden wird", obwohl er doch an seinem Gegenüber einiges zu bemängeln hat – dies aber möchte er mit die Zeit verändern. Das Problem besteht darin, dass ein Mensch sich grundsätzlich nicht von außen verändern lässt. Wenn er nun sein Ziel nicht erreicht, wird der starke, willensbetonte Mensch in seinem Inneren immer schwächer, nach außen hin jedoch immer dominanter, weil er doch noch versucht das Bestmögliche zu erreichen.

Dieses Spannungsfeld zwischen Innen und Außen ist kräftezehrend und wirkt solange, bis von der ursprünglichen Kraft nicht mehr viel übrig geblieben und der Mensch ganz klein geworden ist.

An der ursprünglich großen Kraft hat der faule Kompromiss so gezehrt, dass es gerade noch für ein kleines Kriechpflänzchen reicht. Anstatt die eigenen Wünsche, Forderungen und Vorstellungen zu realisieren, auch wenn dies eine Änderung in der Partnerschaft erfordern würde, verbleibt derjenige in der trügerischen Hoffnung, er könne mittels Manipulation und Anpassung im Sinne des faulen Kompromisses etwas verändern, bis letztendlich kaum noch etwas von seiner Persönlichkeit übrig ist.

Lycopodium gehört zu den Lebermitteln, die Leber symbolisiert das Selbstwertgefühl. Jeder Mensch entscheidet selbst, was er an äußeren Einflüssen wie z.B. Nahrung oder Kommunikation für sich nutzen oder ablehnen bzw. ausscheiden will. Passt ein Mensch sich zu sehr an, sei es aus dem Motiv der Sicherheit oder um ein Ziel zu erreichen, so wie es bei Lycopodium der Fall ist, dann wird dieser Mensch sein Aggressionspotenzial und seine Ausscheidung, sein „Nein", nicht nach außen darstellen und die Leber wird überlastet und damit geschädigt.

Die Lycopodium-Situation ist die der Kompromisse, die immer zu Schwäche führen wird. Daraus erklären sich auch die folgenden Symptome:

- Beschwerden nach Demütigungen,
- empfindlich,
- überempfindlich,
- Schreckhaftigkeit,
- Furcht vor Menschen, aber auch
- Hochmut,

denn keiner soll merken, dass man etwas versucht hat, was man innerlich längst aufgegeben hat. Zum Schluss bleibt das

- Jammern,
- Lamentieren, der
- Dogmatismus,
- Raserei,
- Wut, die
- beeinflussbare Stimmung,
- Weinen und
- Verzweiflung,

All das wird sich erst ändern, wenn sich die Lebenssituation von Lycopodium geändert hat, wenn der faule Kompromiss, der das Leben bestimmt hat, aufgegeben wurde. Das Symptom des Haarausfalls bei der Mutter nach einer Geburt deutet darauf hin, dass das Neugeborene keine eingeladenen Seele ist, sondern Mittel zum Zweck. Doch die Ziele, z.B. liebevoll versorgt sein wollen, stellen sich als unerreichbar heraus.

Lycopodium ist ein schwerpunktmäßig rechtsseitiges Mittel. Die rechte Seite ist die männliche Seite oder auch die Willensseite. Ein fauler Kompromiss ist eine Willensentscheidung, um über den Kopf anderer Menschen hinweg etwas erreichen wollen, ohne die Entscheidung irgendwem zu offenbaren. So ist auch die Manipulation einer Situation zugunsten des eigenen Vorteils ein Thema der Lycopodium-Situation.

Daraus erklären sich auch Symptome wie

- Träume von Missgeschick,
- Schmerzempfindlichkeit,
- nicht berührt werden wollen,
- Einengung wird nicht ertragen,
- Verlangen nach frischer Luft, auch das
- septische Fieber, das
- Entzündungsfieber, oder das sprichwörtliche „alt aussehen", auch das
- kränklich Aussehen.

Die Stein-Bildungen wie

- Gallensteine,
- Nierensteine,

die bedeuten, dass Emotionen wie Wut und andere Gefühle zurückgehalten worden sind, so lange bis sie versteinert sind.

Auch die

- Krampfadern - verkrampfte Lebensfreude - und auch die
- Nasennebenhöhlenentzündung - die „Nase voll haben"-

von einer Entscheidung, die nicht fruchtet, einem Weg, der nicht funktioniert, sind typische Themen von Lycopodium. Ein fauler Kompromiss ist jedoch mit Sicherheit nicht die richtige Basis für ein lustvolles Leben.

Magnesium carbonicum

Magnesiumkarbonat kommt natürlich in großen Mengen als Magnesit oder Bitterspat vor und ist zusammen mit Kalk, dem Calciumkarbonat, der Hauptbestandteil der Wasserhärte. Magnesiumkarbonat wird u. a. als Wärmeisolationsmaterial, als Füllstoff in Kunststoffen und Farben, in der Kosmetik, als Säuerregulator oder Trennmittel in der Lebensmittelindustrie sowie in der Schulmedizin als Mittel zur Bindung der Magensäure verwendet. Im Kraftsport und beim Sportklettern spielt Magnesium carbonicum einen wichtige Rolle, da es dazu dient, die Hände trocken und schweißfrei zu halten. In der Stahl- und Eisenindustrie wird Magnesium für die Herstellung feuerfester Materialien und Schutzschichten verwendet.

Die Lebenssituation der gesamten Magnesiumgruppe beschreibt die Kriegsführung im Leben, für das scheinbar notwendige „kämpfen müssen". Analog zur Funktion des Magnesiums in der Wasserhärte symbolisiert Magnesium carbonicum die Härte in der Gefühlswelt.

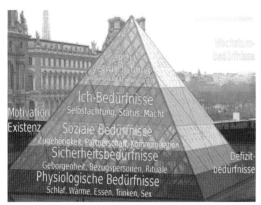

Im Bezug zur Bedürfnispyramide nach Maslow agiert Magnesium carbonicum an der Grenzlinie zwischen Existenz und Motivation, zwischen Defizit und Wachstumsbedürfnissen. An dieser Zäsur im Individualisierungsprozess spielt der Übergang zur bewussten Erkenntnis, symbolisiert durch das Feuer, eine erhebliche Rolle.

So steht die Feuerfestigkeit von Magnesium carbonicum als Symbol für einen Abschottungsprozess in eben dieser Erkenntnissituation. Der Glaubenssatz „das Leben ist kriegerisch, alles muss erkämpft werden" ist extrem ausgeprägt. Menschen, die in diesem Bewusstsein leben, sind immer angespannt und zehren sich auf, die ständige Kampfesbereitschaft macht mürbe.

Glaubt, die eigenen Bedürfnisse nur kriegerisch durchsetzen zu können.

Es kommt zu Symptomen wie

- außer sich sein vor Angst,
- Furcht, dass sich etwas ereignen könnte, in der Bettwärme besser.

Die Bettwärme entspricht hier dem eigenen Nest, der eigenen Sicherheit.

- Konzentrationsschwäche
- Unfähigkeit zu lesen,

können Ergebnisse der dauernden Kampfbereitschaft sein. Das fehlende Vertrauen in andere bzw. in die Stabilität der Versorgung durch andere wird im Symptom

- Durchfall nach Milchgenuss

ausgedrückt.

Auch der

- Kopfschmerz im überfüllten Zimmer

deutet darauf hin, dass hochkommende Kampfesgefühle nur mit Mühe beherrscht werden können. Das

- Einschlafen beim Reden

zeigt, dass der Lebenskampf müde gemacht hat. Der kriegerische Aspekt kann sich sehr unterschiedlich verdeutlichen. Es kann sich um einen Ehekrieg handeln, den nie endenden Kampf mit dem Partner bis der vermeintlich Klügere nachgibt, oder um den Krieg im eigenen Selbst. Ein solcher Mensch ist in seinen Handlungen unentschlossen und wirkt diffus. Sind Resignation und Schwäche schon weit fortgeschritten, macht der Mensch sich klein, verhält sich übertrieben diplomatisch und zeigt sich anders, als er wirklich ist. Um zur Ruhe zu kommen, ist es wichtig, den tiefgeprägten Glaubenssatz „Ich muss kämpfen." aufzugeben, damit sich all jene Interessen, Aspekte, Lebensmotivationen und Lebensentwürfe entwickeln und verwirklichen können, die die Persönlichkeit tatsächlich widerspiegeln und in Gelassenheit realisierbar sind.

Melilotus officinalis

Melilotus officinalis, der Honigklee bzw. Gelbe oder Echte Steinklee, wächst als Rohbo-denpionier in so genannten Ruderalfluren, den Pionierbiotopen auf von Menschen ge-schaffenen Brachflächen, z.B. an Bahngeländen, Steinbrüchen, Erdanrissen, Ufern und Schuttplätzen. Wegen seines ausgedehnten Wurzelwerks wird er zur Befestigung von Kies- und Schutthängen verwendet. Bei den Imkern wiederum ist der Steinklee wegen seines Nektarreichtums sehr beliebt.

Symbolisch gesehen, zeigt die Pflanze eine starke Verwurzelung an „unedlen" Orten. Sich an etwas, z.B. an alten erlebten Situation, festkrallen, während der reichhaltig vorhandene Nektar die Willigkeit symbolisiert, fleißig zu sein und zu funktionieren, um vermutlich nicht weiteren Druck erleben zu müssen.

Sich einer Autorität beugen ohne es wahrzunehmen

Aus den homöopathischen Symptomen ist die Lebenssituation von Melilotus recht gut ab-zulesen. Wir finden hier psychische Symptome wie die

- Idee, dass jeder Mensch vom Teufel besessen ist,
- dass er sich einbildet angesehen zu werden,
- dass er sich einbildet, eingesperrt zu werden,
- Furcht vor Armut.

Diese Symptome weisen auf scheinbar unüberwindliche Abhängigkeitsgefühle hin. In der Melilotus-Lebenssituation ist der Mensch

- Repressalien unterworfen,
- fühlt sich unterdrückt,
- hat die Angst den Rest seiner Freiheit zu verlieren.

Bei den körperlichen Symptomen finden wir

- Schmerzen in Feuchtigkeit und
- Schmerzüberempfindlichkeit

die die kalten, kühlen Wände eines Kerkers oder einer Burg zu symbolisieren scheinen, in der sich ein Mensch gefangen fühlt oder sich unterworfen hat. Die Überempfindlichkeit deutet auf erlebtes, nicht bewältigtes Leid hin

Massive

- Kopfschmerzen

zeigen Probleme auf der Gefühlsebene an, die aber rational gelöst werden sollen. Nicht jede Melilotus-Lebenssituation muss so dominant sichtbar und qualvoll sein. Das Gefühl, sich unterwerfen zu müssen, und die Sehnsucht nach jenem Schutz der durch eine so genannte Obrigkeit gewährt wird, ist allerdings immer vorhanden. Dieser Schutz ist jedoch nicht hilfreich für einen Menschen in einer Melilotus-Situation.

Um sich abzusichern, um sich „festkrallen" zu können, ist die Autorität in der Umgebung wesentlich, wird aber nicht als eine solche wahrgenommen. Körperliche Symptome sind noch der

- Anuskrampf,

die Unfähigkeit, Kritik zu äußern, oder die

- Lichtempfindlichkeit bei Sonne

Die bedeutet, dass Bewusstseinserweiterungen und Erkenntnis verweigert werden. Auf der anderen Seite ist starkes

- Heimweh

vorhanden. Es hat die Symbolik der Sehnsucht nach der eigenen Identität, der inneren Zugehörigkeit. Die Melilotus-Lebenssituation dient damit dem Begreifen, dass der Mensch sich einem „hierarchischen Oben" beugt und dadurch seine eigene Persönlichkeit nicht in dem Maße entwickelt kann, wie es nötig und richtig wäre. Erst äußerst starker Druck und Leid bringt den Melilotus-Patienten dazu, die Situation kritisch zu beleuchten und sich gegebenenfalls aufzulehnen. Anlehnungs- und Unterstützungsbedürfnis sollten zu Gunsten der persönlichen Freiheit bewältigt werden.

Naja tripudians

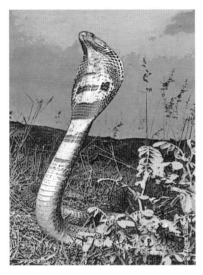

Naja naja, die Brillenschlange oder Indische Kobra, gehört zur Gattung der Kobras, die die Fähigkeit besitzen, sich zumindest teilweise aufzurichten. Deuten wir diese typischen Aspekte, finden wir den Aufrichtungsprozess als wichtigen Schritt zur Entwicklung ins Spirituelle. Das Tierische, triebgesteuert Ethische soll zu Gunsten der spirituellen Entwicklung überwunden, die Erde soll mit dem Himmel verbunden werden.

Ihr Jagdrevier sind die Reisfelder, wo sie sich von Ratten und anderen Kleinsäugetieren ernähren. Hier kommt es auch häufig zum Zusammenstoß mit Menschen.

Im Gegensatz zu fast allen anderen Schlangenarten betreiben die Brillenschlangen aufopferungsvolle, etwa 50- bis 60tägige Brutpflege. Das Weibchen wacht über ihre bis zu 30 geschützt abgelegten Eier, bis die Jungtiere geschlüpft sind. Diese sind zwischen 23 und 30 cm groß sind und haben bereits ausgebildete Giftzähne. Diese für Schlangen unübliche Brutpflege kann als interessanter Individualisierungsaspekt gesehen werden, da durch die Brutpflege die eigene Art aktiv geschützt wird. Sie achtet auf sich, betreibt Arterhaltung im bewussten pflegerischen Sinn.

Sich Zuwendung erzwingen

Einige dieser Aspekte sind nun spiegelbildlich im Arzneimittelbild von Naja tripudians zu finden. So sind die Eltern von Naja-tripudians-Patienten häufig sehr unterschiedlich, die Rollenverteilung ist jedoch scheinbar sehr klar geregelt: Eines der Elternteile gibt das „Opfer" und der andere den so genannte „Täter". Der Naja-Patient wiederum ordnet sich selbst jenem Elternteil zu, den er als Opfer betrachtet und erwartet nun von der gesamten Umgebung, dass sie dazu beitrage, ihn aus dieser Opfersituation herauszuholen.

Dabei ist ihm der „spielerische", auch manipulierende Aspekt dieser scheinbaren Opfer-Täter-Beziehung oft nicht bewusst. Hier wird der Patient durchaus „Opfer" und Mittäter einer recht bequemen gesellschaftlichen Sicht auf die Täter-Opfer-Thematik.

Basierend auf der kirchlichen Leidenslehre „nur wer leidet, kommt in den Himmel", also der Opferrolle, ist das Leiden noch immer anerkannter als das aktive Tun, die Täterschaft, obwohl hier langsam ein Paradigmenwechsel einsetzt.

Der Mensch in einer Naja-tripudians-Lebenssituation scheint sich in den Augen anderer durch ein schwaches Selbstwertgefühl auszuzeichnen. Er fühlt sich ständig vernachlässigt, fordert von Anderen Anerkennung und Zuwendung. Er kann extrem neidisch und aggressiv werden, wenn er wieder und wieder erleben muss, dass andere Menschen bevorzugt werden. Dabei sind die Ansprüche an Andere extrem hoch und nicht erfüllbar. Die Naja-tripudians-Lebenssituation kann zusammengefasst als die Situation des ewigen Nörglers beschrieben werden. Die Opferidentifikation erscheint als so bequem, dass beständig neue Quellen des Unmutes gesucht und gefunden werden. Häufig zeigen sich folgende Gemütssymptome:

- glaubt, er hat Unrecht erduldet,
- glaubt, verhungert zu sein,
- glaubt, von anderen nicht geliebt zu sein,
- glaubt, er wird vernachlässigt,
- Mangel an Selbstvertrauen,
- hält sich für einen Versager,
- glaubt in allem was er tut versagt zu haben.

Obwohl oder gerade weil sich die Auffassung, an die Fähigkeiten, die Position oder den Einfluss anderer Menschen nicht „heranreichen" zu können, manifestiert hat, hat der Naja-tripudians-Patient das Bedürfnis, sich mit diesen zu vergleichen. Dabei hat er noch nicht verstanden, dass genau dieser polarisierende Vergleich ihn in seiner Entwicklung nicht nur massiv behindert, sondern auch den Weg für den die Lebenslust negativ beeinflussenden Neid ebnet. Auch die Symptome

- Selbsttäuschung
- Furcht vor Regen
- Verlangen, in der Nähe des Feuers zu sein

deuten auf die Ersatz-Identifikation mit dem Schwächeren, die Angst vor emotionalen Auseinandersetzungen und das Bedürfnis nach Transformation, nach Veränderung hin. Die eigene Persönlichkeit ist jedoch noch nicht so stark entwickelt, dass der Mensch innere Stabilität und Sicherheit aus sich selbst gewinnen kann. Es gilt das Gefühl des neidischen Verlierers zu bewältigen, bis der Mensch Bezug zu seinen eigenen Fähigkeiten und Wünschen im harmonisierenden Unbewusstem entdeckt hat, aufgehört hat, sich mit anderen zu vergleichen und lernt, die Kraft aus der eigenen Identität zu entwickeln.

Körperliche Symptome sind

- Heuschnupfen,
- erschwertes Schlucken nachts,
- Schmerz in den Ovarien mit gleichzeitigen Herzsymptomen.

So werden die Unterdrückung von Kreativität und die Selbstlügen in Bezug auf die Ursachen für das Nichtbenutzen der eigenen Potentiale körperlich dargestellt. Das

- Herzklopfen mit gleichzeitigem Erstickungsgefühl im Rachen

deutet darauf hin, dass dieser Mensch seine Wünsche und Vorstellungen sehr klar formuliert, gleichzeitig aber die offensichtliche Erwartungshaltung formuliert, dass sowieso nichts seinen Vorgaben gemäß erfüllt wird. So verbirgt sich in Naja tripudians auch der verletzte Machtanspruch.

Die Lebenssituation von Naja tripudians ist insofern schwierig, als dass eine klare Trennung zwischen Verstand und Gefühl vorliegt. Der Patient ist orientierungslos und unschlüssig, ob er sich nach anderen oder nach dem eigenen Gefühl richten soll. Ein weiteres Symptom für diese schwierige Lebenssituation ist

- Asthma infolge eines Schnupfens

Der Patient hat „die Nase voll" davon, sich von seiner Umgebung dominieren zu lassen. Er begibt sich in die Hilflosigkeit, die Opferposition, um so die Kontrolle über die scheinbaren Dominanzen zu erlangen. Spätestens hier wird dann der verborgene Racheaspekt der Lebenssituation sichtbar.

Der Patient sucht Wiedergutmachung in der Rache für alte Demütigungen und Probleme. Dies hat zur Folge, dass er nun in einer Lebenssituation „festsitzt", da Wiedergutmachung auf diese Art und Weise schwerlich zu erreichen ist. Die Naja-tripudians-Lebenssituation ist so von einer massiven Blockade der Persönlichkeitsentwicklung geprägt.

Ein meist deutlicher Hinweis auf Naja-tripudians-Patienten ist eine Vorliebe für Urintherapie; Flüssigkeiten entsprechen den Gefühlen. Das Bedürfnis, sich ständig mit den eigenen negativen Gefühlen zu konfrontieren, findet nicht nur auf der psychischen, sondern auch auf der körperlichen Ebene einen Ausdruck. Emotionale Fähigkeiten wie beispielsweise Loslassen und Gelassenheit sind wesentliche Grundvoraussetzungen, um die eigene Persönlichkeit und somit auch die Lebenslust zu entwickeln.

Natrium carbonicum

Natrium carbonicum bzw. Natriumcarbonat, das mineralische Soda bzw. Natron als eine der sieben Modifikationen von Natriumcarbonat, bildet sich durch die Verdunstung an den Rändern von Salzseen oder durch Ausfällung am Seegrund bei kaltem Wetter. Es wird in der Glas- und Papierindustrie benutzt und dient zur Wasserenthärtung. Die alten Ägypter benutzten es zur Mumifizierung. Ebenso diente es als Bleichmittel und zur Herstellung von Farben und Gerbereistoffen.

Zusammengefasst beinhaltet die Lebenssituation von Natrium carbonicum das Thema Verdauungsstörungen, die darauf hinweisen, dass der Patient körperlich wie seelisch etwas Wichtiges nicht verdaut hat. Daraus entstand das Phänomen, dass er große Probleme in der Kommunikation mit seinen Mitmenschen entwickelt.

Kann nicht zusammen, kann nicht alleine.

Ein wesentliches Grundthema der Natrium-carbonicum-Lebenssituation ist das in der letzten Zeit durch die Systemische Arbeit bekannt gewordene Phänomen des verlorenen Zwillings. Dabei wird davon ausgegangen, dass bei der Zeugung nicht nur ein Kind sondern zwei oder mehrere Embryonen angelegt waren, dann entweder abgehen oder resorbiert werden.

Hebammen kennen die pergamentartige Haut, die an der Plazenta liegt, als wäre sie dort angeklebt, als Zeichen der Existenz der so genannten Mondkinder. Die Schwätzungen der Mehrlingsschwangerschaften liegen zwischen 30% und 80%, wobei in der Praxis die Tendenz zu 80% oder sogar 90 % durchaus als realistisch anzusehen ist. Der Abgang oder die Auflösung eines solchen Zwillings oder Drillinge, müssen nicht mit einer Blutung einhergehen.

Es handelt sich hierbei um das tiefste Verletzungsgefühl was einem Menschen geschehen kann. Mit Verstärkung den Problemen der Welt zu begegnen, ist schließlich einfacher, als wenn man alleine ist. So ist der Verlust, das Verlassen werden eine sehr tragische, beeindruckende Traumatisierung vieler Menschen.

Das Problem multipliziert sich dadurch, dass es nicht wahrgenommen wird, bzw. teilweise unbekannt ist und da nur das Unbewusste über die Information des verlassenen Zwillings verfügt. Das Wissen, die Ratio, der Verstand haben keinen Zugriff und so keine Angriffsfläche die der Problembewältigung dienlich wäre.

Infolgedessen wird die Verlassenheitsthematik in Zorn und Wut oder in tiefe Trauer verwandelt und richtet sich gegen andere ersatzweise dieser Thematik entsprechende Menschen. Häufig genug ist das die Mutter, die dann entdeckt, dass sich das Kind wie eine Klette an sie lehnt und sie nicht aus den Augen lässt, aus Angst sie auch zu verlieren. Dies ist gewöhnlich der Fall, wenn der verlorene Zwilling weiblich war. Da die Mutter das Gefühl, welches ein „echter" Zwilling vermittelt, jedoch nicht ersetzen kann, wird, beginnend mit der Pubertät, ein hohes Aggressionspotenzial aufgebaut mit dem Vorwurf, dass sich die Mutter keine Mühe machen würde, das Kind oder den Pubertierenden zu verstehen.

So wird die Trauer um den verlorenen Zwillings mit dem Aggressionspotenzial, welches zu diesem Trauerprozess dazugehört, manifestiert und kann sich durch das fehlende Wissen um das reale Geschehen nur schwer auflösen.

Auch die

- Eifersucht und der
- Zorn auf das Geschwisterkind

was als nächste kommt, kann durch den verlorenen Zwilling verursacht sein. Die Nähe, die Zugehörigkeit die durch den Zwilling erwartet würde und verloren ist, wird durch die Geburt eines weiteren Kindes in Erinnerung gerufen. Dieses zusätzliche Geschwister wird zur Grundlage der nicht verstandenen Aggressionen und der Trauer. Je nach Charakterstruktur ist der Mensch in einer Natrium-carbonicum-Lebenssituation mehr oder weniger einfühlsam und bemüht sich um andere, was aber nicht gelingt und oftmals Trauer nach sich zieht.

Musik als Symbol für Gemeinschaft ist oft eine Alternative, um die unbewussten Gefühle des nicht aufgelösten Trauerprozesses irgendwie zu bewältigen.

Da die „Überlebenden" nicht verstanden haben, warum der Zwilling sie nicht mehr begleitet, reagieren manche Natrium-carbonicum-Patienten mit Selbstvorwürfen und einer grundsätzlichen Todessehnsucht die sich in der

- Angst von schweren Krankheiten

zeigt.

Wir brauchen die Bedeutung Angst einfach nur mit ins Gegenteil zu verkehren, um die sich dahinter verbergende Todessehnsucht zu begreifen.

Die

- Sprunghaftigkeit

in emotionalem Erscheinungsbild die einerseits in

- Feinfühligkeit

bis hin zum

- Helfertrieb

Ausgeprägt sein kann, macht sich innerhalb von kürzester Zeit in

- Kommunikationsstörungen,
- Distanz und einen
- traurigen Rückzug.

bemerkbar. Was die Angelegenheit emotional noch schwieriger macht, aber das Erlebnis des Verlassenseins signalisiert ist das Symptom

- fordert die Unterstützung der Anderen

so dass eine Hass-Liebe-Beziehung mit allen ihren Nuancen manifestiert wird. Körperlich zeigt sich das Thema mit folgenden Symptomen:

Verdauungsstörungen,

- Reizdarm
- Wirbelknacken, vor allen Dingen im Genick

was die Symbolik der Erwartungsangst trägt. Die Furcht, ganz allein mit dem Leben zu Recht kommen zu müssen. Ein deutliches Thema ist der

- Herpes labialis,

der besagt, dass etwas Unerfreuliches, Aggressives formuliert werden soll, was aber nicht erfolgt.

Dann ist der

*   Fleiß

auch sehr typisch für die Natrium-carbonicum-Situation, der Versuch, durch viel Arbeit Anerkennung bekommen, sich damit unentbehrlich zu machen, um dann nicht wieder verlassen zu werden. Das

*   Gefühl, dass das Herz ein beherrschter Gegenstand ist,

deutet auf nicht bewältigte Verletzung hin. Erwartungsängste die sich in

*   Herzklopfen, wenn ein Mensch in den Mittelpunkt der Aufmerksamkeit geraten ist,

zeigen. Diese Symptome zeigen ebenso die Dramatik der Situation wie

*   Krämpfe in den Extremitäten,

die so zu deuten sind, als wolle man den Zwilling der nicht mehr vorhanden ist, zurückholen, ihm nachlaufen. Auch die

*   Schulterschmerzen, die durch Druck besser werden,

erinnern an eine Verantwortung die nicht mehr getragen werden kann, ihr Druck künstlich erzeugt werden muss, um eine Realität darzustellen. So handelt es sich bei der Natrium-carbonicum-Situation nicht nur um einen Verlust des Zwillings sondern auch um eine damit verbundene, vermeintliche Versagenssituation, da man den Zwilling nicht halten konnte.

Erst dann wenn die Bereitschaft entwickelt wurde, das Leben auch alleine bestimmen zu wollen, und die Sicherheit, dazu auch in der Lage zu sein, kann die Loslösung vom Zwilling bewirkt werden. Natrium carbonicum Situationen beinhaltet eine tiefe Sehnsucht nach etwas Verlorenem, eine tiefe Sehnsucht nach Zugehörigkeit, die die spirituelle Entwicklung expotential erhöhen kann.

Die Sehnsucht forciert jene Suche, jene Entwicklungsprozesse die vielleicht sonst nicht erfolgt wären. Die Bewältigung dieser Lebenssituation ist eine wichtige Grundlage um Lebenslust und Lebensfreude überhaupt erfahren und genießen zu wollen und damit auch zu können.

Natrium muriaticum

Natrium muriaticum, das Kochsalz, ist in der Natur fast überall zu finden - entweder in gelöster Form, beispielsweise im Meerwasser, oder kristallin, z.B. in Salzstöcken. Kochsalz in gelöster Form ist für Menschen wie Tiere lebensnotwendig, da seine positiv geladenen Natrium- und seine negativ geladenen Chlorid-Ionen eine entscheidende physiologische Rolle für den Wasserhaushalt, das Nervensystem, die Verdauung und den Knochenaufbau spielen. Medikamente auf Salzbasis galten in der Antike als vielfältig anwendbare Wundermittel. Natrium muriaticum ist als Elektrolyt untrennbar mit der Bedeutung des Wassers als „Lebenselixier der Evolution" verbunden. Alle Transportfunktionen im Körper, die der Nährstoffe wie auch die der Ausscheidungen, wären ohne Wasser undenkbar. Die Verteilung des Wassers geschieht durch Osmose, die jeweilige Wassermenge wird durch die Konzentration der Ionen definiert. Jede Salzaufnahme hat so auch eine Aufnahme von Wasser zur Folge. Natrium bindet Wasser extrazellulär, d.h. außerhalb der Zelle und reguliert so den Wasserhaushalt des Körpers.

Wasser symbolisiert den Fluss und Ausdruck der Emotionen. In diesem Sinne ist das Gefühl eine Art Sinnesorgan, mit dem Lebewesen in Kontakt mit der Außenwelt treten, es gibt Auskunft über die jeweilige Position in Relation zu seinem Gegenüber. Das außen Wahrgenommene wird mit der Struktur der Eigenpersönlichkeit verglichen und, wenn für gut befunden, integriert. Damit ist der Fluss der Lebensenergie, die Lebensdynamik erhalten, die Kommunikation zwischen Innen und Außen ist ausgeglichen.

Eine Unausgeglichenheit von Natrium muriaticum und damit des Wasserhaushalts steht so für eine Störung der Gefühlswelt. Natrium muriaticum somatisiert, bindet das Wasser, die Gefühle, hält diese fest und verhindert so ihren Ausdruck auf der direkten Ebene.

Festhalten an dem, was bewährt und bekannt ist.

Befindet sich ein Mensch permanent in einer Situation, in der er sich nicht wohl fühlt, zieht er sich langsam in sich zurück, körperlich, im Außen, scheint er auszutrocknen. Seine emotionale Welt wird auf eine Phantasieebene transportiert und damit das Außen nicht mehr in Bezug zur Eigenpersönlichkeit gesetzt. Dies führt in die emotionale Weigerung bezüglich der natürlichen Lebensdynamik. Eine klare Kommunikation zwischen Innen und Außen findet nicht mehr statt.

Natrium muriaticum ist in der Homöopathie eine wesentliche Arznei für die Niere. Die Niere trägt die Symbolik der Gemeinschaft und der engen Partnerschaft. Ist die Kommunikation in einer Partnerschaft schwierig, schützt sich die Persönlichkeit vor dem Gegenüber durch Rückzug. Es entstehen Kummersymptome. Emotionen werden zurückgehalten und somit die Kommunikation auf eine verzerrte Ebene gebracht. Die Wahrnehmung weiterer unangenehmer Emotionen wird so verhindert, aber auch die Chance positiver Resonanz ausgeschaltet.

In der für Natrium muriaticum typischen

- Obstipation bzw. Verstopfung

wird diese fehlende Auseinandersetzung überdeutlich dargestellt. Die Obstipation steht für die Unfähigkeit, etwas freizulassen, herauszulassen, von etwas abzulassen, was nicht wirklich benötigt wird und vor allem überhaupt nicht erwünscht ist. Hier findet auch die Fähig- oder besser Unfähigkeit Ausdruck, Kritik an anderen üben zu können, Position zu sich selbst beziehen oder sich von anderen abzugrenzen. Die grundlegende Basis für diese Thematik ist der Auseinandersetzungswille.

Auch das Symptom

- Urinieren in Anwesenheit fremder Leute ist unerträglich

deutet auf „emotionale Unwilligkeit" hin. Nur in vertrautem Rahmen können Emotionen geäußert werden. Man ist nicht bereit, sich in jeder Situation oder jedem Anderen zu öffnen; fremde, unberechenbare Situationen sind unter Umständen „zu gefährlich". Die

- Teilnahmslosigkeit gegen Vergnügen

wiederum deutet darauf hin, dass alte Probleme manifest geworden sind. Ausgelassenheit könnte das „Risiko der Spontaneität" begünstigen und unkontrollierbare Emotionen zum Vorschein bringen. Besonders die

- Abneigung gegen Trost

deutet darauf hin, dass emotionale Veränderungen absolut nicht erwünscht sind.

Auf der anderen Seite weisen die ebenfalls für Natrium muriaticum typische

- Frostigkeit
- Kälte nach außen

auf den innerlichen Rückzug und die fehlende Nähe hin.

Noch klarer wird der emotionale Rückzug, der nichts anderes als ein unbewusster Todeswunsch ist, durch das Symptom der

- Abmagerung

dargestellt. Emotionale Kommunikation und Konfrontation sind unerwünscht und die Unfähigkeit hierzu ist so stark ausgeprägt, dass der Tod vorgezogen wird.

Natrium muriaticum gilt als die wichtigste homöopathische Arznei bei Folgen von Todesfall oder Verlassenwerden. Im o. g. Zusammenhang bedeutet dies, dass sich der Patient nicht mehr oder noch nicht auf neue „emotionale Abenteuer" einlassen kann und will, da er sich gerade erst mit der aktuellen emotionalen Situation arrangieren musste. Ein Neubeginn würde erneute Wahrnehmung und Auseinandersetzung erfordern, wovon sich der Patient momentan aber überfordert fühlt. Die emotionale Risikofreude fehlt.

Auf ähnliche, nur nicht ganz so dramatische Weise drückt sich der Natrium-muriaticum-Patient aus, der Sonnenhitze nicht verträgt. Sonne und Wärme stehen für Erweiterung, Nähe, Kommunikation. Die Unwilligkeit zu Nähe und Kommunikation wird auch durch die Symptome

- Schmerzen beim Coitus
- Trockenheit im Vaginalbereich

formuliert. Der Partner wird nur „pro forma" integriert, tatsächlich wird wirkliche Nähe nicht zugelassen und emotionale Bindung nicht eingegangen. Der

- chronische Tränenfluss

deutet auf die Sehnsucht nach Nähe hin, die aber vermutlich aus schlechter Erfahrung verweigert wird. Der

- chronische Haarausfall

symbolisiert die Lebensverweigerung bis hin zum Verlust der Vitalkraft.

Die

- Taubheit an den Fingerspitzen

sagt aus, dass der Patient seine emotionalen Handlungsmöglichkeiten nicht wahrnehmen möchte. Er hat sein „Fingerspitzengefühl verloren" und lehnt es ab, weiter eine Feinfühligkeit zu leben, die ihn selbst in emotionale Grenzzustände führt.

Ein chronischer Natrium-muriaticum-Zustand führt häufig zu so genannten Mouches volantes, wörtlich den Fliegenden Fliegen oder auch Fliegenden Mücken. Diese stellen eine häufige „Nebenerscheinung" des Sehens dar. Der Mensch will bestimmte innere Anteile, Emotionen oder gewisse Situationen nicht zur Kenntnis nehmen und blendet diese praktisch aus. Zu einer Erkrankungssituation führen die Mouches dann, wenn sie als extrem störend wahrgenommen werden. Der Individualisierungsprozess ist dann soweit fortgeschritten, dass die emotionale Verdrängung in das Bewusstsein tritt und sich als Symptom bemerkbar macht.

Ein gutes Beispiel für diese Thematik ist eine Patientin mit Mouches volantes in beiden Augen. Als junge Frau war sie mutig genug, als Weiße mit einem Farbigen eng befreundet zu sein und wurde von ihm schwanger. Dann verließ die traditionell erzogene Frau der Mut, sie trennte sich von ihm und das Kind wurde abgetrieben. Viele Jahre später heiratete sie einen langweiligen, introvertierten, kommunikationsunwilligen Lehrer, den sie in fünf Jahren Ehe und zwölf Jahren Scheidungskampf zu einem dynamischen Menschen umerziehen wollte. Dies gelang natürlich nicht.

Das Leid, das durch die Trennung von ihrem farbigen Freund und den Verlust des Kindes entstanden war, prägte die Patientin so, dass sie nicht mehr willens und auch nicht mehr fähig war, eine weitere emotionale Bindung einzugehen. Natrium muriaticum ist eine wichtige homöopathische Arznei, um den dynamischen Lebensfluss wieder möglich zu machen. Auf dieser Basis sollten dann weitere homöopathische Arzneien für die daraus freigelegten Verletzungen eingesetzt werden.

Nitricum acidum

Acidum nitricum, die Salpetersäure, ist in reinem Zustand farblos, zersetzt sich aber leicht unter Lichteinwirkung. Salpetersäure löst die meisten Metalle auf. Ausnahmen bilden einige der wichtigen Edelmetalle wie z.B. Gold und Platin. Die Säure war bereits im 9. Jahrhundert bekannt und wird seit dem Mittelalter, wo sie als aqua fortis oder aqua valens bekannt war, im Goldbergbau als so genanntes Scheidewasser zur Auflösung des oft im Erz enthaltenen Silbers verwendet. In der chemischen Industrie finden die Salpetersäure bzw. deren Ester und Salze heute u. a. in Düngemitteln, zur Herstellung von Explosivstoffen, in der Galvanik oder z.B. der Fotoindustrie Verwendung.

Die Fähigkeit der Salpetersäure, Metalle zu zersetzen, symbolisiert die Auflösung manifester Lebensthemen, ihre Empfindlichkeit gegen Licht wiederum steht für die Zersetzung von Erkenntnis. Beide Aspekte sind widersprüchlich und zeigen, dass die Lebensthematik dieses Stoffes eine ungeheure Kraft beinhalten muss, die aber augenscheinlich dazu verwendet wird, Erkenntnis zu verweigern. In der Homöopathie ist Acidum nitricum bekannt für seine brennende, ätzende Wirkung. Der Mensch in einer Acidum-nitricum-Lebenssituation wirkt „ätzend". Er verhält sich unterschwellig aggressiv und wirkt bösartig, versucht dies aber zu verbergen. Aus tiefer Verletzung und dem Gefühl latenter Bedrohung ist eine innere Unsicherheit entstanden, die sich als oft unterschwelliges Aggressionspotential zeigt.

Hass- und Rachegelüste, die aber nicht formuliert werden.

Grundsätzlich ist die Acidum-nitricum-Lebenssituation angstbetont, ihr soll aber mit Aggression und Unerbitterlichkeit begegnet werden. Das zeigt sich in

- Schreckhaftigkeit,
- Geräuschempfindlichkeit,
- Angst vor Gewitter

wobei das Gewitter die Symbolik von Streit trägt. Das tiefe Lebensgefühl ist die Ohnmacht, welche aber unbedingt besiegt werden soll.

- Ungehorsam,
- Ungeduld und
- unverschämtes Benehmen

zeigen eine gewisse Überheblichkeit die aber von eben dieser tiefen, inneren Ohnmacht ausgelöst wird.

Auf der körperlichen Ebene finden sich

- ätzende, scharfe Absonderungen,

die oft einen sich selbstzersetzenden Charakter haben, sowie die

- Nierenbeckenentzündung

welche auf eine tiefe Verletzung des Zugehörigkeitsgefühl hinweist und, ganz typisch, die

- Geschwürbildung,

für: Alte Verletzungen sind nicht geheilt, sondern „quirlen" vor sich hin. Ganz typisch für die Acidum-nitricum-Situation sind

- Warzen,

welche abgekapselten Gefühle die nicht mehr ausgedrückt werden können, symbolisieren. Negativ Bewertungen, Urteile, Selbsturteile werden hier gut versteckt. Auch

- Risse an den Mundwinkeln,
- Risse am Anus ,
- Risse mit scharfen Absonderungen

sind typisch für die Acidum-nitricum-Situation.

Sich für andere den Mund fusselig geredet oder sich den Allerwertesten aufgerissen haben, ohne einen fairen entsprechenden Gegenwert erwarten zu können, das sind die tiefen Verletzungen, die hinter dem Hass und der Aggression, der Verbitterung zu suchen und zu finden sind.

In der Acidum-nitricum-Lebenssituation ist es wichtig, zu begreifen, dass alle Menschen Individuen sind, dass andere Menschen andere Werte besitzen. Kurz, dass alle Menschen unterschiedlich sind und alle ein recht auf ihre Unterschiedlichkeit haben. Menschen die an unterschwelliger Aggression und Rachsucht festhalten, können zumindest in dieser Zeit ihr Leben nicht genießen. Um die Acidum-nitricum-Lebenssituation zu überwinden, ist es wichtig, sich nicht mehr ständig mit anderen Menschen zu vergleichen und jedem das Recht zuzugestehen, so zu sein – und bleiben zu wollen – wie er oder sie ist.

Nux vomica

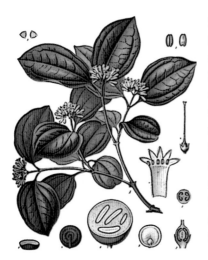

Strychnos nux-vomica, die Gewöhnliche Brechnuss, ist ein immergrüner Laubbaum, der bis zu 25m hoch werden kann. Die Brechnuss ist keineswegs, wie ihr Name vermuten lässt, eine Nuss, sondern eine Beerenfrucht. Sie ist von Indien über Südostasien bis nach Australien stark verbreitet und auch in Westafrika zu finden. Sie bevorzugt sandig-tonige, in an Rändern von Trockengebieten auch wassernahen Lagen und lebt bis in Höhen von 1.200 m. Sie bildet weiße Blüten und als Frucht grün bis orangerote, tennisballgroße Beeren, deren weißes, bitter schmeckendes Fruchtfleisch die knopfähnlichen Samen der Brechnuss enthält.

Bei Feuchtigkeit und Witterungswechsel platzen diese Samen explosionsartig auf und beginnen zu keimen. Sie haben einen Übelkeit erregenden Geschmack. Blätter und Samen enthalten Strychnin, welches auch zu medizinischen Zwecken aus der Brechnuss gewonnen wird. Schon 0,2 g des Giftes können zu Zwerchfellkrämpfen, Muskelzuckungen und tödlicher Atemlähmung führen. Brechnuss war schon im 11. Jahrhundert als Arzneimittel bekannt und wurde im Mittelalter gegen die Pest, später gegen Cholera und Tollwut eingesetzt.

Die Lebenssituation von Nux vomica lässt sich kurz als überreizt beschreiben. Auf Emotionen und Veränderungen in der Umgebung reagiert Nux vomica mit einer Zementierung ihrer Lebensphilosophie. Sofort generiert sie Nebenkriegsschauplätze, neue Ausweichthemen, die zu keimen und sie zu beanspruchen beginnen, um sich mit den eigenen Gefühlen oder den eigenen Veränderungswünschen nicht auseinandersetzen zu müssen.

Durch Überaktivität seine wirklichen Gefühle verstecken.

In der Homöopathie wird Nux vomica als „Entgiftungsmittel" für die Folgen von Alkohol und Narkotika eingesetzt. Unterschwelliger Leistungsdruck, der häufig aus einem kindlich geprägten sich beweisen Müssen entstanden ist, dient zur Profilierung. Möglicherweise wird dieser Überreizungszustand durch hohen Kaffeekonsum und Alkohol hervorgerufen. Verständlich wird dies durch die symbolische Entschlüsselung von Alkohol und Kaffee.

Im Alkohol finden wir die Thematik der Überhöhung, einen Mensch, der andere über sich stellt und nur unter dem Einfluss des die Zunge lösenden Alkohols „auf gleicher Augenhöhe" mit anderen sein zu dürfen meint. Solchen Menschen fehlt es in der Regel an innerer Stabilität, sie vergleichen meist sehr stark und idealisieren denjenigen, den sie gleichzeitig neidvoll ablehnen. Unter dem Einfluss von Alkohol zeigt der Mensch, der Nux vomica braucht, dass er seine intensive Gefühlswelt im täglichen Leben zu überdecken versucht. Unter Alkohol wird sie endlich ausgedrückt, denn auf Alkoholkonsum können sehr starke emotionale Ausbrüche folgen.

Die Symbolik von Kaffee beinhaltet, dass ein Mensch gegen sich selbst handelt. Die unterdrückten Gefühle wie Ängste, Eifersucht, Missachtung können vielschichtig sein, sollen aber durch die tägliche Pflichterfüllung überdeckt werden, bis sie dann mit Gewalt ausbrechen, weil sie von den Menschen nicht mehr kontrolliert werden können. Der Mensch in der Nux-vomica-Situation wirkt oft dominant, es ist ihm peinlich seine Gefühle zu zeigen, die von alten Verletzungen und Befürchtungen geprägt sind. Die Lebenssituation ist am bestem mit dem Überdruck in einem Kessel zu vergleichen, der ab einem bestimmten Punkt nicht mehr kontrolliert werden kann.

Dadurch entstehen Symptome wie

- Überempfindlichkeit gegen äußere Eindrücke,
- Überempfindlichkeit gegen Geräusche,
- Überempfindlichkeit gegen Gerüche,
- Überempfindlichkeit gegen Licht oder
- Überempfindlichkeit gegen Musik,
- Bagatellbeschwerden sind unerträglich.

All dies symbolisiert, dass die Anpassungskräfte dieses Menschen am Ende sind und es nur noch einer Kleinigkeit bedarf, bis er gezwungen ist, sein wahres Gesicht zu zeigen. Dieser Überdruck und Überreizungszustand zeigt sich auch in Symptomen wie

- Streitsucht
- Konzentrationsmangel
- Konzentration beim Lernen fällt schwer,
- Konzentration beim Lesen fällt schwer und
- Konzentration beim Rechnen fällt schwer.

Die Menschen in einer Nux-vomica-Lebenssituation rauchen häufig viel und gerne. Die Symbolik des Rauchens ist der Rückzug, sich selbst leicht kritisiert fühlen, andererseits eine für andere unbemerkbare hohe Selbstkritik haben. Dieser Glaubenssatz bewirkt den Rückzug. Der Mensch nebelt sich ein, um praktisch nicht mehr gesehen zu werden.

Im Nux-vomica-Zustand entsteht oft ein

- Schwindel beim Rauchen,

der symbolisiert, dass der Mensch sich mit seiner Handlungsweise selbst belügt, dass er seine Gefühle nicht lebt, unehrlich und doppelbödig ist,.

Unter Nux vomica entsteht leicht ein

- Bluthochdruck, die Hypertonie

der zeigt, wie stark derjenige sich unter Druck setzt und wie unbefriedigend seine Lebenssituation ist.

Als grundlegende Thematik finden wir die

- Gastritis

oder in leichter Form, eine

- Magenüberreizung,

Diese Symptome deuten hin auf den Ursprung der Problematik, das Gefühl der fehlenden Nestwärme, des sich nicht aufgehoben oder zuhause Fühlens. Diese sicherlich grundlegende Problematik entstand vermutlich schon in der Kindheit.

Um die Nux-vomica-Ursprungsthematik zu bewältigen, ist es wesentlich, offen zu sein und seinen wirklichen Gefühlen Ausdruck zu verleihen. Das „Brechen müssen", die Enttäuschung in Bezug auf Nestwärme und Zugehörigkeitsgefühl, haben dazu geführt, dass der Mensch in der Nux-vomica-Lebenssituation oft meint, etwas beweisen, etwas „besser" machen müssen.

So wird auch deutlich, warum sich die Nux-vomica-Lebenssituation bei älteren Menschen nicht selten in innere Ruhe und Gelassenheit auflöst, der Druck, anderen die eigenen Qualitäten beweisen zu müssen, ist dann nicht mehr vorhanden. Wer nicht so lange warten und zu einem früheren Zeitpunkt in sich die Basis für die Lebenslust legen möchte, sollte sich aktiv mit der Nux-vomica-Thematik auseinandersetzen.

Opium papaver somniferum

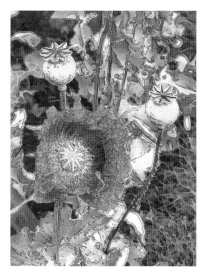

Der Schlafmohn, Papaver somniferum, wurde bei den Sumerern als „Pflanze der Freude" bezeichnet, aus dem alten Griechenland ist die Verwendung für kultische und medizinische Zwecke historisch belegt, so war die Mohnkapsel das Symbol für Morpheus, den Gott des Traumes, für Thanatos, den Gott des Todes, und für Nyx, die Göttin der Nacht.

Im alten Ägypten lassen sich Opium-Mixturen bis in die Zeit um 1800 v. Chr. zurückverfolgen und im Römischen Reich galt Schlafmohn, neben der rein medizinischen Anwendung im alten China, Wohlstandsdroge, die tonnenweise gelagert und verbraucht wurde.

Im frühen Christentum galt Krankheit als Strafe Gottes, die ertragen werden musste und nicht mit schmerzstillenden Mitteln, wofür Opium genutzt wurde, gelindert werden durfte. Opium war deshalb bis in das späte Mittelalter verboten und kehrte erst mit der arabischen Medizin nach Europa zurück.

In einer Opiumhöhle ist es für einen unbeteiligten Besucher recht langweilig, denn die Menschen, die Opium zu sich genommen haben, wirken wie gelähmt und teilnahmslos. Nach außen sind keine Reaktionen sichtbar. Im Inneren jedoch findet eine unglaubliche Fülle an Aktivitäten statt. Viele Erlebnisse, Erkenntnisse, Geschichten rasen durch die Wahrnehmungsorgane, ohne dass dies nach außen hin sichtbar wird.

Grenze zwischen Bewusstem und Unbewusstem

Diese Zweiteilung ist das Typische der Opium-Situation. In unserer materiellen Existenz haben wir einerseits die Möglichkeit ganz im Bewusstsein zu stehen und verfügen dabei über wenig oder keinen Bezug zum Unbewussten. Andererseits können wird, z. B. in einer Narkose, schwerpunktmäßig im Unbewussten sein, haben aber dann keinen Zugang mehr zum Bewussten. Dieses „Entweder - Oder" weist darauf hin, dass der Mensch in seiner bewussten Existenz keinen oder wenig Bezug zu seinem Unbewussten hat.

Opium als homöopathische Potenz liefert die Möglichkeit, diese Grenze zwischen dem Bewussten und dem Unbewussten aufzuweichen und Informationen aus dem Unbewussten ins Bewusste zu lassen, damit sie verarbeitet werden können. Dadurch ist es möglich, Bewertungen, die im Unbewussten abgelegt sind, aufzuarbeiten und damit zu neutralisieren.

Opium ist das wichtigste Homöopathikum gegen den Schock des Unvorhergesehenen. Themen aus dem Unbewussten, zum Beispiel unbewältigte und verdrängte Konflikte, drängen solange unbemerkt in den Vordergrund, bis sie mit brachialer Gewalt plötzlich wahrgenommen werden müssen. Auslöser eines solchen Momentes sind meist Extremsituationen wie Unfälle oder Verletzungen.

Dabei wird das ursprüngliche, durch die Schocksituation ins Bewusstsein geführte Thema nicht immer, sogar sehr selten, identifiziert. Opium in homöopathischer Potenz ist eine äußerst wichtige Arznei, damit wir als Menschen überhaupt Themen ins Bewusstsein zurückholen und verarbeiten können und dabei selbstbewusster werden.

Ein Leitsymptom von Opium ist

* der schwarze Stuhl, der bekanntermaßen nach der Geburt als erster Stuhl aufgesetzt wird, das sogenannte Kindspech.

Im Augenblick der Geburt haben wir den bisherigen Bezug zur geistigen Welt erst einmal reduziert. Nun sind wir im Hier und Jetzt. Dieser bewusste Bereich ist jetzt wesentlicher. Das Unbewusste, das Geistige, das Spirituelle spielt zunächst eine untergeordnete Rolle. Werden wir älter, ohne unser Unbewusstes wieder zu integrieren, werden wir den Bezug zur Spiritualität in immer stärkerem Maße verlieren.

Deswegen sind sämtliche Unfälle, Verletzungen und Schocksituationen, wenn wir sie entschlüsseln und die damit verbundenen Traumata auflösen wollen, mit der Hochpotenz von Opium zu behandeln. Opium öffnet eine Grenze, damit unsere unbewussten Themen ins Bewusstsein gelangen können. Auch im so genannten täglichen Leben, wenn wir nicht geneigt sind Konflikte zu bewältigen, sondern unsere Konflikte verdrängen und damit ins Unbewusste schieben, kann uns Opium gute Dienste leisten.

Ein wesentliches Symptom dazu ist die

- Obstipation, die Stuhlverstopfung,

vor allen Dingen, wenn diese chronisch ist. Die Symbolik dieses Symptoms deutet darauf hin, dass ein Mensch sprichwörtlich Angst hat, andere „zusammenzuscheißen", Kritik zu üben, seine Position zu verändern, indem er oder sie sich klar äußert. Möglicherweise wird mit einem klaren, deutlichen Wort die bestehende Gruppendynamik verändert. Unbewusste Themen gelangen an die Oberfläche und bewirken durch ihre Verarbeitung die Veränderung der Position innerhalb der Gemeinschaft.

Ein weiteres Symptom dieser fehlenden Auseinandersetzung ist zum Beispiel das

- Blauwerden der Neugeborenen, die Zyanose.

Dieses Symptom besagt, dass diese Seele nicht bereit ist, „ins Leben zu kommen", in der materiellen Welt aktiv zu werden. Der Sauerstoffmangel wird hier als unbewusste Lebensverweigerung gedeutet. Nicht, wie üblich, als „zufällige" Schicksalssituation. Es scheinen im unbewussten Speicher des Neugeborenen negative Belastungen, vielleicht sogar gewaltsame, lebensbedrohliche Erfahrungen zu existieren, die bewirken, dass es die Grenze zwischen dem Bewusstem und Unbewusstem nicht überschreiten will.

Die Lebenssituation von Opium ist eine Situation der Verweigerung, der Weigerung, Unbewusstes aufzuarbeiten und im Hier und Jetzt zurechtkommen zu wollen. Die spirituelle mit der realen, materiellen Welt zu verbinden, scheint ein zu großer Schritt. Menschen, die beide Anteile stark polarisiert haben oder in denen diese Polarisierung bestimmend bleibt, sind in einer typischen Opiumsituation, die sich immer wieder durch Symptome, z.B. in Form von Unfallneigung, auslösen wird.

Osmium metallicum

Das äußerst seltene Osmium zählt zu den Platinmetallen. Es besitzt die höchste Dichte aller Elemente. Das Metall wird dort eingesetzt, wo große Haltbarkeit und Härte gefordert sind. Die erste wesentliche Anwendung fand Osmium als Glühfaden von Glühbirnen, worin es später vom Metall Wolfram verdrängt wurde. Das recht teure Osmium wird in Kugelschreibern als Schreibkugel, im Instrumentenbau, in medizinischen Implantaten, z.B. für künstliche Herzklappen, sowie in Herzschrittmacher verwendet. Osmium ist eine der schwersten uns bekannten Substanzen. Ein Osmiumquader in der Größe eines Ziegelsteines wiegt ca. 22,5 kg. Durch seine hohe Dichte und seine Schwere symbolisiert Osmium etwas Gewichtiges und verdichtetes Konzentriertes.

Fehlendes Einlassen,
fehlendes Vertrauen mit sich nicht im Einklang sein

Wir erkennen das Bild einer Persönlichkeit, die sich abgeschottet hat, die sich zentriert hat, die mit Anderen wenig zutun haben will. Die Gemütssymptome aus dem homöopathischen Arzneimittelbild von Osmium metallicum vervollständigen das Bild. Hier finden wir

- Fehler beim Sprechen,
- hartnäckige Gedanken,
- Ungeduld, besonders durch Jucken,
- Rachsucht,
- Ruhelosigkeit,
- Ungeduld,
- Weinen beim Husten.

Diese Symptome beschreiben einen Menschen, der sich nicht direkt äußern möchte, der verletzt und rachsüchtig ist und sich in sich abgeschlossen hat. Der sich durch schlechte Laune und Zorn distanziert, der traurig darüber ist, dass er keine Anerkennung bekommt. Jucken symbolisiert dabei das Interesse, aktiv zu werden, etwas tun zu wollen. Ein anderes Symptom ist die

- Angst vor dem Atmen.

Atmen symbolisiert das Geben und Nehmen. Die Furcht davor sagt sehr deutlich aus, dass das Geben und Nehmen als Ausgleichsprinzip nicht funktioniert hat und eine tiefe Verletzung und Zurückweisung den Patienten, der Osmium metallicum benötigt, belastet.

Auf der körperlichen Ebene finden wir die

- Aphonie, die Stimmlosigkeit,

für: es scheint sinnlos zu sein noch die Stimme zu erheben, und

- neuralgischer Augenschmerz,

das was gesehen wird, ist schmerzhaft. Typisch für Osmium metallicum ist auch der

- stinkende Schweiß,

der ausdrückt, dass der Persönlichkeit etwas kräftig stinkt und die Umgebung vertrieben werden soll. Weitere typische Symptome sind das

- Glaukom,

welches bedeutet, dass ein Mensch über das was er sieht, enttäuscht ist, sich aber unter Handlungsdruck gestellt sieht. Da aber eine Verbindung zu Anderen nicht gewünscht ist, kann die Problematik nicht geklärt werden.

Etliche

- Husten- und Schnupfensymptome,

die fehlende Anerkennung und das Gefühl die Nase voll zu haben, symbolisieren, kennzeichnen das Osmium-metallicum-Bild.

In der Osmium-metallicum-Lebenssituation kann der Mensch sich auf andere nicht einlassen, weil kein Vertrauen vorhanden ist. Gelassenheit und Urvertrauen fehlen, die Anbindung an das Spirituelle ist nicht vorhanden, stattdessen wird der Wille eingesetzt.

Einer der tiefenpsychologische Aspekte ist auch das Fehlen oder Einlassen auf sich selbst. Die Härte des Metalls ist auch die Härte des Menschen. In der Osmium-metallicum-Lebenssituation zeigt sich das fehlende Urvertrauen, das durch meist intellektuelle Absicherungsmethoden verdeckt werden soll. Die Grundlage des fehlenden Urvertrauens ist häufig ein seelischer Schock oder eine Angstsituation, die nicht bewältigt wurde. Das sich nicht Einlassen können wird z. B. in Besitzansprüchen und dem Wunsch, andere verändern zu wollen, gelebt. Die eigenen Möglichkeiten können dabei nicht gelebt werden, da Gelassenheit, Urvertrauen und die Anbindung an die eigene höhere Regie fehlen.

Eine noch umfassendere Beschreibung ist in unserem Buch „Schwermetalle – Stoffliche Wirkungsweisen und psychologische Hintergründe aus der Sicht der Kreativen Homöopathie" zu finden.

Palladium metallicum

Palladium, das leichteste Element der so genannten Platingruppe, ist ein besonders reaktionsfreudiges Element mit relativ niedrigem Schmelzpunkt. Dennoch behält es bei Raumtemperatur an der Luft seinen metallischen Glanz und reagiert nicht mit Sauerstoff. Im geglühten Zustand ist es weich, bei Kaltverformung steigen die Festigkeit und Härte aber schnell an. Auch in seinem natürlichen Vorkommen, es ist häufig mit Kupfer und oder Palladium vergesellschaftet, finden wir Analogien: Die Trennung von Kopf und Verstand (Nickel) und ein anlehnendes „Wohlgefall-Verhalten" (Kupfer) ist notwendig, um Anerkennung und Bewunderung (Palladium) zu bekommen.

Lob gilt als Ersatz für das eigene Selbstwertgefühl. Anerkennung von anderen ist wichtiger als die innere Zufriedenheit mit sich selbst. Anerkennung bewirkt ein stabiles Image, das mit der inneren Stabilität eines Menschen verwechselt werden kann. Palladium und Platin sind homöopathische Arzneien, die auch im Krankheitsfall nahezu immer gemeinsam zu finden sind. Aus der schweren emotionalen Verletzung von Platin entsteht ein distanziertes, arrogant wirkendes Verhalten. Diese Person lebt von der Anerkennung anderer (Palladium), wobei auch eine kritische Haltung anderer Menschen Anerkennung sein kann.

Das „liebe Kind" will bewundert und bestätigt werden.

Die Hauptsache ist im Gespräch zu sein. Durch Anerkennung wird das Image der Palladiumsituation ebenso gebildet: Bei einem Hausbesuch bat ich ein fünfjähriges Mädchen mir ein Glas für die Arzneien des kranken Vaters zu holen, da die Mutter telefonierte. Die Kleine brachte das Glas sofort. Dafür lobte ich sie. Minuten später hatte ich ein zweites Glas dort stehen. Dies war eine typische Palladium-Situation. Das Kind war schon durch Lob steuerbar und damit von der Umgebung abhängig.

Typische Gemütssymptome von Palladium sind

- Selbstüberhebung
- Verlangen nach der guten Meinung anderer.
- Beschwerden durch schlechte Nachrichten.
- glaubt, dass man sie nicht schätzt und
- glaubt, im Stich gelassen zu sein.

Auch Gemütssymptome wie

- Hochmut,
- Arroganz,
- Wünscht, geschmeichelt zu werden,
- Menschenfeindlichkeit,
- Selbstsucht,
- Streitsucht,
- verträgt keinen Widerspruch,
- glaubt, sehr vergrößert zu sein.

beschreiben in der Summe einen Menschen, der wenig Selbstwertgefühl hat, aber nach außen etwas scheinen möchte. Einerseits fühlt er sich einsam und lehnt gleichzeitig andere Menschen ab, andererseits verlangt er aber nach Anerkennung und Achtung. Findet das nicht statt, kommt es zu Aggressionen oder Depressionen. Das Lob, die Anerkennung von anderen Menschen, ist der Ersatz für das Selbstwertgefühl. Eine tiefe Verletzung, die sich in Platin widerspiegelt, ist auch Grundlage für das Verhalten von Palladium. Beide Mittel zu kombinieren ist eine hoch effektive Arbeitsweise.

Die Lebenssituation von Palladium finden wir sehr deutlich in der Künstlerszene. Das Bedürfnis, etwas Besonderes zu sein, im Mittelpunkt zu stehen, hat Suchtcharakter. Am Selbstmord des Schlagersängers Rex Gildo beispielsweise ist die Palladium-Thematik deutlich zu erkennen. Da es ihm an natürlichem Selbstwertgefühl mangelte, hat er sich umgebracht, als die Anerkennung der Zuschauer nachließ. Gefallsucht statt Selbstwertgefühl - ist eine treffende Bezeichnung für Palladium. So erklären sich auch einige körperliche Symptome von Palladium, nämlich die

Eierstockentzündung,

der Eierstock gilt als Sitz des kreativen Potentials und die Entzündung als Symbol für Zorn und Wut. Dann die

- Blähungen,

die besagen, dass bestimmte Themen nicht verdaut werden können.

- Ungeduld während Kopfschmerzen,

für das Bedürfnis, sofort eine sachliche Lösung emotionaler Probleme finden.

- Gefühl als ob eine Last vom Hinterkopf zur Stirn gestoßen würde.

Für: die Sturheit, nicht vergessen oder verzeihen zu können.

- Nierenschmerzen, wenn dem Harndrang nicht gleich nachgegeben wird,

die den starken emotionalen Druck und das Bedürfnis, Kommunikationsprobleme, sofort zu lösen, darstellen.

- Steife, gefühllose Arme oder
- Lähmungsgefühl in den Armen

Symbolisieren, dass der Mensch sich handlungsunfähig fühlt. Die Palladium-Lebenssituation ist so etwas wie ein Endergebnis.

Zunächst fehlt die innere Sicherheit, die innere Stabilität, das innere Wertgefühl (Aurum). Durch das Fehlen der inneren Stabilität werden im Außen Verletzungen „aquiriert". Das innere Unwertgefühl wird nun durch die Verletzungen im Außen bestätigt, somit ist die Orientierung am Außen manifestiert (Platin). Es wird ein Image aufgebaut, welches die Anerkennung im Außen absichern soll (Palladium).

Die Bewunderung der äußeren Umgebung soll das Selbstwertgefühl ersetzen. Diejenigen, die sehr gelobt werden wollen, machen sich vom Außen abhängig. Kann diese Situation aufgelöst werden und ist (wieder) ausreichend Selbstwertgefühl vorhanden, wird die Orientierung am Außen unnötig.

Eine noch umfassendere Beschreibung ist in unserem Buch „Schwermetalle – Stoffliche Wirkungsweisen und psychologische Hintergründe aus der Sicht der Kreativen Homöopathie" zu finden.

Paris quadrifolia

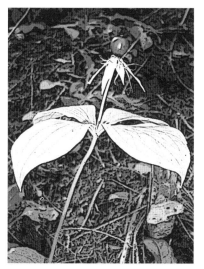

Paris quadrifolia, die Vierblättrige Einbeere, auch als Fuchstraube, Teufelsbeere oder Wolfsbeere, Kreuzkraut oder Schlangenbeere bekannt, ist eine giftige, leicht mit Heidelbeeren zu verwechselnde Pflanze. Sie bevorzugt die feuchten und nährstoffreichen Böden von krautigen Laub- und Laubmischwäldern. Die mehrjährige, krautige Schattenpflanze, deren Blätter einen unangenehmen Geruch verströmen, wächst an Rhizomen, die bis zu 14 Jahre alt werden können. Sie bevorzugt den nährstoffreichen Boden schützender Eichen- und Buchenwälder und wächst meist in Gruppen.

Ihre geruchslosen, eher unscheinbaren Blüten, wollen und können bei weitem nicht die Wirkung der glänzenden und anziehenden, gleichzeitig aber auch giftigen Beere erzielen.

Ähnlich wie die Pflanze kann ein Mensch in der Paris-Situation, der unzufrieden geworden ist, „giftig" werden. Anderen Menschen und deren vermeintlicher Unfähigkeit, seine eigentliche Größe zu erkennen, gegenüber neigt er zu Unhöflichkeit und Verachtung. Da er sich nicht „erkannt", als nicht zugehörig fühlt und sich damit sozusagen als „artfremd" empfindet, wird die Selbstdarstellung seiner Person zum wesentlichen Aspekt in dieser Lebenssituation.

Verantwortung für andere übernehmen, um dazuzugehören.

Um dieses „Fremdheitsgefühl" zu verdecken, mehr Selbstbewusstsein zu gewinnen und sich nicht selbst zeigen zu müssen, übernimmt er oft die Verantwortung für andere oder begibt sich in eine Führungsposition, um vermeintlich unantastbar zu sein. In dieser Führungsrolle legt er großen Wert auf Achtungssymbole, jegliche Kritik wird als tiefe Verletzung empfunden und durch giftigen Unmut geahndet. Hier spiegelt sich vor allem der eigene Mangel an Selbstwertgefühl und die eigene, von Erwartungen geprägte, hierarchische Denkstruktur.

Die Übernahme der Verantwortung für andere kann sich sehr unterschiedlich darstellen, häufig handelt es sich um „vorbeugende" Maßnahmen. Jenes kleine Mädchen beispielsweise, das die Verachtung des Vaters der Mutter gegenüber instinktiv spürt, versucht nun „einzuspringen" und mit aller Kraft die männliche Erwartungshaltung gegenüber Frauen allgemein zu erfüllen. Aus der Furcht heraus, dass diese Verachtung auch sie treffen könnte, übernimmt sie so die Verantwortung für die Mutter, geht aber gleichzeitig mit ihr in Konkurrenz.

Körperlich zeigt sich diese Übernahme der Verantwortung im

- Gefühl, ein Joch auf den Schultern zu haben, sowie im generellen
- Nacken und Schulterschmerz

der sehr unangenehm werden kann. Die nicht in Einklang stehende Beziehung zwischen den sehr unterschiedlichen Eltern, nicht im Einklang ist, zeigt sich deutlich in einem

- Steißbeinschmerz.

Der große Handlungsdruck durch die Übernahme von Verantwortung für andere zeigt sich pathologisch als

- Verwachsung,
- Darmverschluss, Ileus oder
- Unfruchtbarkeit, Infertilität.

Solche Verwachsungen entstehen meist auf der Basis von Verletzungen, von Einschnitten in die Persönlichkeitsentwicklung und neigen zum Rückfall. Ein Mensch in der Paris-quadrifolia-Lebenssituation wird immer wieder Verwachsungen ausbilden, bis die Ursache für die fehlgeleitete Identifikationsthematik entwertet ist.

So ähnlich wie die Blätter der Pflanze übel riechen, so ist auch der Paris-Patient sehr

- empfindlich gegen unangenehme Gerüche.

Im Übertragenen Sinne „stinkt" ihm das Leben. Er lehnt es innerlich ab, die Verantwortung für andere übernommen zu haben, um sich selbst nicht zeigen zu müssen. Wenn die Persönlichkeit gereift ist und die eigene Andersartigkeit akzeptiert hat, ist die Übernahme von Verantwortung überflüssig geworden und wird zur großen Last. In diesem Augenblick entstehen Krankheitssymptome, der Paris-Patient wird ironisch und unleidlich, anstatt die übernommene Verantwortung einfach in klarer Kommunikation wieder abzugeben.

Das größte Problem besteht nun darin, die „Geister, die ich rief" wieder loszulassen. Jene, die ihre Schwächen auf einen verantwortungsbewussten Menschen übertragen haben, sind nun dadurch „verwöhnt" und erscheinen lebensunfähig. Schon allein dies bewegt den Paris-Patienten, die Situation beizubehalten. All diejenigen, die sich von seinen fast schon gemeinen, sarkastischen oder ironischen Bemerkungen nicht in die Flucht schlagen lassen, werden zum Ballast, den abzuwerfen nicht möglich erscheint.

Das für Paris typischste Symptom:

- wie durch eine Schnur nach hinten ziehende Schmerzen der Augen in Richtung Hinterkopf

oder in gemäßigter Form:

- Spannung in den Augen während Erregung,

deuten darauf hin, dass der Paris-Patient seine Situation durchaus erkennt, aber keinen Weg sieht, diese Situation zu verändern. Dabei ist es wenig hilfreich, sich durch Ekelhaftigkeit aus einer Situation zurückziehen zu wollen. Nur ein deutlich ausgesprochenes Nein, dessen Schwierigkeit im Symptom

- Zunge wie zu breit

ausdrückt wird, hilft, diese Situation zu bereinigen und loszulassen.

Das Loslassen der Verantwortung für andere führt allerdings in die so genannte Normalität, die exponierte Position geht verloren. An dieser Stelle zeigt sich, ob das Selbstwertgefühl des Paris-Patienten ausreicht, um ohne diese Führungsposition ein erfülltes Leben führen zu können. Erst wenn diese Hürde genommen ist, wird der Paris-Patient seine Bedürfnisse, Wünsche, seine angelegten Stärken, kurz seine Individualität entwickeln können, um dann auch zur Lebensfreude zu gelangen.

Passiflora incarnata

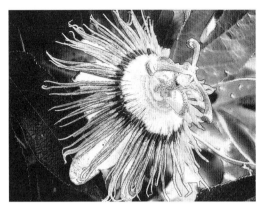

Christliche Einwanderer erkannten in der Passionsblume die Leiden Christi. Jedes Teil der Blüte steht für ein spezielles Detail der Kreuzigung, so symbolisieren die zehn Blütenblätter die Apostel ohne die „Verräter" Judas und Petrus, die Nebenkrone gilt als Symbol der Dornenkrone.

Passiflora incarnata, die so genannte „Fleischfarbene Passionsblume" ist eine Kletterpflanze, die bis zu zehn Meter hoch wächst. Dabei kommt der Name aus dem Lateinischen „die Eingeborene, Fleisch gewordene" wie in Christus incarnatus und geht nicht auf die Farbe der Blüte zurück. Die meisten der mehr als 500 Passionsblumengewächse stammen aus Südamerika, einige Arten kommen auch in Australien, Asien, Madagaskar und auf den Galapagos-Inseln vor. Passiflora incarnata ist eine Kletterpflanze und gehört zu den in Nordamerika vorkommenden winterharten Arten und toleriert Temperaturen bis zu minus 15°, wobei sich Pflanze bis auf den Wurzelstock zurückzieht und im nächsten Jahr aus dem Rhizom wieder austreibt.

Die Lebensvision soll erzwungen werden.

Auch der Patient in einer Passiflora Lebenssituation, will, wie eine Kletterpflanze, hoch hinaus. Die spirituelle Entwicklung ist ihm fanatisch wichtig. Dafür ist er wilens, viel Leid und Frust, auch seelische Kälte zu ertragen und ordnet seine Persönlichkeit diesem scheinbar höheren Ziel komplett unter. Dieser Fanatismus kann bis zum Wahnsinn gehen. Es scheint der Glaubenssatz „Nur im Leid findet geistige Weiterentwicklung statt." vorzuliegen. Eigene Bedürfnisse oder gar deren Durchsetzung wirken unerwünscht spirituelle Ziel, gleich einem Heiligenschein, als allein seligmachend angesehen. Ein Aufblühen ist jedoch nur in tiefer Frustration und Askese erlaubt. Von der Furcht, niemals „gut genug" zu sein, nicht „ausreichend" zu leiden, um Erlösung zu verdienen, kann nicht abgelassen werden. Dadurch wird die Lebenssituation nicht nur für den Einzelnen selbst, sondern auch für die Umgebung zur Belastung.

Die Grundlage für das Entstehen dieser Leidensfähigkeit, ja dieses Leidenswunsches, für die Denkweise, dass ausschließlich über Leid geistige Ziele zu erreichen sind und nur erlebtes Leid für höhere geistige Weihen „qualifiziere", ist eine unaufgelöste Schocksituation, infolge derer sich der Mensch um sein eigentliches Leben betrogen fühlt. Er handelt jedoch weiter gegen sich, verleugnet seinen Lebensrhythmus und zieht traditionelle Absicherung der persönlichen Freiheit vor.

Symptome für diese Blockade sind

- Durchfall im Sommer,
- Schmerzen bei der Zahnung.

Die Angst vor der Nähe zu anderen und fehlende Durchsetzungskraft ausdrücken. In einem solchen leidgeprüften Leben ist es auch nicht weiter erstaunlich, dass auch die

- Todessehnsucht, erkennbar in einer
- Disposition zu Würmern

eine große Rolle spielt. Die Bereitschaft, dominiert zu werden und gleichzeitig darunter zu leiden, wird im

- Asthma,

dem Ausdruck des dominiert Werdens, sichtbar. Ebenfalls angezweifelt wird, ob es erlaubt sei, zu den eigenen Gefühlen zu stehen, was in der

- Disposition zur Epilepsie

sichtbar wird. Dass die leidvollen Themen mit großer Vehemenz verfolgt werden, zeigt sich in der

- Kiefersperre und im
- Kaumuskelkrampf.

Erst wenn das Leid losgelassen wird, kann die wirkliche Lebensvision, all das, was der Mensch Konstruktives schaffen und bewältigen kann, überhaupt ins Bewusstsein kommen. Passiflora incarnata ist ein wichtiges Ausleitungsmittel der Tetanusimpfung. In der Erkrankung Tetanus ist die Vehemenz mit der ein Mensch seine Leidensfähigkeit durchsetzt, erkennbar. Es scheint nicht leicht zu sein, diese Polarität, die scheinbar nur als Alternative zwischen Leidenswillen und Todessehnsucht zu finden ist, aufzugeben. Um zur Lebensfreude zu kommen, gilt es aber, diese Polarität aufzugeben und den Bezug zu sich selbst zu gewinnen.

Phosphor

Der Name Phosphor stammt aus dem Griechischen und heißt „Licht tragend" und genau dies ist die Bedeutung und Lebenssituation dieses Stoffes. In der Natur kommt er nur in Verbindungen, also nicht gediegen vor. Phosphor gehört zu den Polychresten, das heißt zu den homöopathischen Arzneimitteln, die sehr viele Symptome in den Prüfungen hervorgebracht haben.

Wenn wir die Betrachtung von Phosphor aber auf die Bedeutung des ursprünglichen griechischen Wortes des Lichtträgers reduzieren, erkennen wir, dass alles, was im Unbewussten eines Menschen existiert, ans Licht sollte, um transformiert, um emotional entlastet zu werden. Dieses Thema entspricht dem Gesetz, dass jeder Mensch und jedes Lebewesen die unbewältigten, emotional belasteten Themen solange wiederholt, bis er sie entlastet, sie bewältigt hat. Phosphor steht für die unbewältigten Informationen des Unbewussten. Der typische Schmerz bei Phosphor ist der

- brennende Schmerz.

Verbrennen steht für Transformation, für Bewältigung. Im Sprachgebrauch heißt es auch: es brennt, es ist eilig, es muss etwas verändert werden. Für den Menschen, der sich in einer Phosphor-Lebenssituation befindet, hat sich etwas aus den Unbewussten erhoben und möchte ins Bewusstsein, in die Bewältigung kommen. Die Gründe, die Ziele, die alten Erlebnisse, die ungelösten Teilbereiche müssen entwertet werden.

Die traumatisierte Lebensenergie, immer das Gleiche.

Viele dieser alten Erlebnisse und ungelösten Teilbereiche sind traumatisiert, so dass im Arzneimittelbild von Phosphor sehr viele

- Vorstellungen und Wahnideen

zu finden sind. Der Phosphor-Patient ist in einer Lebenssituation, die er bereits „kennt", die er schon in verschiedenen Inszenierungen „erlebt" hat. Er hat jetzt, in der aktuellen Phosphor-Lebenssituation, die Chance, diese Thematik endgültig zu begreifen, zu verstehen und abzulösen. Gleiches wiederholt sich solange und wird immer extremer, bis es endlich gelöst ist. Unbewusste, bereits erfahrene Traumata und Probleme drängen durch Wiederholung in das Bewusstsein.

Nun geht es darum, das Verhalten zu verändern, die Traumatisierung dieser Lebenssituation zu bewältigen. Typische Erkrankungen in der Phosphor Situation sind der

- Katarakt, der Graue Star,

jemand möchte nicht hinschauen, oder die

- Netzhautablösung

mit ähnlicher Bedeutung. Dann die

- Neuralgie, der Nervenschmerz,

eine schmerzvolle Situation wird einfach nur „ausgehalten" ohne sie zu verstehen. Im Arzneimittelbild von Phosphor sind traumatische Lebenssituationen in allen Varianten enthalten. Dies zeigt sich zum Beispiel in

- Angst vor dem Alleinsein,
- Angst vor Gewitter,

wobei das Gewitter die Auseinandersetzung und den Kampf mit anderen symbolisiert.

- Überempfindlichkeit gegen Licht,

die die Verweigerung von Erkenntnis symbolisiert.

- Langsamkeit in der Bewegung,
- Angst vor Dynamik
- Angst vor Geschwindigkeit,
- Angst in Situationen, die unkontrollierbar sind und der
- chronische Schwindel

sind typisch für Phosphor. Schwindel hat die doppelte Bedeutung, einmal Schwindel als Krankheit und einmal sich selbst beschwindeln, sich selbst belügen. Das Leben ist völlig anders als man es sehen möchte.

Ein weiteres typisches Symptom für Phosphor ist der

* Nachtschweiß.

In der nächtlichen Bewältigungsphase kommt der Mensch an die Grenze seiner bisherigen Sichtweise. Schweiß bedeutet, dass es schwer ist diese Grenze zu übertreten.

Bei Phosphor geht es darum, die eigene „Komfortzone", die Bequemlichkeit zu überwinden. Sich mit Themen, die einst schmerzlich waren, die bekannt sind, die belastet haben, auseinanderzusetzen. Jeder Mensch verfügt über ein Repertoire an Phosphor-Situationen, die aus dem Unbewussten ins Bewusste steigen wollen, um aufgelöst zu werden. Ist der Mensch dazu bereit, sich mit diesen Situationen auseinanderzusetzen und – endlich – bewertungsfrei zu erleben, steigert sich die Fähigkeit, Lebensfreude genießen zu können. Phosphor ist eine der grundsätzlichen Lebenssituation, die immer wieder in das Blickfeld zurückkehrt und uns jene Bewusstseinsthemen zeigt, an denen es zu arbeiten gilt.

Phosphoricum acidum

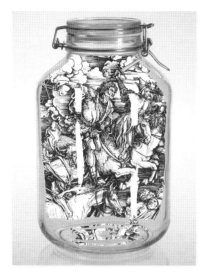

Phosphorsäure dient der Herstellung phosphorhaltigem Dünger, von Waschmitteln oder z.B. von Rostentfernern. In der Zahnmedizin finden sie als Zinkphosphatzement Anwendung. In der Lebensmittelindustrie wird sie als Konservierungs- oder Säuerungsmittel bzw. Säureregulator E 338, z.B. in Cola-Getränken, eingesetzt. Aus dem Kapitel Phosphor ist bekannt, dass Phosphor, aus dem Griechischen kommend, Lichtträger bedeutet. Ergänzen wir dazu das Acidum, die Säure, so symbolisiert dies, dass besonders unangenehme Erlebnisse oder Erkenntnisse ins Bewusstsein kommen.

Dementsprechend geht es dem Acidum phosphoricum Patienten schlecht. Er ist resigniert, depressiv, hat „dicht gemacht" und wartet förmlich auf seinen Tod. Das ganze Leben scheint sinnlos geworden. Wiederholte Negativerlebnisse werden zum Lebensprinzip. Menschen, die Phosphoricum Acidum benötigen, haben negative Bewertungen sozusagen „konserviert" und halten diese jetzt als negative Glaubenssätze „auf Abruf". Lebensfreude oder überhaupt der Ansatz, die Motivation zur Lebensfreude liegt in weiter Ferne.

Resignation, Probleme wiederholen sich ständig.

Akut können solche Lebenssituationen in der Pubertät entstehen. Jene Pubertierenden, denen es nicht gelingt, von der "Stellvertretung" durch ihre Umgebung, die sich u. a. in diversen elterlichen Statements äußert, auf eine bewusste Wahrnehmung und Darstellung ihrer Persönlichkeit umzuschalten, fühlen sich oft durch diesen Umstand gebunden und eingeengt. Daraus entstehen Antriebslosigkeit, Kummer, Trauer und psychische Überlastung. Das Leben scheint für sie keinen „Sinn" zu haben, weil die eigene Persönlichkeitsentfaltung zu kompliziert erscheint. An die Stelle eines möglichen positiven Lebensgefühls tritt ein Gefühl des „gelebt Werdens".

In diesem chronischen Sinne ist die Acidum phosphoricum Lebenssituation ein nervöser Erschöpfungszustand. Das Wort „nein" ist prägend, nichts ist stimmig und das Leben als Ganzes wird abgelehnt und abgewehrt.

Typische geistige und körperliche Symptome sind der

- Haarausfall,

der Vitalitätsverlust symbolisiert,

- Resignation im Bezug auf Liebesbeziehungen,
- chronische Kummersituationen,
- absolute Schwäche,
- Schwäche in der Wirbelsäule.

Sie demonstrieren, welche Anstrengungen aufgebracht werden müssen, um sich gerade zu machen und zu sich selbst zu stehen. Das Leben besteht aus einer Vielzahl von Ängsten, die sich körperlich beispielsweise als Durchfälle zeigen. In der Acidum-phosphoricum-Situation geht es um das Gefühl, sich in diesem Leben verlaufen zu haben, sich fremdartig fühlen, nicht dazu gehören, keine Perspektiven zu haben. Alles das was Spaß macht, ist verboten. Das Leben lohnt sich nicht.

Dahinter steht die große Sehnsucht, aufgefangen zu sein, möglichst wieder in den Bauch der Mutter zurück zukehren, geschützt zu sein und durchs Leben getragen zu werden. Aus diesem Grund hat Acidum phosphoricum einen großen Bezug zum Calcium, mit der Thematik „sich dem Leben verweigern und Unterstützung wollen". Im weitesten Sinne ist Acidum phosphoricum die resignierte chronische Form davon. Es scheinen so viele negative Dinge aufgearbeitet werden zu wollen, dass es sich nicht mehr lohnt, neu anzufangen.

Anstelle der eigenen Lebensmotivation entwickeln sich

- Eifersucht
- Zahnschmerzen
- Exostosen und Knochenschmerzen

die das Gefühl fehlender Anerkennung, mangelnder und fehlender Durchsetzungsfähigkeit sowie geringer Stabilität in der eigenen Struktur darstellen.

- Zu rasches Wachstum

in Kindheit und Pubertät drückt das Bedürfnis aus, einer einengenden Familiensituation zu entkommen. Die Behandlung mit Acidum phosphoricum in homöopathischer Potenz wird diese Lebenssituation aufweichen. Es gilt zu lernen und die Bereitschaft aufzubringen, sich mit unliebsamen Situationen auseinanderzusetzen und den oftmals massiven Trotz aufzugeben. Erst dann können sich jene Türen öffnen, die später zur Lebenslust führen.

Piper nigrum

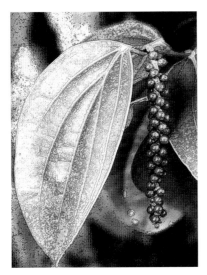

Piper nigrum, der schwarze Pfeffer, ist eine ausdauernde Kletterpflanze, die an Bäumen bis zu zehn Meter hoch wächst. Von der bis zu 30 Jahren ertragreichen Pflanze kann zweimal im Jahr geerntet werden. Die Pflanze liebt humusreiche, feuchte Böden möglichst in Küstennähe. Ein halbschattiges Gelände und die gute Wasserversorgung sind eine gute Grundlage.

Früher war Pfeffer unter anderem deshalb sehr begehrt, weil sein Image mit Männlichkeit und Macht verbunden wurde, deshalb galt er sogar zeitweise als Zahlungsmittel.

Eine Pfefferplantage benötigt interessanterweise keinerlei Insektizide, denn der Pfeffer ist für Insekten giftig.

Piper nigrum ist eine Arznei für Menschen, die einen hohen Perfektionsanspruch besitzen. Sie können sich in Angelegenheiten festbeißen, sind dabei hitzköpfig und jähzornig. Nur die Ablenkung sowohl von eigenen hochtrabenden Zielen als auch von Krankheitssymptomen tut gut. Die Lebenssituation von Piper ist stark sexuell betont, da der eigene Machtanspruch über die Sexualität ausgedrückt wird. Das Erreichen von Zielen, sowohl auf der erotischen wie auch auf der geschäftlichen Ebene hat Priorität. Die Ratio, das Denken, spielt eine entscheidende Rolle, bis sich die Überanstrengung als Gefühllosigkeit zeigt.

Profilneurose endet in geistiger Umnachtung, zu hohe eigene Ansprüche.

Im pathologischen Sinn kann es zum anhaltenden

- Priapismus,

einer stark schmerzenden, nicht aufhörenden Erektion kommen. Es können heftige

- Kopfschmerzen, die den Kopf im Scheitelbereich sprengen,

entstehen.

Der Scheitel steht für Anbindungen an die Spiritualität, die bei Menschen, die ihren starken Ehrgeiz folgen, gewöhnlich eine untergeordnete Rolle spielen. Der eigene Rhythmus und die Struktur werden diesen Zielen untergeordnet. Dies zeigt sich in

- unregelmäßigem, langsamem intermittierendem Puls

sowie in der, die fehlende innere Stabilität anzeigenden,

- leichten Brüchigkeit der Knochen.

Oberflächlich gesehen kann die Piper-nigrum-Lebenssituation als Aktivierung eines Helfertriebs wahrgenommen werden. Hinter diesem Helfertrieb steht ein gewaltiger Machtanspruch, der sich als

- Angina pectoris

zeigen kann. Verschiedene andere Herzsymptome wie

- Brachykardie,
- Herzschmerzen

deuten auf die fehlende Selbstliebe hin, die den zu erreichenden Zielen und der eigenen Perfektion untergeordnet wird. Dies führt zu einem immer stärker werdenden Perfektionsanspruch und zu einer Profilneurose, unter der der Piper-nigrum-Patient irgendwann zusammenbricht. Damit ist der Pfeffer eine interessante Arznei für das immer wieder auftretende Burnout-Syndrom.

Platinum metallicum

Platin wurde bereits im alten Ägypten verwendet. Das Wort leitet sich als Verkleinerungs- form vom spanischen Begriff *Plata* für Silber ab. Im Mittelalter betrachtete man Platin als „unreifes" Gold, welches lediglich noch transformieren müsse. Platin ist ein weiches, je- doch hitze- und korrosionsbeständiges, relativ seltenes Metall. Betrachten wir die Signatur des Metalls Platin, so verweist das Weiche des Metalls auf eine ebensolche Persönlichkeit, die Korrosionsbeständigkeit und Hitzeverträglichkeit auf eine kontrollierte und distanzier- te Persönlichkeit, die sich nur sehr langsam nach außen sichtbar verändert, aggressive Ge- fühle zeigt oder aus der Fassung gerät.

Platin hat das gleiche spezifische Gewicht wie Gold. Gold symbolisiert das Selbstwertge- fühl. Platin symbolisiert parallel dazu die nach Außen demonstrierte unerschütterliche Würde, die leicht mit einem stabilen Selbstwertgefühl verwechselt werden kann.

Aus Verletzungen sich über andere erheben um unantastbar zu sein.

Betrachten wir die Gemütssymptome von Platin, dann finden wir

- qualvolle Ängste,
- Furcht vor dem Tod,
- geistesabwesend,
- Schreien,
- Depressionen,
- Teilnahmslosigkeit,
- Unverschämtheit und
- Hysterie,
- Hochmut, aber wieder zu Tränen geneigt und
- Zorn.

Betrachten wir diese Symptome im Zusammenhang und stellen uns die Frage, warum ein Mensch so geworden ist, dann liegt es nahe, dass der Mensch, der Platin benötigt, als Per- sönlichkeit sehr verletzt ist und sich durch seine Arroganz und Hochmütigkeit vor etwas oder anderen schützen möchte.

Platin-Menschen strahlen eine distanzierte Würde aus, hinter der jedoch eine tiefe Verletzung der Persönlichkeit steckt. Ihr Verhalten ist lediglich ihr Schutz. Um sich durch diese Distanz nicht endgültig zu isolieren, finden wir bei Platin einen starken Sexualtrieb. Dieser ist zunächst die Ausdrucksform, mit der Nähe gesucht wird, wobei Erotik zwar interessiert, aber diese nach „Vollendung" abgewertet wird und der Platinmensch sehr abweisend werden kann. Wirkliche Nähe kann so nicht entstehen, so dass die Verletzungen, die im tiefen Inneren vorhanden sind, einerseits reaktiviert werden, andererseits dem Schutz vor Verletzungen dienen.

In der homöopathischen Literatur wird Platin als das Heilmittel für eine Regeln brechende, exzentrische und distanzierte Frau beschrieben, die hochmütig und arrogant wirkt, aber lange Zeit ein pathologisch leidenschaftliches Sexualverhalten zeigt. Menschen, die Platin brauchen, wirken für andere oft anregend, gleichzeitig ärgern diese sich über diese „arrogante Person". Diese zunächst

- vermehrte Libido, der vermehrte Sexualtrieb

ist untrennbar verbunden mit einer unerfüllten Sehnsucht nach Nähe, die sich aber später scheinbar ins Gegenteil verkehrt, da sie nicht erfüllt wird.

Eine typische organische Erkrankung von Platin ist beispielsweise die

- Eierstockentzündung, die Adnexitis,

in der das kreative Potential zwar nach außen dargestellt, aber nicht wirklich genutzt wird, da das Distanzgefühl zu groß ist. Die

- Dysmenorrhoe, der Menstruationsschmerz,

symbolisiert die Erfahrung einer schmerzhaften Geschlechterbeziehung. Im

- Gebärmuttervorfall, dem Uterusprolaps

verbirgt sich die Einstellung, Kinder zur Absicherung der Existenz oder aus Gründen der Zugehörigkeit austragen zu müssen.

Eine weitere typische Erkrankung für Platin ist die

• Trigeminusneuralgie

bei der der Mensch sein wahres Ich und seine Persönlichkeit versteckt, denn es ist schmerzlich, nicht das wahre Gesicht zeigen zu können.

So haben wir in der Platinpersönlichkeit einen Menschen vor uns, der seelisch stark verletzt ist, der sich isoliert und zurückgezogen hat und sich durch Würde sowie distanziertes Verhalten schützt. Eine Platinsituation kann aufgelöst werden, wenn die Bereitschaft entsteht, sich mit den Verletzungen zu konfrontieren und den Schutz der Distanz aufzugeben.

Platinum metallicum initiiert diesen Prozess, das emotionale Ablenkungsmanöver aufzugeben, die Flucht vor beispielsweise einer starken, dominierenden Persönlichkeit in der Umgebung in die Scheinharmonie werden sichtbar. Der Lernprozess besteht darin, die vielfältigen Formen der Kompensation des fehlenden Selbstwertgefühls durch Bestätigung im Außen durch echten, selbstbewusst dargestellten Selbstwert zu ersetzen.

Eine noch umfassendere Beschreibung ist in unserem Buch „Schwermetalle – Stoffliche Wirkungsweisen und psychologische Hintergründe aus der Sicht der Kreativen Homöopathie" zu finden.

Plumbum metallicum

Plumbum metallicum, das Blei, gehört zu den Schwermetallen und ist giftig. Blei kommt äußerst selten gediegen, sondern fast ausschließlich in gebundener Form als Sulfid oder in ähnlich schwerlöslicher Verbindung vor. Blei ist ein bläulich-graues, weiches und dehnbares, schweres Metall. Die frischen Schnittflächen zeigen einen starken Glanz, laufen an der Luft aber durch die Bildung von Bleioxid rasch mattblaugrau an. Diese Schicht schützt das darunter liegende Metall vor weiterer Korrosion.

Der Untergang des Römischen Reiches wird auf eine Schädigung der Bevölkerung durch chronische Bleivergiftung zurückgeführt. Hatte man doch jährlich fast 60.000 Tonnen Blei erzeugt und daraus Wasserleitungen und Küchengeräte gefertigt. Die Toxizität des Bleis musste um 300 v. Chr. aber schon bekannt gewesen sein, da Hippokrates zu dieser Zeit den Fall einer Bleivergiftung beschrieb. Diese Toxizität wurde durch die Sitte verstärkt, Wein in einem Verhältnis von 1:2 oder sogar 1:3 mit, durch den Gebrauch von bleihaltigen Leitungen, - stark belastetem Wasser zu verdünnen oder unter Zugabe von aus verschiedenen Kräutern, Äpfeln oder sogar Datteln bestehendem Sirup zu aromatisieren. Es entstand Bleiacetat, das fungizid wirkte und somit die Haltbarkeit des Sirups erhöhte. Gleichzeitig löste es sich aber auch als Bleizucker im Sirup, weshalb mit jeweils einem Teelöffel Sirup bis zu 1000 mg Blei aufgenommen wurden. Auch in der Neuzeit besitzen Bleianwendungen in Lebensmitteln Tradition. Lange Zeit war es üblich, Rotwein, um seine rote Farbe zu verbessern, mit Bleizusätzen zu versehen. Auf Grund seiner leichten Verformbarkeit und seines niedrigen Schmelzpunktes ist eines der am längsten verwendeten Metalle, das Älteste der Kulturmetalle überhaupt.

Schauspielerei als Flucht.

Diese leichte Verformbarkeit des Metalls zeigt sich auch in der Lebenssituation von Plumbum. Das oberste Prinzip der Situation ist die Sicherheit in der Gemeinschaft und die eigene Stabilität, die daraus entsteht. Um diese Sicherheit und Stabilität zu erhalten, darf ich anderen Menschen nicht unbedingt immer die Wahrheit sagen oder zeigen, wie ich mich wirklich fühle. Konflikte werden einfach „wegdekoriert". Typisch ist die Situation des, letztlich lästigen, Krankenbesuches: Statt klar auszudrücken, dass der Besuch nicht gewünscht ist, z.B. weil man das Interesse der anderen als Heuchelei, Voyeurismus oder Neugierde empfindet, wird dem Besucher der „sterbende Schwan" vorgespielt. Der Besuch ist feinfühlig und diskret genug und verschwindet nach kurzer Zeit wieder. Sofort ist der Kranke wieder viel gesünder als zuvor, kann sich z.B. entspannen oder, ein häufiges Grundmuster bei Infekten, gut begründet seinen Verpflichtungen entziehen.

Dieses Schauspiel wird benutzt, um die eigenen Vorstellungen und Wünsche umzusetzen, ohne die Umgebung zu verletzen oder das Gesicht zu verlieren. Letztendlich werden solche Ablenkungsmanöver eingesetzt, um die eigene Stabilität zu erhalten. Eine typische Plumbum-Erkrankung ist die

• Arteriosklerose.

Sie zeigt die eigene Dynamik, die stabilisiert werden muss, möglicherweise aus tiefer Angst nicht überleben zu können. Auch die

• undeutliche, stammelnde Sprache deutet darauf hin,

dass „nicht klar gesprochen werden kann", das jemand seine Persönlichkeit versteckt. Das Symptom

• Menschen erscheinen wie Puppen

drückt das Thema ebenfalls deutlich aus, denn die Menschen werden wie Puppen behandelt, mit denen gespielt werden kann. Die

• Zaghaftigkeit in der Öffentlichkeit

verweist darauf, dass es schwierig ist, die vermeintliche Erwartungshaltung der gesamten Umgebung zu erfüllen und gleichzeitig die eigenen Wünsche spielerisch durchzusetzen. Plumbum ist die Kommunikationsform unserer heutigen Zeit: Das Ziel ist es, sich mit anderen auseinanderzusetzen, ohne es sich ihnen zu verderben, und dabei einen gewissen Freiraum zu behalten. Dass dieses Spiel auf Dauer sehr anstrengend und überfordernd ist, da die Frage, wem man welches Schauspiel vorsetzt, immer wieder neu entschieden werden muss, wird sichtbar in

• Gedächtnisschwäche oder die für
• Verkrümmung typische Lähmung.

Je unangenehmer die belastende Plumbum-Situation sich darstellt, ist es wichtig, den Mut aufzubringen, auch andere Menschen zu enttäuschen. Auch auf die Gefahr hin, dass andere Menschen sich abwenden, ist wichtig zu lernen, Nein zu sagen, die eigene Position klar einzunehmen. Diese Fähigkeit, die eigene Identität zu leben, ist die Basis für Lebenslust und Lebensfreude.

Eine noch umfassendere Beschreibung ist in unserem Buch „Schwermetalle – Stoffliche Wirkungsweisen und psychologische Hintergründe aus der Sicht der Kreativen Homöopathie" zu finden.

Populus tremuloides

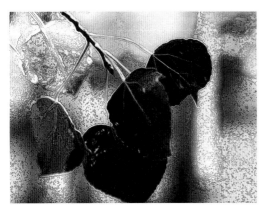

Populus tremuloides, die Amerikanische Zitterpappel oder auch Espe, ist eine enge Verwandte der in Europa und auf dem asiatischen Subkontinent heimischen Espe oder Zitterpappel. Sie ist etwas kleiner als ihre europäischen Verwandten, hat lediglich eine Wuchshöhe von etwa 15 - 20m, einen birkenweißen Stamm und eine wundervolle Herbstfärbung.

Als so genannte Pionierpflanzen kommen Espen, entgegen der landläufigen Auffassungen, auch in trockeneren Verhältnissen gut zurecht. Da die lichtbedürftigen Pflanzen aber prinzipiell nährstoffreichen und feuchten Boden mögen, suchen sie sich sozusagen unterirdisch ihren Weg zum Wasser. Das können Grundwasser, ein naher Fluss, allgemeine Bodenfeuchte, aber auch Abwasserleitungen menschlicher Siedlungen sein, die dann auch durch ihre zahlreichen Wurzeln und Ausläufer verstopft bzw. beschädigt werden können.

In Gärten entwässern sie durch ihren Wasserbedarf eine erhebliche Fläche und haben so unterirdisch einen weit höheren Platzbedarf, als es die, wenn auch hohe und mächtige, so doch auch gerade, grazile, fast schon ätherische Erscheinung auf den ersten Blick vermuten lässt. Espen bilden praktisch von selbst überall da, wo Wurzeln an die Oberfläche gelangen, neue Jungpflanzen, auch auf Beschädigungen wie Hacken, Schnitt, Blitzeinschlag reagieren sie mit neuem Austrieb. So kann ein Pappelwald ein einziger zusammenhängender Organismus sein.

Das Holz von Espen ist weich und relativ pilzanfällig, dennoch entwickeln Espen eine ungeheure Wurzelenergie und sind in der Lage, schwere Platten anzuheben und Fundamente zu sprengen.

Leistungsdruck durch frühe Übernahme der Eigenverantwortung

Signifikant für die Signatur von Populus tremuloides ist das rasche Wachstum, welches symbolisiert, dass der Mensch in der Populus-Situation, oft in Folge einer problematischen Familiensituation, zu frühzeitig die Eigenverantwortung übernehmen musste. Ein typisches Beispiel hierfür sind die Kinder Alleinerziehender, welche nach der Trennung der Eltern häufig in ein partnerschaftliches Verhältnis zum verbleibenden Elternteil geraten.

Eine solche Rollenübernahme ist mit großen Emotionen und hohem Kräfteaufwand verbunden, der aber, so wie das große, Wasser suchende, kraftvolle Wurzelwerk der Espe, im Verborgenen bleibt. Derjenige, der zu früh die Verantwortung übernehmen muss, fühlt sich häufig überfordert und ist verärgert, wenn er die anspruchsvollen selbst gesetzten Ziele nicht erfüllt.

Dennoch wird das Gefühl der Überforderung in der Populus-Situation meist nicht dargestellt. Jede Verletzung wird kaschiert, durch noch höhere Aktivität kompensiert und führt gleichzeitig zu einem Ausbau des „verborgenen" Kraftsystems. Gleichzeitig wird es immer schwieriger, den enormen Kräfteaufwand zur Aufrechterhaltung der Situation zu bewältigen, die Gefahr von Verletzungen durch nicht gelöste Konflikte mit anderen steigt. Dennoch zeigen sich die Unsicherheiten und Ängste und die verborgende, nächtliche Verarbeitung von Problemen in der „heldenhaften" Populus-Situation hauptsächlich in körperlichen Symptomen, z.B. durch

- Bettnässen
- Immer wiederkehrende Stimmlosigkeit
- Nachtschweiß

Menschen die schon in der Kindheit mit der Lebenssituation früher Verantwortungsübernahme konfrontiert werden, haben gelernt, sich so zu disziplinieren, dass sie bis hin ins hohe Alter unfähig sind Emotionen klar zu formulieren; es sei denn, der Zustand wird geheilt. Ein weiteres Symptom ist die

- Prostatavergrößerung,

die darauf hindeutet, dass dem Mann für seine Aktivitäten und Leistungen zu wenig Achtung und Respekt gezollt wird.

- Häufige Blasenentzündungen

sind Zeichen unterdrückter Emotionen, besonders in der Schwangerschaft deuten diese darauf hin, dass die Schwangere, die werdende Mutter einer Situation emotional nicht gewachsen fühlt.

Die gewohnte Disziplinierung geht dann urplötzlich in einen emotionalen Zusammenbruch über. Zunächst einmal werden die häufig chronischen, körperlichen Harnblasensymptome auf vielfältige Art und Weise kompensiert. Reicht die innere Disziplin nicht mehr aus, kommt es zum körperlichen Zusammenbruch. Diese Situation erschreckt gewöhnlich das Umfeld, das von Menschen in der Populus-Lebenssituation Disziplin, Übersicht und Stärke gewohnt ist.

Pulsatilla pratensis

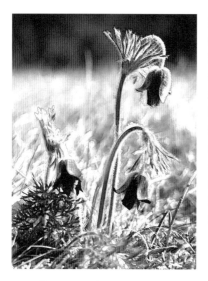

Pulsatilla pratensis, die Küchenschelle, ist häufig in den Gebirgslagen der Schweiz zu finden. Das zarte Pflänzchen hat eine silbrige Behaarung, die vor Frost schützt. Sie ist langstielig und hat hellviolette Blüten. Auch der Stängel ist behaart. Beim näheren Hinsehen werden kleine Widerhaken sichtbar. Wenn die Sonne scheint, sind die Blüten weit geöffnet. Naht aber ein Sturm heran oder schlechtes Wetter, dann schließt sich die Blüte und Pulsatilla neigt den Kopf nach unten. Der vielköpfige Wurzelstock vermittelt fast den Eindruck, als ob eine Gruppe junger Pubertierender im Gespräch viel Spaß miteinander habe.

Die Pflanze wächst gerne auf kalkigem Boden. Deuten wir diese Natur, so sehen wir Menschen vor uns, die Unterstützung wünschen, gesellig sind und sich bei guter Stimmung emotional weit öffnen. Entstehen aber schlechte Stimmung oder aggressive Gefühle oder gar Streit, so verschließt sich die Person, die Pulsatilla benötigt, und steckt den Kopf nach unten, in den Sand. Die feine Behaarung bietet Schutz vor Frost, der frustrierende Situationen symbolisiert. Die Widerhaken am Stängel haben zweierlei Funktion, einerseits kann man sich damit beispielsweise an einen starken Partner, der die eigenen Probleme löst, anhängen, andererseits kann man mit diesen auch andere Menschen abwehren, sich vor ihnen schützen oder sie sogar vertreiben, ohne sich jedoch aktiv mit ihnen auseinandersetzen zu müssen.

Steckt den Kopf in den Sand
- Fehlende Auseinandersetzung.

Dieser Schutz findet in der Pulsatilla-Lebenssituation durch Weinen statt. Weinen signalisiert jene Hilflosigkeit, die gerade Männer dazu bringt jenen scheinbar hilflosen Frauen „unter die Arme zu greifen". Auch aus diesem Grund gilt Pulsatilla als Frauenmittel, obwohl Pulsatilla-Situationen genauso gut bei Männern vorkommen. Andererseits kann das Weinen aber auch dazu dienen, Menschen in der Umgebung abzuschrecken, besonders wenn dieses „Hilfsmittel" immer wieder eingesetzt wird.

Ein weiterer Aspekt der Küchenschelle ist ihr bevorzugtes Wachstum auf kalkigem Boden. Im homöopathischen Sinne symbolisiert Kalk – Calcium carbonicum - Schutz und Unterstützung. So wird, gleich ob tatsächlich vorhanden oder gespielt, das Schutzbedürfnis von Pulsatilla deutlich. Die typischen Gemütssymptome im homöopathischen Arzneimittelbild sind dabei:

- Ängste, in geschlossenen Räumen im Hause schlechter werdend,
- Überempfindlichkeit,
- Erregbarkeit,
- Beschwerden durch Schreck, Depression, Stillsitzen und Grübeln,
- Teilnahmslosigkeit,
- verlassenes Gefühl,
- Weinen,
- Widerwillen,
- Zaghaftigkeit.

Der Mensch ist

- geistesabwesend,
- mürrisch,
- traurig und
- fühlt sich leicht angegriffen.

Diese Symptome beschreiben die Lebenssituation eines Menschen, der etwas Negatives erwartet oder Negatives erlebt hat, sich damit aber nicht auseinandersetzen will.

Besonders signifikant für die Pulsatilla-Lebenssituation ist die

- Verschlechterung der Symptome in geschlossenen Räumen bzw.
- Verschlechterung des Befindens unter vielen Menschen und die
- Verbesserung an der frischen Luft bzw. im Freien.

Hier finden wir jene Furcht vor Einengung und Auseinandersetzung, die Menschen in einer Pulsatilla-Situation charakterisiert.

Typische Körpersymptome von Pulsatilla sind die

- Unverträglichkeit von Fett,
- Mittelohrentzündung,

die hier auf schwierige emotionale Themen, meist Hass und Rache, sowie auf die Divergenz zwischen der inneren Stimme und jenen Themen, die von außen an einen Menschen herangetragen werden, hinweisen.

Auch in einer besonderen „Konfliktsituation auf engstem Raum", der Schwangerschaft bzw. bei den entsprechenden Beschwerden, ist Pulsatilla äußerst hilfreich. Ebenso bei der Amenorrhoe, der ausbleibenden Menstruation, die die Abneigung eine erwachsene Frau zu sein, symbolisiert. Das „Frausein" würde Auseinandersetzung nach sich ziehen. Generell beschreibt Pulsatilla die Lebenssituation der fehlenden Auseinandersetzung, die mit allen Mitteln, gerade mit emotionalen Methoden, verweigert wird. Worum es sich bei der Auseinandersetzung handelt und die Motivation, warum diese nicht geführt werden, beantwortet Pulsatilla nicht. Dazu sind Folgemittel von Pulsatilla zuständig.

Ratanhia peruviana

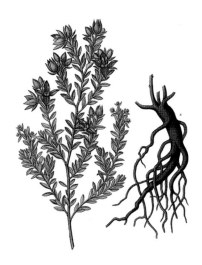

Bei Ratanhia handelt es sich um meist 30 cm hohe Sträucher, die an trockenen und felsigen Standorten auf dem südamerikanischen Festland, vor allem in Peru und Bolivien wachsen. Der dicht verzweigte Strauch kommt in Höhenlagen zwischen 600 m und 3600 m vor. Die Blüten sind auf der Innenseite pur-purrot, auf der Außenseite grau behaart. Das Wurzelsystem ist kräftig, Haupt- und Nebenwurzeln sind relativ stark. Die Frucht ist stachelig, behaart und holzig bis lederartig. Sie enthält lediglich einen ei-förmigen, leicht zusammengedrückten Samen.

Ratanhia ist stark, bedürfnislos, anpassungsfähig, ihr Wachstum deutet auf innere Einsamkeit hin. Die Resultate – synonym die Früchte – von Ratanhia wirken eher abwei-send. Das rote Innere der Blüte zeigt, dass Kraft und Energie in hohem Maße vorhanden sind, das Äußere jedoch neutral und unauffällig bleibt. Auch in der Wurzel zeigen sich Kraft und Stabilität. Die das Ergebnis bzw. den Erfolg symbolisierende Frucht ist geschützt und mit Durchsetzungsvermögen ausgestattet.

Helfertrieb lenkt vom eigenen Leid ab

Die emotionale Situation von Ratanhia ist augenscheinlich belastbar und unauffällig, in den Symptomen jedoch angst- und furchtbesetzt, sobald ein Mensch, der Ratanhia benö-tigt, allein ist. Wesentliche Gemütsanteile sind

- das Bedürfnis nach Gesellschaft,
- schlechte Laune,
- Streitsucht und
- Todessehnsucht.

Hier zeigt sich die Kompensation einer globalen Furcht vor dem Leben, vor dem Unerwar-teten und vor der Auseinandersetzung mit eigenen Themen durch die Schaffung von „Ne-benkriegsschauplätzen" (Streitsucht) und der Suche nach Ablenkung (Bedürfnis nach Ge-sellschaft). Vor allem in der Unterstützung anderer kann die eigenen Kraft angemessen gelebt werden.

351

Auf der körperlichen Ebene weisen typische Indikationen wie

- die Analfissur oder
- Einrisse in der Brustwarze,

sich für andere zerrissen haben, ebenfalls auf die Themen Aufopferung für andere und den Zwiespalt sein in Bezug auf die Frage, ob man weiter geben soll oder nicht. Schließlich kann man an anderen die eigene Verletzung zwar erkennen – aber eben nicht heilen.

Ein weiteres typische Symptom, das

- Magengeschwür

deutet auf die fehlende Zugehörigkeit zur Familie, zu einer Gemeinschaft hin. Der Mensch fühlt sich nicht integriert, sondern eher isoliert, und muss aus diesem Grunde auch unter unwirtlichen Bedingungen stark und autark wurzeln. Die daraus resultierende, mögliche Folge der Todessehnsucht drückt sich häufig im Symptom

- Würmer

aus. Wer schon Würmer zu Lebzeiten an Würmern erkrankt, hat - im symbolischen Sinn - seine Beerdigung schon vorgezogen.

Auf der Basis der Signatur und der Symptome von Ratanhia finden wir eine Lebenssituation vor, in der ein Mensch sich für andere stark aufgeopfert und infolgedessen einen Helfertrieb als Dekoration und Kompensation entwickelt. Dieser dient in der Hauptsache dazu, sich von der eigenen, negativen Lebensvision, dem Kargen und Dornigen aus der Signatur der Pflanze, abzulenken.

Rhus toxicodendron

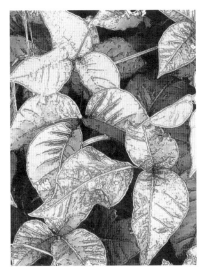

Rhus toxicodendron ist die homöopathische Essenz aus Giftefeu, auch Kletternder Giftsumach genannt, von Pflanzen der ehemaligen Gattung Toxico-dendron, die heute in die Gattung *Rhus* eingeglie-dert ist. Die einzelnen Arten neigen dazu, sich unter-einander zu kreuzen und Bastarde zu bilden, was eine klare Klassifizierung schwierig macht. Giftefeu ist ein Strauch, der mittels Haftwurzeln in der Lage ist, in Höhen von zwei bis drei Metern zu klettern. Blätter und Pflanzenteile sind meist dunkelgrün, wir-ken satt und kräftig. Die weiß bis leicht grünlich blü-hende Pflanze bevorzugt felsigen Untergrund, benö-tigt jedoch guten Boden.

Einige Arten wachsen nur in Überschwemmungsgebieten, die regelmäßig mit frischen Nährstoffen versorgt werden. Wird die Pflanze, z.B. in botanischen Gärten, kultiviert, so kann sie sehr leicht auswildern und sich einer neuen Umgebung anpassen. Alle Teile der Pflanze sind giftig. Bruchstellen sondern eine sich schnell schwarz färbende, milchige Flüs-sigkeit ab. Diese enthält eine hohe Konzentration des Kontaktgiftes Urushiol, das starke, schlecht verheilende Hautreizungen, bei Augenkontakt Bindehautentzündungen bis zum Erblinden sowie beim Verschlucken Durchfälle und unter Umständen tödliche Koliken, er-zeugen kann.

Der Mensch in der Rhus-tox-Lebenssituation ist anpassungsfähig aber gleichzeitig raffi-niert, anspruchvoll und durchsetzungsfähig. Er sucht die Anlehnung, die Anhaftung und besitzt allein wenig Stabilität, vergiftet aber gleichzeitig alles näher Kommende. Emotiona-le Einengung ist unerträglich.

Fühlt sich festgelegt und eingeengt, möchte fliehen.

In der Rhus-tox-Lebenssituation fühlt sich der Mensch schnell festgelegt und eingeengt und möchte vor schwierigen, bedrohlichen, vor allem stark emotionalen Situationen „die Flucht ergreifen.

Die große Anpassungsfähigkeit mit gleichzeitiger Flexibilität im Denken, Fühlen und Han-deln lassen den Menschen in der Rhus-tox-Situation als partnerschaftsunfähig erscheinen.

Situationen oder die Bedürfnisse der Menschen in der Umgebung werden zwar intuitiv erfasst, deren Erfüllung aber wird schnell zu einer Art Verpflichtung bzw. Gefangenschaft, da die erforderliche Konfliktfähigkeit nicht ausgeprägt sichtbar ist. Die ungeklärten Konfliktthemen werden im Außen durch „Crash"-Situationen, wie z.B. durch Unfälle, sichtbar gemacht.

Modalitäten bzw. Gemüts- und Traumsymptome wie

- Verschlimmerung durch Ruhe
- unzusammenhängende Sprache
- wandert im Traum durch die Felder
- fortgesetzte Bewegung bessert
- Unruhe der Füße
- Furcht, einzuschlafen
- Denken an traurige Dinge
- Seufzen
- Heiser durch Reden

stehen für Resignation, die Flucht (und Furcht) vor klarer Kommunikation, Freiheitswunsch, Fluchtgedanken und Resignation, um die Auseinandersetzung mit anderen und dem Unterbewussten zu verhindern. Selbstmitleidig und ohne in die eigene Aktivität zu gehen, bleibt es bei dem Versuch, Situationen verbal aufzuarbeiten. Auf der körperlichen Ebene weisen typische Indikationen und deren Bedeutungen wie

- Augenentzündung
  - Zorn über die sichtbare Realität -
- Verlangen nach Milch, besonders nach kalter Milch
  - möchte versorgt und beschützt werden, jedoch aus einer ihm angenehmen Distanz -
- großflächige Ekzeme
  - der Kontakt mit anderen ist verletzend -
- Hexenschuss
  - sich einer ungeliebten Situation beugen -
- Rheumatismus
  - sich gefoltert fühlen -

auf zwiespältige, von Kompromissen und Stagnation geprägte Lebenssituationen. Durch Rhus toxicodendron treten nun die individuellen Ursachen wie traditionelle Rollenspiele und Beziehungen, Abhängigkeits- und Pflichtgefühl oder erlittene, verdrängte Verletzungen sowie deren Ursache, das Bedürfnis nach Unterstützung, zu Tage und können nun aktiv und bewusst aufgearbeitet werden, ohne dass dies über Unfälle und Verletzungen geschehen muss.

Sabadilla officinalis

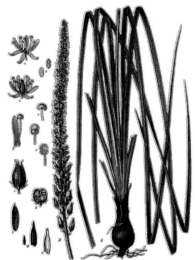

Sabadilla, das Sabadill-Läusekraut, auch Schoenocaulon officinale, ist eine grasartige Pflanze mit einem zwiebelartigen Wurzelstock. Sie hat gelbe Blüten und kommt vor allen Dingen in Mexiko und Venezuela vor. Von der Pflanze werden nur die Samen verwendet, die scharf und bitter schmecken, deutlich abführend und giftig wirken und normalerweise zu Pulver für die Ungezieferbekämpfung, vor allem gegen Kopfläuse, verarbeitet werden. In der Kopflaus, gegen welche das Läusekraut in Urtinktur angewandt wird, finden wir die Symbolik der Begrenzung.

Wie kommt ein Mensch mit Begrenzungen zurecht? Dabei geht es sowohl um jene Grenzen, die der Mensch sich selbst setzt, als auch um die, die er von Anderen gesetzt bekommt. Die Kopflaus entspricht einem wichtigen kommunikativen Thema, der Frage, wie Grenzen definiert werden.

Sich wie der letzte Dreck fühlen.

Der Samen symbolisiert das Ergebnis, die Frucht, die Zukunft eines Themas.

Da dieser nicht nur scharf und bitter, sondern auch

- Durchfall

erzeugt, scheint auch die Zukunft negativ. Dabei steht der sprichwörtliche "Schiss" und das Gift für jene Themen, denen ich mehr Raum gebe als der eigenen, individuellen Entwicklung. Damit ist die Lebenssituation, die hinter Sabadilla steht, bitter, negativ und angstbetont.

Bei Sabadilla finden wir eine Lebenssituation, die geprägt ist von einer negativen Selbsteinschätzung, die so stark ist, dass eine Todessehnsucht produziert wird. Diese Selbsteinschätzung ist manifest und schwer aufzulösen

An homöopathischen Symptomen von Sabadilla zeigen sich die

- Ängstlichkeit,
- Schreckhaftigkeit und
- Schuldgefühl.
- Der Glaube, dass er ein Verbrechen verübt habe,
- der Glaube krank zu sein,
- geschrumpft zu sein,
- sterben zu müssen.

Die körperliche Entsprechung der Sturheit ist

- Gicht.

Die Unfähigkeit, das eigene kreative Potenzial in Fluss zu bringen ist der

- Heuschnupfen.
- Influenza, die Grippe

symbolisiert eine Leidenssituation, in der das Leiden müssen, Bestraft werden müssen, unbewusst geprägt ist. Der Mensch in einer Sabadilla-Situation hat ein negatives Selbstbild und ist nur schwerlich vom Gegenteil zu überzeugen. Diese Einstellung ist für die Kommunikation mit anderen Menschen eher belastend. Die undefinierbaren schweren Schuldgefühle lassen den Menschen sich selbst wie den letzten Dreck fühlen und die große Sehnsucht, akzeptiert zu werden ist letztlich nicht umsetzbar, da die Selbsteinschätzung negativ und verbittert ist.

Sarracenia purpurea

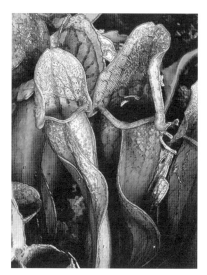

Sarracenia purpurea, die Kannenpflanze oder Purpurrote Schlauchpflanze, gehört zu der Gattung Fleisch fressender Pflanzen, ist im Osten und Südosten der USA verbreitet und vom Aussterben bedroht. Die Pflanze ist röhrenförmig und hat einen haubenartigen Blattfortsatz am oberen Ende des Schlauches. Eine nach außen aufgerollte Lippe begrenzt den Schlauch. Ohne sich selbst bewegen zu müssen oder aktiv zu werden, nur mit Hilfe der speziellen Form ihrer Blätter, fängt die Schlauchpflanze ihre Beute. Die Färbung der Blüte, der Duft und das Sekret der Nektarien reichen aus, um Insekten anzulocken.

Sobald sich das Insekt auf der aufgerollten Lippe platziert hat, stürzt es ins Schlauchinnere und gerät so in den Verdauungstrakt der Pflanze. Außerdem ist Sarracenia ein so genannter Kaltkeimer, Pflanzen, bei denen Blüte und Fruchtwachstum erst nach einer Kälteperiode, Sinnbild für eine frustrierende Situation, eintreten können. Die Lebenssituation eines Menschen, der Sarracenia benötigt, scheint auf frustrierenden Aspekten beruhen zu müssen, damit eine dementsprechende Persönlichkeitsentwicklung vor sich geht. Der Mensch bleibt selbst passiv, wird von etwas Artfremden überfallen, um dieses Artfremde dann zu integrieren.

In Schande sein, sich geschändet fühlen, nicht dazugehören.

Deuten wir die Symbolik: Eine Fleisch fressende Pflanze steht für die Verbindung der Artengrenze, ein wesentlicher Entwicklungsschritt für ein Lebewesen. Die Pflanze, die ihre feste Position hat, die sich nicht fortbewegen kann, konfrontiert sich mit dem Tier, dessen Entwicklung der Willenskräfte schon so weit geführt hat, dass sich das Tier bewegen kann, es verfügt über einen eigenen freien Willen und kann diesen bereits umsetzen. Indem die Schlauchpflanze passiv erbeutet, symbolisiert sie, dass sie Opfer zu sein scheint, das nichts dafür tut, die andersartige, ihrer Entwicklung entsprechende Beute zu fangen. Es handelt sich also um passive Entwicklungsschritte.

Noch deutlicher wird das Bild in der Betrachtung der homöopathischen Symptome. Die vorgefundenen Gemütssymptome, wie

- argwöhnisch,
- launenhaft,
- neidisch,
- große Selbstkritik,
- glaubt in Schande zu sein,
- glaubt ein Verbrecher zu sein,
- Angst vor Allem.

deuten darauf hin, dass jemand offensichtlich eine Schuld auf sich geladen hat und sich selbst belastet, sich selbst schuldig fühlt. Die Auseinandersetzung damit scheint schwierig, denn ein z.B. neidisches Verhalten weist darauf hin, dass sich jemand unterlegen fühlt. Die Schuldbetonung scheint so stark zu sein, dass erwünschte Ziele offensichtlich nicht erreicht werden.

Auf der körperlichen Seite finden wir die

- Atemnot,

das Symbol für ausgegrenzt sein, nicht dazu gehören, Geben und Nehmen sind nicht im Einklang.

- Gelenkschmerzen wie geschlagen,

Gelenke symbolisieren die Verbindung zu Anderen. Das Miteinander mit Anderen scheint mit Gewalt verknüpft zu sein.

Typisch sind noch der

- Herpes,

mit der Symbolik, sich die Äußerung von Kritik zu versagen und die

- Psoriasis,

die alte, tiefe, nicht bewältigte, verkrustete und manifestierte Verletzungen darstellt, die aufgrund fehlender Flexibilität nicht gelöst werden wollen bzw. können. Bei der Lebenssituation von Sarracenia handelt es sich um ein negatives Selbsturteil und das negative Urteil anderer, die die Lebensenergie blockieren.

Das Gefühl, in Schande zu sein, missachtet zu sein, nicht zur Gemeinschaft dazuzugehören, ist das zentrale Thema. Alle Schande-Situationen, als uneheliches Kind zur Welt gekommen sein, geschieden sein, vergewaltigt sein usw. sind Einsatzmöglichkeiten von Sarracenia.

Bei all diesen Themen geht es um Wandlung und Veränderung, darum, etwas Neues, bisher Verweigertes zu integrieren. Solange ein Mensch zu einer festen Gemeinschaft dazugehört, fehlt diese Herausforderung. Eine Weiterentwicklung findet erst dann statt, wenn etwas scheinbar Negatives passiert und der Mensch gezwungen wird, sich dem zu stellen.

Das vergewaltigte Opfer muss erleben, nicht dazuzugehören. Diese Erfahrung aber ist gleichzeitig ein wichtiger Entwicklungsschritt in die Individualität, denn um sich selbst zu spüren, ist es notwendig, sich von Anderen zu isolieren und aus einer Gemeinschaft herauszugehen, damit das Individuelle spürbar wird und sich entfalten kann.

Sempervivum tectorum

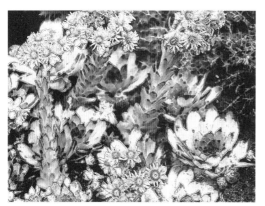

Die Dachhauswurz gehört zu den Sukkulenten, d.h. sie kann in ihren Blättern Wasser speichern. Sie bevorzugt karge, trockene Standorte mit wenig Niederschlag, gerne auch an felsigen Plätzen, Mauerritzen und im Gebirge bis 2800m Höhe. Die immergrüne Pflanze bildet Rosetten, aus denen die bis zu 30cm hohe Blütenstängel wachsen.

Diese enthalten den heranreifenden Samen, der explosionsartig bei Regen herausgeschleudert und verbreitet wird. Nach der Blüte stirbt die Rosette ab, vorher hat sie jedoch zusätzlich mehrere Tochterrosetten gebildet, sodass die Hauswurz kleinere Flächen mit Rosetten in unterschiedlicher Größe überzieht. Ihr Name stammt aus dem Lateinischen. Semper bedeutet „immer" und vivus bedeutet „lebend". Tectorum übersetzt „des Daches".

Das Wurzelsystem ist auf die größtmögliche Verankerung ausgelegt. Festhalten auch an unwirtlicher, karger Situation wird zum Lebensprinzip. Aus dieser Signatur lässt sich die Bedeutung der Lebenssituation leicht ablesen.

Loslösung wird als Versagen gewertet.

So ist die Lebenssituation von Sempervivum meist unangenehm. Es handelt sich vielleicht um eine glücklose Partnerbeziehung, an der dennoch geradezu extrem festgehalten wird. Die Vorstellung, wie jene Situation sein könnte, wird idealisiert und verhindert das realistische Erkennen des Ist-Zustandes. Das Loslassen einer solchen vermeintlichen Liebe oder einer ähnlichen, an sich unhaltbaren, Situation wird als Versagen angesehen. Der Glaube an die Machbarkeit ist vorherrschend. Meist existiert die Auffassung, man müsse nur alles „richtig machen" , dann ginge es auch „gut". Diese Lebenssituation ist häufig bei Männern zu finden die sich, ohne es zu formulieren und ohne dass reale Hintergründe dafür existieren, z.B. am Scheitern einer Beziehung schuldig fühlen. Meist zeigen sie extremes Durchhaltevermögen, um die Blamage dieses scheinbaren Versagens nicht eingestehen zu müssen.

Die Bewertung dieses Versagens kommt meistens ausschließlich aus den Glaubenssätzen des Einzelnen und wird von der Umgebung völlig anders gesehen.

Die Lebenssituation zeigt sich in den körperlichen Symptomen des nicht Formulierens als

- Stomatitis, der so genannten Mundfäule,

etwas Übles nicht sagen können, auch

- Verhärtung, Risse und Schmerzhaftigkeit der Zunge,

was ebenfalls ein Ausdruck dieser Problematik ist. Die

- Schwielen an den Füssen,

symbolisieren die Unfähigkeit, einen eigenen, wenn auch schwierigen, anstrengenden oder unpassenden Weg gehen zu können. Schließlich der

- chronische Herpes zoster,

die fehlende Loslösung aus einer leidvollen Situation.

- Wurmbefall

der eine Todessehnsucht anzeigt,

- Zahnschmerzen und
- Zahnfleischprobleme,

die die Durchsetzung trotz prinzipiellen Unwillens und das Festhalten an alter Situation symbolisieren.

Der härteste körperlich Ausdruck der Problematik ist der

- Krebs,

der als Zungen,- Lungen- oder Magenkrebs auftreten kann. Krebs symbolisiert immer eine illusorische Form einer Beziehung oder Kommunikation, die nicht so sein darf wie sie ist. Die Lebenssituation kann erst in dem Augenblick aufgelöst werden, in dem die Bewertung der Situation relativiert wird. Menschen, die in ihren Wertungen und Bewertungen nicht zusammen passen, sollten sich besser voneinander lösen, damit alle glücklich und zufrieden werden. Dieses Loslassen ist eine wesentliche Basis des Lebensgenusses.

Sepia succus

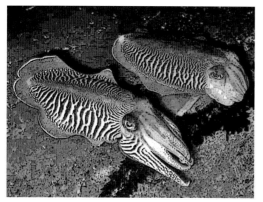

Die homöopathische Arznei Sepia wird hergestellt aus der Tinte des Tintenfisches. Wenn ein Tintenfisch in Bedrängnis kommt, spritzt er im Wasser Tinte nach außen, um wie ein Ungeheuer zu wirken und Feinde oder Gefahren so abzuschrecken. Der Tintenfisch selbst versucht unerkannt zu entfliehen.

Die Situation ist leicht zu übersetzen. Ein Mensch fühlt sich bedrängt, belastet, angegriffen. Im Außen setzt er sich scheinbar zur Wehr, indem er etwas Mächtiges und Gewaltiges darstellt, vielleicht giftig, unantastbar und aggressiv wird. Innerlich jedoch weicht er zurück, versucht unerkannt zu fliehen und möchte in Ruhe gelassen werden. Die Ursache dieses Verhaltens ist die Sehnsucht nach Harmonie, Auseinandersetzungen sollen vermieden werden.

Sehnsucht nach Harmonie, die den eigenen Vorstellungen entsprechen muss.

Viele Menschen haben diese Sehnsucht nach Harmonie. Dabei bestehen aber bei allen Gemeinschafts- oder Gruppenmitgliedern auch sehr klare und natürlich unterschiedliche Vorstellungen darüber, wie diese auszusehen hat. Je nach emotionaler Prägung kann und wird der Harmoniebegriff unterschiedliche Inhalte aufweisen. Jeder möchte die Harmonie nach seinen Vorstellungen gestalten und so kollidieren diese zwangsläufig. Es kommt zu Auseinandersetzungen, die aber eigentlich nicht geführt werden wollen. Eskaliert die Situation und es kommt dazu, dass die entsprechenden Auseinandersetzungen geführt werden müssen, werden meist besonders unnachgiebige, harte und scheinbar unveränderliche Anforderungen nach außen dargestellt.

Wegen dieses Phänomens gilt Sepia als homöopathische Arznei für die so genannte Emanze. Wenn sich die Verbindung männlicher und weiblicher Aspekte als schwierig erweist, wird eine scheinbar unveränderbare, klare, strikte, harte Stellung nach außen bezogen, die einem eigenen Harmoniebild entspricht und unantastbar ist. Ist ein Mensch in dieser Lebenssituation, lässt er kaum Veränderungen zu. Es gilt allein die eigene Sichtweise, die mit allen Mitteln verteidigt wird.

Es entstehen Symptome wie

- Abneigung gegen den Ehemann,
- Abneigung gegen Familienmitglieder,

denn deren Vorstellungen und Sichtweisen werden von einem Menschen in einer Sepia-Situation weder ertragen noch akzeptiert.

Irgendwann entsteht Resignation, die sich im Symptom

- Abneigung gegen Arbeit

verdeutlicht. Auch die

- Abneigung gegen Gesellschaft und ein
- besseres Gefühl beim Alleinsein

können die Folge sein.

- Aggressionen,
- Traurigkeit,
- Teilnahmslosigkeit,
- Ungeduld und Trauer

bilden in sich einen Widerspruch und sind doch klassische Elemente der innerlich emotional zerrissenen Sepia-Lebenssituation. Auf der körperlichen Ebene haben wir das Symptom

- Schwindel beim Knien oder Bücken,

denn derjenige, der sich in einer Sepia-Situation befindet, weigert sich auch, in eine demütige Haltung zu gehen. Er möchte sich nicht beugen, sondern er möchte das durchziehen, was er sich selbst, auch im Sinne von Verteidigung seiner Persönlichkeit, vorstellt. Mögliches Knien oder Beugen wäre ein Schwindel, eine Lüge. Funktioniert eine Verbindung zwischen zwei Menschen nicht so, wie der Sepia-Patient es gern hätte, ist

- Kopfschmerz nach Coitus

eines der typischen Symptome.

Derjenige zerbricht sich den Kopf, um die Beziehung so zu gestalten, wie es erwünscht ist bzw. es gelingt ihm nicht, diese loszulassen. Eine weitere typische körperliche Symptomatik ist die

- Hormonstörung und die
- Behaarung der Frauen.

Ist eine Frau davon überzeugt, dass sie mit ihrem Gegenüber, mit dem männlichen Prinzip, dem männlichen Geschlecht, keine „harmonische" Verbindung eingehen kann und hat sie deshalb beschlossen ihren eigenen Mann zu stehen, so versucht sie unbewusst, männlicher zu werden. Auch im Prämenstruellen Syndrom zeigt sich, dass die Verbindung männlicher und weiblicher Aspekte gestört ist und möglicherweise bereits in den Vorgenerationen nicht funktioniert hat. Eventuell fehlt es auch an einem entsprechenden Vorbild, wie eine Frau mit dieser Polarität in sich umgehen kann.

Der

- Gebärmuttervorfall

weist darauf hin, dass Kinder eher eine Belastung sind und eine weitere Belastung nicht mehr akzeptiert werden will. Die ursprüngliche Vorstellung, dass zu einer harmonischen Beziehung ein Kind dazugehöre, hat sich als übernommener Glaubenssatz erwiesen.

- Herpes steht für Zorn und Wut,

dem aber kein Ausdruck verliehen wird. Die Sepia-Situation ist eine klare Verweigerungssituation, ein Ausdruck der Konfliktverweigerung. Durch die homöopathische Gabe von Sepia werden die aus Frust und Resignation getroffenen Entscheidungen darüber, wie eine Situation auszusehen habe, aufgeweicht. Das bringt den Menschen dazu, wieder in die Unsicherheit zurückzufallen. Alte, negativ empfundene Erlebnisse kommen wieder ins Bewusstsein zurück, wo sie nun bewältigt werden können. Ist der Mut des Menschen, sich jetzt dieser Konfliktsituation zu stellen, ausreichend, so kann sich diese Stück für Stück auflösen.

Aber Sepia ist nie das alleinige Arzneimittel, sondern lediglich der Schlüssel zur Entwicklung von Konfliktbereitschaft. Idealisierende Vorstellungen werden aufgeweicht und durch die Fähigkeit und den Willen, nach Lösungen zu suchen, ersetzt.

Spigelia anthelmia

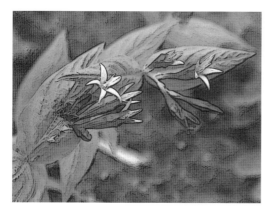

Spigelia anthelmia, das Indianische Wurmkraut, hat den Namen nach Adrianus Spigelius erhalten, der im 17. Jahrhundert in Pavia lebte und verschiedene botanische Werke veröffentlichte. Sie gehört zu den Brechnussgewächsen. Im frischen Zustand ist sie sehr giftig, später zersetzen sich die entsprechenden Inhaltstoffe.

Spigelia anthelmia wird häufig wegen ihrer entwurmenden Wirkung beschrieben und war bei Giftmischern sehr beliebt. Die eigenwillige, rot blühende Pflanze ist in Westindien und in tropischen Regionen Süd- und Mittelamerikas beheimatet. Die Lebenssituation von Spigelia entspricht einem erlittenen Vertrauensbruch. Bisher grenzenloses Vertrauen wurde, z. B. durch Manipulation, verletzt. Die entsprechende Person, beispielsweise ein Kind, ist tief verletzt, kann sich jedoch nicht entsprechend ausdrücken und fällt „in ein tiefes Loch". Der Vertrauensbruch, die „hinterhältige Vergiftung", und die daraus entstehende Enttäuschung werden nicht verwunden.

Der Vertrauensbruch, der Stich ins Herz.

Daraus entstehen eine Reihe psychischer wie körperlicher Symptome. Zum Beispiel

- Angst während Fieber.

Fieber symbolisiert Zorn und Wut.

- Angst um die Zukunft und
- die Angst und Furcht vor Unheil.

Man glaubt, die Zukunft nicht bewältigen zu können. Der Mensch fühlt sich entmutigt, er wird feige. Er entwickelt Stolz, um seine Ängste zu verbergen.

Durch die Unsicherheit fällt die Konzentration schwer. Die Bereitschaft, sich etwas sagen zu lassen, ist stark reduziert. Dies zeigt sich bei

- Schwierigkeiten beim Lesen und Lernen.

Die Situation kann sich bis zur

- Depression, bis zur
- Teilnahmslosigkeit und sogar bis zur
- Todessehnsucht

ausweiten.

Auf der körperlichen Ebene zeigt sich diese Todessehnsucht in

- Würmern.

Würmer, die schon vorhanden sind, ohne dass schon jemand gestorben ist. Auf der körperlichen Ebene ist die

- Angst vor Nadeln,
- Angst vor spitzen Gegenständen

typisch. Spitze Gegenstände stehen für Infiltration. Man vertraut niemandem mehr, hat Angst vor Manipulation. Spigelia weist außerdem eine Vielzahl von

- Herzsymptomen, wie
- Herzklopfen beim Einatmen

auf. Herzklopfen steht für Erwartungsangst und das Einatmen dafür, dass sich jemand etwas vom Leben nimmt. Der Vertrauensbruch, der Stich ins Herz ist direkt wörtlich zu nehmen.

- Stechende Herzschmerzen,
- stechende Brustschmerzen

beschreiben die Problematik auf der körperlichen Ebene.

Eine weitere Folge der Verletzung auf der körperlichen Ebene ist die

• Trigeminusneuralgie.

Der Mensch ist nicht mehr in der Lage sein wahres Gesicht zu zeigen. Er entwickelt

• Zahnschmerzen,

weil seine Widerstandskraft gehemmt ist und

• Neuralgien,

die seine innere chronische Erschütterung auch auf der seelischen Ebene beschreiben.

Die Auflösung der Spigelia-Situation kann dann erfolgen, wenn der Mensch verstanden hat, dass der so genannte Vertrauensbruch auch ein wichtiger Schritt auf dem Wege der Persönlichkeitsentwicklung ist. Zum einen lässt er erkennen, dass auch scheinbar negative, aus eigener Sicht nicht immer „ideale Verhaltensweisen" zum Miteinander gehören, das manchmal „dem einen sin Uhl dem anderen sin Nachtigall" ist. Andererseits verhindert allzu blindes Vertrauen, verbunden mit allzu großer Identifizierung mit der Person des Vertrauens die Entwicklung und Umsetzung eigener Wünsche und Bedürfnisse. Das Individuelle wird unbewusst der Anpassung an eine idealisierte Persönlichkeit geopfert. Durch den Vertrauensbruch wird jene Zwiespältigkeit der menschlichen Natur sichtbar, die wir benötigen, um individuelle Ideale und Wertvorstellungen zu entwickeln.

Erst wenn die Trauer, die Ängste und der Zorn über jenen Vertrauensbruch aufgelöst werden können, ist der Mensch fähig, seine individuelle Persönlichkeit zu entwickeln.

Staphisagria

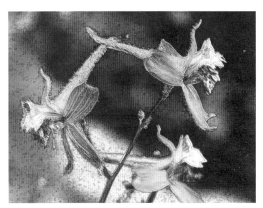

Staphisagria, Delphinium staphisagria, auch Stefanskörner, Läusesamen oder Stefanskraut, ist eine zweijährige Staude, die bis zu 1,2 m hoch wird. Sie kommt vor in Südeuropa, Kleinasien, den Kanarischen Inseln und den Azoren und wächst an unfruchtbaren, schattigen, trockenen und steinigen Berghängen.

Der botanische Name Staphisagria entstammt dem Griechischen: staphis / getrocknete Weinbeere und agnos / Winter. Schon im 5.Jahrhundert vor Christus nutzen die Griechen die Pflanze als Brechmittel; die giftigen Wirkstoffe des Samens dienten dem Abtöten von Parasiten, wie z.B. den Kopfläusen.

Auch wurde Warzen- und Hautjucken, oft auch Zahnschmerz mit Staphisagria behandelt. Der reifen, unangenehm riechenden Samen, die so genannten Stefanskörner, sind giftig und schmecken brennend scharf und bitter. So übel schmeckend und unangenehm riechend das Stefanskraut als Pflanze ist, so übel ist die Lebenssituation von Staphisagria.

Die Innere Bindung zu anderen abgeschnitten haben, isoliert sein.

Nach tiefen Demütigungen hat die Person, die Staphisagria benötigt, die Beziehung zu den Menschen, von denen sie sich gedemütigt fühlt, abgebrochen. Häufig passiert dies in der eigenen Ursprungsfamilie mit dem Elternteil, mit dem die Gleichschwingung nicht vorhanden ist. Da die aus der Demütigung entstandenen Konflikte nicht unbedingt offen ausgetragen werden, entsteht ein Gefühl von Isolation, Kummer und innerer Einsamkeit.

Der Ärger somatisiert sich und erscheint z.B. als

- Übelkeit oder
- krampfartiger Bauchschmerz.

Diese Lebenssituation wird schon in der frühen Kindheit geprägt: so fühlt sich diese Person oft anderen gegenüber unsicher und ihnen nicht gewachsen.

Sie kann

- arrogant

erscheinen und kompensiert damit das eigene fehlende Selbstwertgefühl, welches sich oft als

- Launenhaftigkeit

zeigt. Wenn Türen und Gegenstände fliegen, aber kein klärendes Wort gesprochen wird, dann liegt meist eine ausgeprägte Staphisagria-Situation vor.

- Im Benehmen fehlt jede Verbindlichkeit,

denn die Verbindung zu anderen Menschen ist innerlich abgebrochen. Die Unfähigkeit eines klärenden Miteinanders wird häufig durch einen

- starken Sexualtrieb

kompensiert. Findet auch auf dieser Ebene keine Verbindung statt, dann entstehen Symptome wie

- Teilnahmslosigkeit nach Onanieren,

was bedeutet, dass jemand seine Spannung abgebaut hat, um dann wieder in die einsame Resignation zurück zu fallen. In früheren Zeiten, als die Sexualität vor der Ehe noch nicht praktiziert wurde, war Staphisagria wichtig für Frauen, deren romantische Vorstellungen vom Prinzen auf dem weißen Pferd nicht erfüllt wurden, deren Sexualität eher unbeholfen stattfand.

Diese Frauen reagierten oft mit einer

- Blasenentzündung,

die durch Staphisagria geheilt werden konnte.

Fehlende Klarheit in der Kommunikation und fehlende Durchsetzungskraft wird auch auf der Ebene der Zähne sichtbar, weil die Menschen, die Staphisagria brauchen, anfällig für

- Karies

sind. Nicht nur auf der seelischen, sondern auch auf der körperlichen Ebene ist die Bindung zu anderen verletzt. Staphisagria ist eines der wichtigsten Arzneimittel gegen

- Schnittverletzungen.

So haben die Menschen, die sich selbst Schnittverletzungen zufügen, oder sich „zufällig" häufiger in die Finger schneiden, diese Situationen nicht verarbeitet. Langfristig kann die fehlende Verbindung zu anderen Menschen auch gravierende Ängste hervor bringen, z.B. das

- Gefühl das eigene Vermögen zu verlieren,
- Gefühl, derjenige selbst und die Familie verhungern wird,
- Gefühl, kritisiert zu werden,
- ständig angefeindet und
- in seinen eigenen Handlungen behindert zu sein,
- Gefühl etwas Unrechtes getan zu haben und dafür verfolgt zu werden.

Dies alles sind Aspekte die aus der Unfähigkeit stammen Konflikte zu bewältigen und mit anderen Menschen darüber zu kommunizieren. Um eine Staphisagria-Situation zu bewältigen, müssen Umstände entstehen, die innere Sicherheit und das Gefühl von Aufgehobensein spürbar werden lassen.

Sulfur

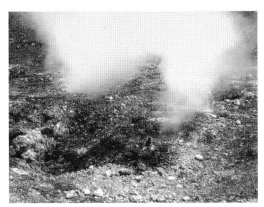

So wie die Erde vor langer Zeit in einen so starken Schwefelnebel gehüllt war, dass alles dunkel wurde und die Sonne nicht mehr zu sehen war, so ähnlich geht es Menschen, die sich an einer Sulfur-Lebenssituation befinden. Die Aspekte von Bewusstwerdung, Ordnung, Klarheit, Selbstbestimmung fehlen.

Der Mensch vermittelt den Eindruck, im Dunkeln zu stehen, nichts um sich herum zu fühlen oder zu erkennen. Möglicherweise unterliegt er aber auch der Versuchung, überhaupt nichts erkennen zu wollen. Sich dem Üblichen, der Tradition und Gewohnheit anzuschließen ist of einfacher.

Bewusstwerdung wird unterdrückt.

Diese Anpassung entsteht immer dann, beziehungsweise wird immer dann angewandt, wenn man sich an eine vorhandene Lebenssituation so gewöhnt hat, dass man sie als gegeben hinnimmt und keine Veränderungswünsche und Entwicklungsbedürfnisse in das Bewusstsein kommen, kommen können oder dürfen. Um die eigentliche Lebenssituation sichtbar zu machen und als Symptombild im Gemüt oder am Körper abzubilden, haben die alten Homöopathen wie auch Hahnemann selbst ihren Patienten zunächst einmal Sulfur verabreicht.

Bedenkt man, dass es sich bei Sulfur um das grundsätzlich fehlende Bewusstsein handelt, so ist es verständlich, dass hier auch das umfassendste Symptombild der gesamten homöopathischen Literatur zu finden ist. Alle anderen Mittel, alle anderen Zustände sind in Sulfur enthalten. Damit wird Sulfur zum Schlüssel für das Schloss der Bewusstwerdung.

Die Sulfur-Lebenssituation ist immer eine Wandlungssituation, vor der sich viele Menschen fürchten. Etwas, was im Unbewussten lange geschlummert hat, möchte hinaus und sich deutlich machen. Das Unbewusste eines Menschen hat schon lange „beschlossen", dass bestimmte Bewusstwerdungsprozesse notwendig sind, um eine Entwicklung zu forcieren. Das mit Gewohnheiten und Anpassungsmustern arbeitende Bewusstsein jedoch wehrt sich noch dagegen. Das Sicherheitsdenken gerät damit in Gefahr.

So gehören zu den Gemütssymptomen von Sulfur

- Ängste,
- Hochmut
- Reizbarkeit,
- Streitsucht, aber auch
- Schwermut und
- Depressionen.

In diesem Prozess des sich selbst kennenlernen Wollens entsteht oft ein Druck aus dem Unbewussten, dem das Bewusste Gegendruck entgegensteuert. Körperlich zeigt sich dieses Faktum z. B. durch

- Blutandrang,
- Schweiß, durch
- Jucken oder
- brennende Schmerzen.

Die Sulfur-Lebenssituation wird geprägt durch den Widerstand, Bewusstwerdung im Leben zuzulassen. Je größer die Bereitschaft eines Menschen ist, sich seiner selbst bewusst zu werden, desto weniger wird Sulfur benötigt. Sulfur ist in der Homöopathie die umfangreichste Arznei, von der heute mehrere tausend Symptome bekannt sind.

Sulfuricum acidum (Acidum sulfuricum)

Schwefelsäure wurde schon im 13. Jahrhundert von den Alchemisten verwendet. Sie wird auch heutzutage noch vielfältig industriell genutzt und dient z. B. dem Aufschließen von Erzen, als Katalysator, als Trockenmittel und auch um Trinkwasser aufzubereiten. Damit ist Schwefelsäure ein wesentlicher Stoff, um etwas zu verändern, zu reinigen, zu identifizieren oder mit seiner Hilfe etwas Neues, „Brauchbares" zu produzieren. Interessant ist dabei noch, dass beim Verdünnen konzentrierter Schwefelsäure sehr viel Wärme freigesetzt wird.

Symbolisch deutet dies auf das Freiwerden bisher gebundener Energie hin. Chemiker, die im Umgang mit der Schwefelsäure versiert sind, wissen, dass man stets die Säure dem Wasser zusetzen muss und niemals umgekehrt, denn sonst käme es zu einer explosionsartigen Verdampfung des Wassers. Schauen wir auf die Symbolik dieser chemischen Reaktion, so ergibt sich das Bild eines emotionalen Prozesses: Freiwerdende Energie, symbolisiert durch die Schwefelsäure, kann einem emotionalen Prozess, Wasser steht für Emotion, hinzugemischt werden. Ein vorsichtiger geführter emotionaler Prozess wird so Erfolg haben. Setze ich aber einen Menschen nach einer Aufwallung mit hohem Energiepotential emotional stark unter Druck, wird er sozusagen explosionsartig „verdampfen", wird sich verschließen. Damit wird ein möglicher Veränderungsprozess quasi gestoppt oder unmöglich.

Hektik um unterdrückte Konflikte
nicht deutlich werden zu lassen

In der homöopathischen Wirkungsweise von Acidum sulfuricum kommt es leicht zu Entzündungen.

* Halsentzündungen,
* Kehlkopfentzündungen,
* Lungenentzündungen,
* Rippenfellentzündungen,
* Magenschleimhautentzündungen und vor allen Dingen die
* Stomatitis, die sogenannte Mundfäule.

Entzündungen symbolisieren Wutausbrüche, die aber nicht nach außen hin deutlich gezeigt oder geäußert werden.

Damit findet keine Klärung von Konflikten statt, vielmehr summieren sich die entsprechenden Prozesse und Konflikte und weiten sich aus. So verbleibt die Entzündung im Inneren, im Körperlichen. Alle genannten Entzündungen hängen mit der Kommunikationsebene zusammen. Beginnend mit der Stomatitis, die darauf hindeutet, dass ein Mensch seine Konflikte nicht formuliert, über die Hals- und Kehlkopfentzündung, die sich dann zur Rippenfell- oder Lungenentzündung, mit der Symbolik eines Ungleichgewichtes zwischen Geben und Nehmen, ausweiten kann. So sind es wesentliche, schwelende Konfliktprozesse, die mit der homöopathischen Zubereitung von Acidum sulfuricum reaktiviert und geheilt werden können.

Auf der emotionalen Ebene ist besonders auffällig, dass Menschen, die Acidum sulfuricum benötigen, es immer

- eilig haben,
- sich gehetzt fühlen oder
- auf der Flucht sind.

Eile und Geschwindigkeit symbolisieren dabei eine Art Verdrängungsprozess. Wer nur schnell genug ist, kann vermeintlich allen Konflikten entkommen. Typische Auslöser für Acidum sulfuricum sind Unfälle oder Verletzungen. In der Symbolik eines Unfalles findet sich wiederum die Verdrängung eines Konfliktes, der nach außen, in den so genannten Zufall, transportiert wurde. Wenn z.B. ein Konflikt innerhalb einer Familie oder in einer engeren beruflichen Partnerschaft nicht geklärt sondern verdrängt wird, dann kann es im Außen zu einer Verletzung, zu einem Unfall kommen, mit der Bedeutung, das der Inhalt des Konfliktes genau identifiziert werden kann.

Findet keine direkte Einigung der Konfliktgegner statt, wird der innere Prozess in das Außen transportiert und wirkt dort z.B. als Unfallsituation. So symbolisiert ein Auffahrunfall für denjenigen, der nach vorne geschoben wird, die Aufforderung eines anderen sich etwas zu beeilen, aktiv zu werden, schneller zu werden. Derjenige der auffährt ist der Drängler, der andere Menschen dazu bringt in Dynamik zu kommen.

Eine weitere interessante Indikation für Acidum sulfuricum ist

- Dekubitus, das Wundliegen.

Offensichtlich verkraftet der Kranke nicht, dass er nicht fliehen kann. Sein Bewegungsdrang, sein Fluchtimpuls, seine Veränderung zeigen sich in der Wunde, die durch das Liegenmüssen entsteht.

Auch bei

- Krampfadern

ist Acidum sulfuricum eine große Hilfe. Krampfadern symbolisieren, dass der eigene Lebensweg nicht in Freude verfolgt wird, sondern dass wesentliche Ziele krampfartig erreicht werden sollen. Diese Ziele entstammen dabei eher rationalen Entscheidungen als emotionalen und werden nicht wirklich als der individuelle, „normale" Lebensweg betrachtet. Häufig handelt es sich um Racheaktionen, die unbedingt umgesetzt werden sollen. So manche Frau, die sich von ihrer eigenen Mutter vernachlässigt gefühlt hat, beschließt so, eine gute Mutter zu sein. Mit Akribie setzt sie dies um, wird zur Glucke ihrer eigenen Kinder, verzichtet auf die eigenen Anlagen und Fähigkeiten, die sie für ihren Lebensweg ursprünglich mitgebracht hat.

Der Mutter-Tochter-Konflikt wird so in die nächste Generation weitergetragen. Acidum sulfuricum macht diesen Konflikt deutlich und die Entscheidung, ob die Situation verändert werden soll, könnte getroffen werden. Durch die Entscheidung gegen weitere Rache und für das Ausleben des eigenen Lebensweges würden auch die Krampfadern Erleichterung erfahren und sich zurückbilden.

Die Lebenssituation von Acidum sulfuricum ist also die der äußerlichen Hektik. Diese Hektik dient dazu, im Unbewussten existierende Konflikte nur ja nicht „hochkommen" zu lassen. Die Erwartung, etwas Unangenehmes zu erleben, wird deutlich aber oft unbewusst, spürbar. Der daraus resultierende innere Druck nimmt im Lauf der Zeit zu. Infolge der kompensatorischen Hektik werden im Außen Situationen kreiert, in denen sich der Mensch dann den Anforderungen nicht mehr gewachsen sieht. Tatsächlich aber ist der Druck im unterdrückten Konfliktpotenzial im eigenen Inneren zu suchen.

Tarantula hispanica

Die Wolfspinne, auch Spanische Tarantel, Tarantula fascinientus oder Lycosa tarantula, wohnt in Erdhöhlen, die sie sich innen mit einer Art Seide auskleidet. Sie jagt nachts Insekten, auf die sie an einem günstigen Platz wartet, bis das Insekt vorbei kommt. Wolfsspinnen haben acht Augen und einen guten Geruchssinn. Die Taranteln wurden nach der italienischen Stadt Tarent benannt, wo sie erstmalig beschrieben wurden.

Die Wolfsspinnen betreiben Brutpflege und verteidigen den Eikokon sehr energisch. Bei Verlust des Kokons ist es möglich, dass auch einem Kokon ähnlich Gegenstände wie Papierkugeln oder Schneckenhäuser oder ein „untergeschobener" artfremder Kokon umhergetragen werden. Das Weibchen beißt irgendwann den Kokon auf und die Jungen klettern sofort auf ihren Rücken. Hunderte kleiner Wolfsspinnen halten sich ihr fest, während die Mutter ständig auf der Suche nach neuen, noch sicheren Verstecken ist. Dabei werden die eigenen wie auch die fremden Kinder erst "abgeworfen", wenn sich die Tarantula häutet.

In Überaktivität sich selbst vernichten.

Die Lebenssituation von Tarantula ist geprägt von Bewegungsdrang und Aktivität. Die Menschen, die Tarantula benötigen, tanzen extrem gern, intensiv und wild. Dieser

- Bewegungsdrang

scheint eine Art rettende Funktion zu haben, jegliche Ruhe scheint Bedrohlichkeit auszulösen. Das

- Gefühl der Einengung,

in der Falle sitzen, gefangen sein, sind Situationen, die ein Tarantula-Patient mit Bewegung ausgleichen möchte. Der Bewegungsdrang bei Tarantula ist notwendig, um sich von einem Druck zu befreien. Schwelende Prozesse bewirken Spannungsenergie, die unbedingt durch die Bewegung entladen werden muss. Allerdings entspannt diese Entladung nur, sie ändert nichts an der Grundhaltung. Erst wenn diese geändert wird, dann wird sich die gesamte Tarantula-Situation wirklich entspannen können.

Basis der Tarantula-Situation ist das Fehlen oder eine Schwäche der Durchsetzungskraft der Eigenverantwortung, Menschen in der Tarantula-Lebenssituation lassen sich vorzugsweise mit den Themen anderer „beladen", um sich nur ja nicht mit sich selbst auseinandersetzen und sich selbst ernst nehmen zu müssen. Das Gefühl der natürlichen Lebensberechtigung ist noch nicht ausreichend entwickelt.

In der Tarantula-Lebenssituation geht es um die Bewältigung von Einengung, die aus verschiedenen Gründen und verschiedenen Motivationen entsteht oder entstanden ist. Die Einengungserlebnisse können auch mit Aggressions- und Hassimpulsen verbunden sein, dies ist am Symptom

- Hinterkopfschmerzen, Zurücklehnen des Kopfes verschlechtert,

sichtbar. Der Hinterkopfschmerz bedeutet, dass ein Mensch darüber nachdenkt, wie er seinen Racheaspekt umsetzen kann. Zur Ruhe zu kommen, den Kopf zurückzulehnen, scheint diesen Racheaspekt zu behindern.

Der Befreiungsaspekt wird deutlich durch das Symptom

- Schweiß, reichlich durch Musik.

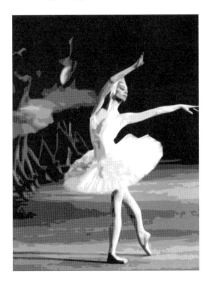

Musik symbolisiert die Verbindung zu anderen Menschen, der Schweiß steht für die Überschreitung von Grenzen, sodass die Gemeinschaft von Menschen grundsätzlich durch geprägte Erlebnisse als Einengung empfunden wird. Menschen in der Tarantula-Situation können sich auf andere Menschen oder Menschengruppen nicht einlassen, vermutlich, weil sie im Unbewussten an Vertrauensmangel leiden und negative Erfahrungen oder nicht bewältigte Gefühle mit dieser Gemeinschaft verbinden. Diese nicht bewältigten Emotionen können jenen Druck verursachen, der sich dann über das Tanzen, über die Aktivität, ausgleichen muss.

Die Gemütssymptome von Tarantula

- beklagt sich um Brot,
- bedauert sich selbst,
- möchte seine Krankheit zeigen,
- Beschwerden in Folge von Bestrafung,

zeigen die Unerträglichkeit der stehenden Einengung. Der Tarantula-Patient muss lernen, sich in eine Gemeinschaft zu integrieren, indem er seine eigene Individualität akzeptiert und sich mit dieser einbringt.

Dies ist oft ein Problem der hyperaktiven Kinder, die durch homöopathische Gaben von Tarantula erstmals beruhigt und gebessert werden können. Auf dieser etwas entspannten, entladenen Ebene können sie dann begreifen, dass sie zu einer Gemeinschaft dazugehören, indem sie ihre natürlichen Anlagen und Fähigkeiten als Individuum entfalten und die notwendige gelassene Durchsetzungskraft hierfür entwickeln. Diese Anteile der Erkenntnis gehen aber über die reine Tarantula-Situation hinaus und werden ansatzweise von dem oft der Tarantula folgenden Mittel Carbo vegetabilis abgedeckt. Letztlich ist die Tarantula-Lebenssituation eine Überreaktion, die fast zwanghaft entstehen muss, um eine innere Lähmung zu verhindern.

Theridion curassavicum

Theridion curassavicum, auch Latrodectus curacaviensis, ist auf den westindischen Inseln, vor allen Dingen auf Curacao, zu finden. Die sehr giftige, schön gefärbte kleine Kugelspinne lebt dort auf den Orangenbäumen, hat drei orangerote Punkte am hinteren Körper und am Bauch einen viereckigen gelben Fleck. Hat sich ein Beutetier in ihrem Spinnennetz verfangen, wird es zunächst zusätzlich gefesselt. Dabei fixiert sie ein Bein der Beute mit ihrem klebrigen Seitenband, anschließend injiziert sie dem Opfer ihr Gift. Danach wird die Beute an einen „ruhigen" Platz im Netz gebracht, an welchem die Orangenspinne ihr Opfer binnen drei, vier Tagen verspeisen kann. Während der Paarungszeit toleriert die Spinne geschlechtsreife Männchen in ihrem Netz.

Zur Frage, ob Theridion generell als „Schwarze Witwe" agiert, gibt es unterschiedliche Auffassungen, Züchter sprechen von einem Normalzustand, Biologen davon, dass das Männchen nach der Paarung eher nur in seltenen Fällen vom Weibchen getötet und verspeist würde. Möglicherweise hängt dieser Aspekt auch direkt mit der relativen räumlichen Begrenzung eines Terrariums zusammen.

Die Symbolik der Spinne ist die auf ein genau definierbares Areal, das Netz, begrenzte Machtausübung. Gleichzeitig stellen ihre Machtansprüche die Kompensation eines fehlenden individuellen Lebens dar. Nur wer ihr zu nahe kommt, sich in ihrem Netz verfängt, über den gewinnt sie Macht und Einfluss. Dieser Begrenzung ist sich die Theridion-Persönlichkeit bewusst und so dient die Machtposition als trotzige Ersatzbefriedigung in einer Lebenssituation, in der die Vorstellungen und Werte anderer gelebt werden.

Machtanspruch und Macht ersetzen
Ethik und Individualität.

Ohne unfreundlich wirken zu wollen, muss man hier einmal einen Blick auf die „geliebte Schwiegermutter" werfen. Gerade wenn sich ein Mensch, respektive eine Frau, in ihrem Lebensentwurf die individuelle Selbstverwirklichung versagt hat, neigt sie dazu, dass Netz ihres Einflusses dichter zu spinnen und alles um sie befindliche zu lähmen und zu fesseln. Gleichzeitig ist der Mensch, der Theridion curassavicum benötigt, auch der Gefangene seines eigenen Netzes, seines übernommenen Verantwortungsbereiches und scheinbaren Lebenszieles.

Er fühlt sich schwach, kann sich nicht mehr wehren, was sich darin zeigt, dass er davon

- träumt, dass die Zähne abbrechen.

Er vermisst den Lebensgenuss, was sich im

- Verlangen nach Rotwein

zeigt. Das

- Verlangen nach Bananen

drückt aus, dass er den durchlebten inneren Reifeprozess nun im Außen umsetzen möchte. Denn die Bananenstaude wendet sich stets dem Licht, der Erkenntnis zu. Und scheint innerlich, im Unbewussten, schneller zu wachsen als es das Außen, der Rahmen, erlaubt. Anscheinend ist ein solcher Mensch jedoch in den Aufgaben und der diesbezüglichen Kommunikation mit anderen gefangen. Da er sein sicheres Netz nicht zu verlassen wagt, ist die Kompensation der Begrenzung über das Machtgefühl die einzige Möglichkeit, die Situation erträglich zu gestalten.

Thuja occidentalis

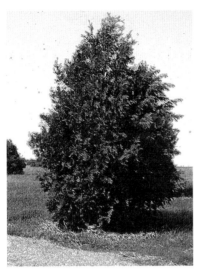

In unseren Breitengraden wird die Thuja, der Abendländische Lebensbaum, meist als Hecke, in Reih und Glied z.B. zur Gartengestaltung und -begrenzung und auf Friedhöfen angepflanzt. Dabei besteht scheinbar gute Nachbarschaft mit den anderen, gärtnerisch angelegten Pflanzen. Ganz anders in der heute noch ursprünglichen Natur: Im typischen schwedischen Thujawald sind die prägnanten Eigenschaften dieser Pflanze sehr eindrucksvoll zu erkennen. In diesem Wald scheint es, als sei eine Gruppe von Gärtnern gerade hindurchgegangen und hätte alle anderen Pflanzen fein säuberlich eliminiert.

Kein Grashalm, kein anderes kleines Pflänzchen ist in diesem Thujawald zu sehen. Die extrem hohen Bäume lassen nur wenig Licht zum Boden, die für die Thuja üblichen Knötchen und Zäpfchen jedoch stehen in voller Blüte. Deuten wir die Signatur der Pflanze, so wirkt sie, als könne sie Niemanden um sich herum ertragen. Um eine Thujapflanze findet sich immer ein kleiner Kreis, in dem nichts anderes wächst oder bzw. wachsen darf, dabei zeigt sie Stärke, Aufrichtigkeit und Geradlinigkeit. Dabei deuten die knotigen Zapfen auf etwas hin, was verkapselt ist, was abgebunden ist, was zwar zur Pflanze gehört, aber nicht unbedingt integriert ist.

Schattenseiten werden abgekapselt und isoliert.

Diese Eigenschaften sind durchaus auf den Menschen übertragbar. Es handelt sich also um einen aufrechten, gradlinigen Menschen, der allerdings nichts oder wenig neben sich oder um sich herum erträgt und zulässt. Ein Mensch, der Thuja benötigt, erscheint nach Außen hin und für alle Anderen sichtbar aufrecht und gradlinig, geht aber ebenso stark in Distanz zu anderen. Die Ursache für diese Distanz könnte in der Abkapselung begründet sein. All jene Eigenschaften und Ansichten, die ihm selbst oder anderen, z.B. den Eltern, nicht gefallen haben, wurden isoliert und abgekapselt. So blieb scheinbar nur das Aufreche und Geradlinige sichtbar. So stellt sich das Bild eines „Ehrenmannes" dar, der jedoch einige Aspekte verkapselt und verborgen hält. Alles Unerwünschte, körperlich wie seelisch, wird verkapselt und isoliert. Auf der körperlichen Eben entsprechen diese Verkapselungen den Warzen.

Kinder, die neu zur Schule müssen und nicht selten unter ihren Fußsohlen Warzen entwickeln, reagieren oft positiv auf Thuja. Sie scheinen das Bedürfnis zu haben, wegzulaufen, ihren eigenen Neigungen nachzugehen, ihr „eigenes Ding zu machen", sich abzukapseln. Die Thuja-Lebenssituation jedoch ist würdig und diszipliniert. Aus Selbstdisziplin setzen sie selbst auferlegte Verbote sozusagen unter ihre Fußsohlen. Haben sie sich an die neue Situation gewöhnt, also angepasst, verschwinden diese wieder, sofern die Problematik nicht schon vorab z.B. mit Thuja aufgelöst wurde. Werden aber die isolierten Anteile in der Thuja-Lebenssituation zu groß und unkontrollierbar, brechen sie auf und gerieren zu Symptomen, wie

- Eile,
- innere Unruhe,
- Schwermut bis hin zu
- Selbstmordneigung und
- Fanatismus. Außerdem entstehen
- unwirkliche Vorstellungen.

Die Spaltung von dem, was ist und was sein darf, wird immer deutlicher, je intensiver die Thuja-Lebenssituation ausgereizt ist. Alles, was abgekapselt wurde und lange isoliert war, gleich ob Emotion oder Erkrankung, bricht nun hervor.

Bis heute gilt Thuja, nach den Entdeckungen Kents im Zusammenhang mit den Impfungen, als das wesentlichste Impfmittel. Im Prinzip weist uns Thuja jedoch lediglich auf die Tatsache hin, dass eine Tiererkrankung, die Kuhpocke, mit der früher erstmals geimpft wurde, für den Menschen unverträglich und nicht integrierbar ist und das der Mensch diese deshalb abgekapselt hat. Homöopathisch wird Thuja diesen Abkapselungsprozess zunächst einmal auflösen, damit ein weiterer Versuch erfolgen kann, dieses Thema zu integrieren. Ist dies nicht möglich, findet der Abkapselungsprozess erneut statt.

Thuja als homöopathische Arznei verhilft dazu, Isoliertes wieder aufzubrechen und bietet die Möglichkeit eines weiteren Integrationsversuches auf allen Ebenen.

Hahnemann beispielsweise setzte Thuja speziell gegen Tripper und Gonorrhöe ein, Themen, die zu seiner Zeit akut waren. Durch die selbst auferlegte Reglementierung der Sexualität, in der Lust, Freude und erotisches Spiel als verwerflich galten und gelten, kann Tripper als Symbol der verkapselten Lust bei Zuwiderhandlung bzw. Verlust der Selbstdisziplin entstehen. Jene Gefühle, die z.B. der guten Erziehung oder der traditionellen Lebensform widersprechen, brechen nun aus ihrer Unterdrückung hervor und wollen dann bewältigt werden, damit die Persönlichkeit und Individualität wieder als Ganzes lebbar wird.

Veratrum album

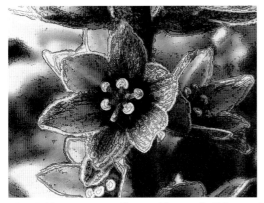

Veratrum album, der Weiße Germer, auch Weiße Nieswurz, ist eine mehrjährige, krautige Pflanze, die bis zu 1,5m hoch werden kann. Sie wächst in den Alpen und deren Vorland, den Apenninen und in Osteuropa auf feuchten, kalkhaltigen Böden der Wiesen und Weiden oder in Flachmooren bis in einer Höhe von 2.700 m und laugt den Boden stark aus.

Die 12 bis 15 mm großen weißen, grünlichen oder gelben Trichterblüten, der stark giftigen Pflanze verbreiten speziell im Sonnenschein einen aufdringlichen Geruch. Die Vergiftungssymptome des Weißen Germer zeigen sich in Erbrechen, Durchfall, Kältegefühl, Muskelkrämpfe, Halluzinationen, Atemnot und Kollapszustand. Je nach Vergiftungsgrad kann sich der Tod nach drei bis zwölf Stunden nach der Giftaufnahme einstellen. Der weiße Germer ist auch für Tiere und sogar für Insekten giftig. In der Antike wurde er als Pfeilgift benutzt und diente auch für andere Mordanschläge. Bemerkenswert ist dabei, dass die Pflanze erst nach Jahren des Wachstums blüht und der Anteil an giftigen Alkaloiden mit steigender Höhe des Pflanzenstandortes abnimmt. Je „reifer" eine Persönlichkeit ist, desto gelassener kann sie sein.

Der Selbstverrat.

Der Mensch in der Veratrum-album-Lebenssituation will hoch hinaus und ist in diesem Bestreben durchaus geduldig, Er verlangt aber auch Unterstützung, symbolisiert im kalkhaltigen Boden, und beansprucht die Umgebung derart, dass diese förmlich ausgelaugt wird. Auf Annäherung reagiert er giftig; ein solcher Mensch ist einfach „an der falschen Stelle", hat nicht genug Mut, seine Fähigkeiten und Anlangen in klarer Kommunikation stabil ins Außen zu tragen. Die innerliche oft nicht gezeigte Grundstimmung, ist eine qualvolle Angst vor anderen Menschen, die oft durch Arroganz, oder Penetranz, ähnlich wie der Geruch der Pflanze selbst, überlagert wird. Hat er die angestrebten hohen Ziele teilweise erreicht, wird er sozusagen friedlicher und weniger abweisend, die Giftigkeit sinkt.

Die Kombination aus der versteckten inneren Unsicherheit und den hohen Zielen und Vorstellungen, die ein Mensch in einer Veratrum-album-Situation aufweist, führen dahin, dass das Image, die Dekoration, als Alternative zu echtem Selbstwertgefühl zu einem wesentlichen Aspekt der Persönlichkeit geworden ist. Das Abbild der inneren Angst und Schwäche sind

- Kollapssymptome.

Die eigene Kraft und die eigenen Fähigkeiten werden hinter dem Image versteckt, der Veratrum-album-Patient verrät sich damit selbst. Ein typisches Beispiel ist die vielzitierte „Frau Professor", wahlweise Frau Doktor oder Frau Bürgermeister, eben die Frau desselben, die selbst die Fähigkeit hätte, eine leitende Position zu übernehmen, sich aber mit dem Image begnügt, da sie selbst nicht wagt, die entsprechende Position einzunehmen. So zwar, oft auch nur lautlos, kritisiert, aber keine Konsequenzen zieht, weil Image und Status begehrenswerter wirken als der mit persönlichem Risiko verbundene Erfolg. Der Zwiespalt zwischen der eigenen Kraft, die aber nicht gelebt wird und durch Image, Arroganz und teilweise unangenehmem Verhalten ausgeglichen wird, gepaart mit der inneren Angst, machen die zwiespältige Situation von Veratrum aus.

Auch das Erlebnis von Gefangenschaft, insbesondere desjenigen, der sich auf die Seite der Dominierenden schlägt und seine Kameraden dadurch eventuell sogar verrät, initiiert eine Veratrum-album-Situation. Die eigene Individualität und die eigene Kraft wird nicht gelebt, die eigenen Grundsätze verraten, der Status, das Überleben wird wichtiger als die Individualität und die Orientierung am Stärkeren scheint Sicherheit zu geben. Dieser zwiespältige Zustand kann bis zur manischen Depression führen.

Ein typisches Veratrum-Symptom ist die

- Furcht vor dem Verlust der gesellschaftlichen Stellung.

Damit wird gezeigt, dass die Position Sicherheit gibt, die eine Existenzgrundlage bildet. Der

- kalte Schweiß auf der Stirn

besagt, dass es sehr anstrengend zu sein scheint, solche Situationen auszuhalten und durchzustehen.

Eine wesentliche Komponente ist die

- Zerstörungssucht oder
- Zerstörungswut.

Der Zwiespalt zwischen der gespielten Kraft und Macht und der wirklichen inneren Schwäche ist so aufreibend, dass sich die Energie im Außen als Bedürfnis der Zerstörung darstellen. Basis hierfür ist auch die Furcht, dass eigene Schwäche unter ständigem Druck sichtbar und ausgenutzt wird. Heftigkeit, Wut und Hysterie sind letztlich emotionale Ablenkungsmanöver, damit die innere Angst nicht erkannt wird. Der Mensch in einer Veratrum-album-Situation verhält sich, als wäre er durch den Verlust einer machtvollen, stabilen Position traumatisiert, ohne dass er dies direkt und klar zu erkennen gibt. Gleichzeitig verharrt er in der aktuellen Lebenssituation, in der er die eigene große Stärke und die eigenen Fähigkeiten anscheinend wegen einer vorhandenen inneren Angst und einem Getriebensein nicht umsetzten kann.

Der Veratrum-Patient ist

- schreckhaft,
- mag nicht angefasst werden und hat starke
- Selbstmordtendenzen.

In diesen Symptomen zeigt sich sein wirkliches ängstliches Lebensgefühl, was er mit

- Hochmut,
- Arroganz und
- Machtdemonstrationen

verdeckt. Erst wenn der Mensch den Mut gewinnt, sein wahres ängstliches Lebensgefühl zu zeigen, und damit Offenheit und Ehrlichkeit auch anderen gegenüber zu leben, wird er sich selbst wieder treu und kann jene Position und jenen Platz erreichen, die seiner Individualität entsprechen.

Index der 66 „Todsünden"

Mit einem Augenzwinkern und einem mahnenden Blick soll Ihnen unsere kleine „Auswahl beliebter emotionaler Todsünden" helfen, sich in unserem Buch wie auch in Ihrem Gemütsleben noch besser zurechtzufinden.

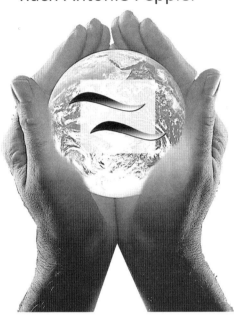
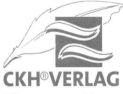

Die Bedeutung der Symptome und Krankheitsbilder
zum besseren Verständnis der homöopathischen Anamnese

Arbeitsbuch und Farbtafel

Autoren: Antonie Peppler, Hans-Jürgen Albrecht

Die einzige Sprache, in der ein Mensch nie lügen oder anderen etwas vormachen kann, ist die Symptomsprache. Diese Sprache ist die Sprache des Unbewussten.

Derjenige, der diese Sprache versteht, kann genau ablesen, welche erlebten Konflikte schmerzhaft waren und deshalb ins Unbewusste verdrängt wurden. Die Kenntnis um die Symptomsprache ist die beste Möglichkeit sich selbst und die unbewussten Konflikte zu verstehen.

Die Homöopathie gibt diesem Entwicklungsprozess die größtmögliche Unterstützung, denn sie nutzt das Spiegelprinzip, das Wiederholungsprinzip. Erlebnisse, die ein Mensch hatte, haben sich eingeprägt und sind die Grundlage für sein zukünftiges Verhaltensmuster. Nur dadurch, dass ich diese prägenden Erlebnisse noch einmal wiederhole, können Erkenntnisprozesse und Auflösung dieser festgefahrenen Muster erreicht werden.

Diesen schwierigen Prozess zu fördern und Menschen bei der Definierung ihres ureigensten, selbst bestimmten Lebensrahmens zu begleiten, hat sich die Kreative Homöopathie nach Antonie Peppler® zur Aufgabe gemacht.

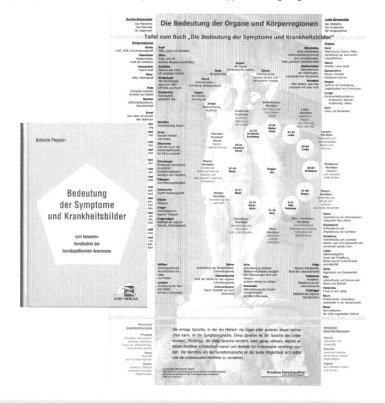

Arbeitsbuch, Gebundenen Ausgabe, 286 Seiten 69,- € / 129,- SFr
Farbtafel A1, 19,- €, laminiert 39,- €

CKH® Verlag, Großheubach

Das große Impfbuch
der Kreativen Homöopathie

Autoren: Antonie Peppler, Hans-Jürgen Albrecht

Wer "schwarze Listen", dramatische Statistiken oder "Gute Ratschläge" sucht, liest hier vergebens. An den Auseinandersetzungen zwischen Impfgegner und Impfbefürwortern wollen wir uns nicht beteiligen. Im Vordergrund der Impfproblematik, so wie wir sie sehen, steht nicht der (Un-) Wirksamkeitsnachweis der Impf-Prophylaxe.

Unsere Intention ist es vielmehr, die Impfungen jenseits der Frontlinien einem weitaus umfassenderen Kontext zu betrachten. Dabei soll der Blick sowohl auf die - gleichermaßen - Ursachen und Wirkungen der Impfungen für die soziokulturelle Entwicklung der Menschheit als auch auf die Risiken und Chancen von Impfungen und Impfblockaden für die körperliche wie auch für die geistige Entwicklung des Einzelnen gelenkt werden.

Es wird auch für den geneigten Leser nicht immer einfach sein, dem manchmal zu konsequent klaren Gedanken der Eigenverantwortlichkeit zu folgen. Ausführliche Erläuterungen zu den Auswirkungen und zu den homöopathischen Auflösungsmöglichkeiten der so genannten Impf- und Therapieblockaden sollen helfen, einen unvoreingenommenen Zugang zu dieser Denkweise zu gewinnen.

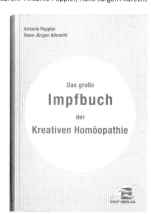

Gebundene Ausgabe, 532 Seiten
Verkaufspreis: 89,- € / 174,- SFr

CKH® Verlag, Großheubach

Schwermetalle
Stoffliche Wirkungsweisen und psychische Hintergründe
aus der Sicht der Kreativen Homöopathie

Autoren: Antonie Peppler, Hans-Jürgen Albrecht

Die Themen Schwermetallvergiftung und deren Ausleitung sind nicht nur bei naturheilkundlich Interessierten im aktuellen Gespräch: es vergeht fast kein Tag, an dem diese Problematik nicht in den Medien diskutiert wird.

Umwelt- und Luftverschmutzung, die Kontamination von Böden und Gewässern werden durch den erwachten Ökologiegedanken bewusst hinterfragt und nicht mehr als unvermeidbarer Preis für Wohlstand und Fortschritt gesehen. Viele Menschen sind von massiven Ängsten vor der persönlichen und allgemeinen Zukunft erfüllt.

Die Absicht dieses Buches ist es, eine strukturierte Erklärung dafür zu erarbeiten, wie das Dilemma, welches scheinbar durch die Umwelt projiziert wird, gelöst werden kann. Es wird versucht, Wege aufzuzeigen, die anstehenden Themen unter dem Aspekt der Eigenverantwortlichkeit positiv zu verarbeiten und die mit der Schwermetallthematik verbundenen gesellschaftlichen Ängste abzubauen.

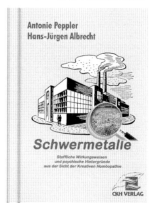

Gebundene Ausgabe, 289 Seiten
Verkaufspreis: 69,- € / 129,- SFr

CKH® Verlag, Großheubach

Die psychologische Bedeutung homöopathischer Arzneien

Autorin: Antonie Peppler

Band I   190 Arzneien

Band II   140 Arzneien

Band III 140 Arzneien in Vorbereitung

Diese Werke helfen auf der Basis der jeweiligen Fallanalyse und Repertorisation, die derzeitige Lebenssituation des Patienten zu erfassen. Damit wird der Therapeut in die Lage versetzt, den Entwicklungsweg des Patienten nachzuvollziehen und begleiten zu können.

Das Erkennen der psychologischen Bedeutung einer Arznei, abgeleitet aus der Summe der Symptome ihres Arzneimittelbildes, deren Interpretationen und Deutungen sowie ihrer synergetischen Betrachtung - fasst das empirische Wissen über die Arzneimittelbeziehungen in komplexen Aussagen zusammen und begründet damit die vorgestellte, neue Behandlungsmethode.

Gebundene Ausgaben,
Verkaufspreis: je 75,- € / 139,- SFr

CKH® Verlag, Großheubach

Kreative Homöopathie
Gesammelte Veröffentlichungen von Antonie Peppler

Herausgeber: Hans-Jürgen Albrecht

Bisher erschienen: Band I—III

In ihren zahlreiche Vorträgen und Seminaren hat die Homöopathin Antonie Peppler den von ihr entwickelten philosophischen, synergetischen und ganzheitlichen Ansatz der „Kreativen Homöopathie" einer breiten Öffentlichkeit bekannt gemacht. Gleichzeitig ist auch eine große Zahl an Artikeln zu den verschiedensten Themenkreisen erschienen.

Ihr Lebensgefährte und Kollege Hans-Jürgen Albrecht hat es sich zur Aufgabe gemacht, diese Veröffentlichungen zu sammeln und den interessierten Homöopathen als Buch vorzulegen.

Bereits die ersten beiden Bände waren ein großer Erfolg. So sind all diese Bände in einem breiten Themenspektrum angelegt und erlauben auch dem „Neueinsteiger" einen direkten Zugang zu den neuen Aspekten der Homöopathie auf dem Weg ins das dritte Jahrtausend.

Gebundene Ausgaben,
Verkaufspreis: jeweils 49,- € / 98,- SFr

CKH® Verlag, Großheubach

Wasser und Homöopathie

Die Bedeutung der Wasserstruktur als Träger von Informationen.
Eine Forschungsbasis für die Homöopathie

Autoren: Dr. Wolfgang Ludwig†, Hans-Jürgen Albrecht

Technische Grundlage der Homöopathie ist die Arbeit mit hoch verdünnten wässrigen Lösungen. Dabei werden meist Verdünnungen verwendet, die eine naturwissenschaftliche Erklärung der Wirkungsmechanismen nicht mehr direkt erlauben.

Dadurch wird die Homöopathie *scheinbar* angreifbar und treibt den praktizierenden Homöopathen oft in eine Trotzhaltung gegenüber den akzeptierten Wissenschaften.

Der inzwischen verstorbene Dr. rer. nat. Wolfgang Ludwig hat diesen Rückstand aufgearbeitet du die Eigenschaften von Wasser und homöopathischen Lösungen grundlegend untersucht. Seine Beobachtungen erlauben eine neue Sicht auf die Eigenschaften hoch verdünnter Lösungen und zeigen auf, das Wasser *„ein Gedächtnis"* für Informationen besitzt.

Hans-Jürgen Albrecht hat mit kurzen, homöopathischen Ausführungen die Interpretationen der wissenschaftlichen Ergebnisse für die Kreative Homöopathie aufbereitet.

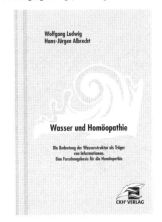

Gebundene Ausgabe, 226 Seiten
Verkaufspreis: 75,- € / 139,- SFr

CKH® Verlag, Großheubach

Milzbrand

Mögliche homöopathische Hilfen und psychische Hintergründe

Autoren: Antonie Peppler, Hans-Jürgen Albrecht

In der homöopathischen Praxis war auffällig, dass bei vielen Patienten - aus welchem Grunde auch immer - der Milzbranderreger als latentes, unentdecktes Thema eine Rolle spielte.
Akut in die aktuelle Diskussion geriet er durch die Geschehnisse nach dem 11. September 2001, obwohl dieses Ereignis bei weitem nicht den einzige Ansatzpunkt für die Kontakte von Menschen mit diesem Virus darstellt.

Häufig genug blockierte er die homöopathische Behandlung und Heilung. Anhand der homöopathischen Anamnese wird deutlich, dass Infektionserkrankungen nicht nur in akuter, sondern auch in latenter Form außerordentlichen Einfluss auf Gesundheit und Wohlbefinden der Menschen haben können. So entstand dieses Werk mit homöopathischen Therapie-Tipps.

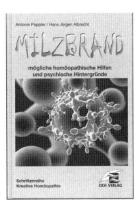

Gebundene Ausgabe, 83 Seiten
Verkaufspreis: 20,- € / 38,- SFr

CKH® Verlag, Großheubach

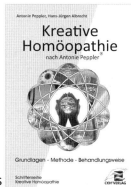
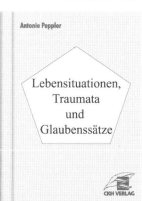

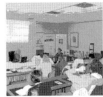

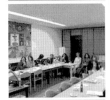
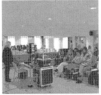
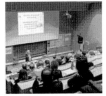
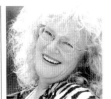

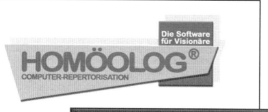
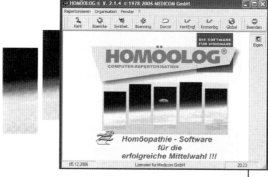
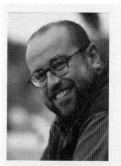
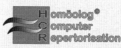

Neue Erkenntnisse verlangen nach Neuerungen der Methoden.
Und so entwickelten und entwickeln wir in Zusammenarbeit mit dem **CKH®–Centrum für Klassische Homöopathie** zusätzlich die in dieser Form einmaligen Auswertungsmodule

- Psychologische Bedeutung von Arzneien *nach Antonie Peppler*
- Therapie- & Impfblockadeanalyse
- Folgemittelanalyse *nach H.J. Albrecht*

Die Berücksichtigung neuester homöopathischer Erkenntnisse, ganzheitlicher Ansätze und unsere 17-jährige wissenschaftlich-kritische Analyse der bekanntesten Repertorien machen **HOMÖOLOG®** zu einem Werkzeug für den Schritt in ein neues Jahrtausend der homöopathischen Heilung.

Nutzen Sie die Möglichkeiten der HOMÖOLOGIE® als ganzheitliche homöopathische Analysemethode die mit der Anwendung einer tiefenpsychologischer Hintergrunderkennung, der psychologischen Deutung von Krankheitssymbolen und Arzneimitteln therapeutische Ansätze verknüpft und zu einem neuen Ganzen verbindet ohne klassische Erkenntnisse zu vernachlässigen.

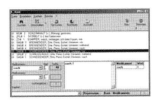

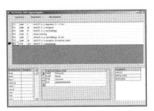

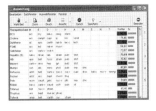

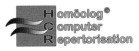

Homöolog®
Computer
Repertorisation

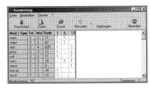

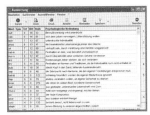

Suchen und Finden Sie die Symptome Ihrer Patienten in einer leicht verständlichen und vielen Praxen erprobten Homöopathie-Software.

Stellen Sie die Lebenssituation und Therapieblockaden Ihrer Patienten in unserer Software dar. Nutzen Sie die Möglichkeiten der therapiefertigen Darstellung solcher krankheitsfixierender, persönlichkeits– und bewußtseinshemmender Blockaden. Zweifellos ersetzt nichts den sprichwörtlichen gesunden Menschenverstand und die Intuition eines Homöopathen, Arztes oder Heilpraktikers.

Dennoch: Die Unzahl der geprüften Mittel, der Erkenntnisschub auf allen Ebenen homöopathischer Praxis sind kaum noch ohne kluge Hilfsmittel in Ihrer ganzen Breite erfass– und nachvollziehbar.

An dieser Stelle stehen unser Know-How und unsere eigenen langjährigen Erfahrungen sowohl in der homöopathischen Praxis als auch in der Weiterentwicklung derselben. Ganz gleich ob per Telefon, Fax oder Email: wir informieren sie umfassend und ermitteln gemeinsam mit Ihnen Ihre optimale Softwarekonfiguration.

Notizen

Notizen

Notizen

Notizen

Schreiben Sie uns, wie Ihnen dieses Buch gefallen hat oder was Sie darin vermisst haben.
Informieren sie sich über weitere spannende Themen aus der
Kreativen Homöopathie nach Antonie Peppler®
Sollten die Anforderungskarten und Bestellscheine hier bereits herausgetrennt sein, fordern
sie einfach neue an:
Telefon: +49 (0)9371 2059 Fax +49 (0)9371 67030 oder Email: info@ckh.de

Kreative Homöopathie
nach Antonie Peppler®

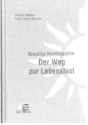

Das Buch
Kreative Homöopathie -
Der Weg zur Lebenslust

O   hat mir gut gefallen

O   hat mich nicht angesprochen, weil:

....

....

O   Mir persönlich haben
     weiterführende Informationen gefehlt zu:

....

....

Ich interessiere mich für

O   Die psychologische Bedeutung
     homöopathischer Arzneien
     Band I, 190 Arzneien bzw. Band II, 140 Arzneien
     Band III 140 Arzneien (in Subskription)

O   Die Bedeutung der Symptome und Krankheitsbilder
     zum besseren Verständnis der
     homöopathischen Anamnese

O   Das Große Impfbuch der Kreativen Homöopathie

O   Schwermetalle - Stoffliche Wirkungsweisen
     und psychische Hintergründe
     aus der Sicht der Kreativen Homöopathie

O   Kreative Homöopathie –
     Gesammelte Veröffentlichungen von Antonie Peppler;
     Band I bis III

O   Kreative Homöopathie
     Grundlagen - Methodik - Behandlungsweise
     (in Subskription)

O   Lebenssituationen, Traumata und Glaubenssätze
     (in Subskription)

O   weitere Publikationen

Telefon: +49 (0)9371 2059
Fax: + 49 (0)9371 67030
Internet: www.ckh.de
Email: info@ckh.de

CKH® Verlag

Stand: September 2008

CKH Akademie

Ich interessiere mich für ...

O Vorträge und Wochenendseminare der
   Kreativen Homöopathie nach Antonie Peppler®

O Leistungskurse und Studium
   der Kreativen Homöopathie

....

O Homöopathisches Zubehör: Taschen, Röhrchen etc.

O den Anamnese-Fragebogen
        O für Erwachsene
        O für Kinder

O Sonstiges:

....

....

....

NEUE MODULE:
• Allergien
• Impfungen
• Fragebogen
AKTUELLE
• Repertorium der
  Kinderkrankheiten
• Nahrungsmittelrepertorium
• Kronenbergers Codex interner
  Homöo-Therapie

Der weniger bekannte unterfränkische Homöopath Kronenberger konzentrierte sich in seiner Arbeit vorwiegend auf klinische und spezielle chronische Symptome, wie z.B. Krebssymptome. Das Werk des inzwischen Verstorbenen präsentiert sich dabei in einer auffallend modernen Sprache und enthält einige interessante, in der bisherigen Literatur wenig beschriebene, so genannte "Kleine Mittel" wie z.B. Pankreatin und Hypophyse. Gerade deshalb haben wir es als wirkliche Bereicherung unserer Praxisarbeit empfunden, die wir nunmehr weitergeben möchten. Das gedruckte Werk ist heute nicht mehr erhältlich. Das Modul "Kronenberger" ist somit eine echte Rarität.

O Ich interessiere mich für die Software
   HOMÖOLOG®-Computer-Repertorisation

O Ich arbeite bereits mit dem HOMÖOLOG®
   und interessiere mich für die aktuellen
   Ergänzungen und Updates

HOMÖOLOG® - Computer-Repertorisation

Telefon: +49 (0)9371 2059 / Fax: + 49 (0)9371 67030 / Internet: www.ckh.de / Email: info@ckh.de

Stand: September 2008

Absender:

Bitte deutlich lesbar ausfüllen - Herzlichen Dank.

_____

Name, Vorname

_____

Straße

_____

PLZ, Ort

◯ Rückruf erbeten

_____

Rückrufnummer

_____

Email

_____

Beruf

Ich interessiere mich für umseitig gekennzeichnetes
Informationsmaterial. Bitte senden Sie mir dieses umgehend zu.
O   per Post
O   als PDF per Email

_____

Datum, Unterschrift

 - Centrum für

Klassische Homöopathie

Klingenweg 12

63920 Großheubach

BITTE
HIER
FREI-
MACHEN

Absender:

Bitte deutlich lesbar ausfüllen - Herzlichen Dank.

_____

Name, Vorname

_____

Straße

_____

PLZ, Ort

◯ Rückruf erbeten

_____

Rückrufnummer

_____

Email

_____

Beruf

Ich interessiere mich für umseitig gekennzeichnetes
Informationsmaterial. Bitte senden Sie mir dieses umgehend zu.
O   per Post
O   als PDF per Email

_____

Datum, Unterschrift

 - Centrum für

Klassische Homöopathie

Klingenweg 12

63920 Großheubach

BITTE
HIER
FREI-
MACHEN

Für eine Bestellung der Publikationen bei der CKH®· Versandbuchhandlung benutzen Sie bitte einen dieser Bestellscheine. Einfach heraustrennen, ausfüllen und unterschreiben an uns zurück. Sollten die Anforderungskarten und Bestellscheine hier bereits herausgetrennt sein, fordern sie einfach neue an:
Telefon: 09371 2059 Fax 09371 67030 oder Email: info@ckh.de

Kreative Homöopathie®
nach Antonie Peppler®

CKH®- Versand

Hiermit bestelle ich zur schnellstmöglichen Lieferung:

Anz.	Buchtitel — Kurzbezeichnung	Preis
	Gesamtpreis :	

zuzüglich Versandkosten.

Bestellungen aus der Schweiz:
Lieferungen erfolgen ausschließlich aus der Schweiz zu den ausgewiesenen Schweizer Buchpreisen in SFr.
Rücksendung:
Reklamationen und Beanstandungen können nur berücksichtigt werden, wenn diese unverzüglich, unter Vorlage der Rechnung oder unter Angabe der Rechnungsnummer schriftlich angezeigt werden.
Eventuelle Rücksendungen bitte stets ankündigen und ausreichend frankieren. Unfreie Rücksendungen von bei uns bestellten Büchern, Publikationen und Produkten – gleich aus welchem Anlass – werden grundsätzlich nicht entgegen genommen, da die in diesem Fall völlig überhöhten Gebühren einen nicht akzeptablen Schaden für beide Seiten darstellen.

Bitte umseitige Angaben vollständig ausfüllen und unterschrieben per FAX an +49 (0)9371 67030 oder per Post einsenden.

Kreative Homöopathie®
nach Antonie Peppler®

CKH®- Versand

Hiermit bestelle ich zur schnellstmöglichen Lieferung:

Anz.	Buchtitel — Kurzbezeichnung	Preis
	Gesamtpreis :	

zuzüglich Versandkosten.

Bestellungen aus der Schweiz:
Lieferungen erfolgen ausschließlich aus der Schweiz zu den ausgewiesenen Schweizer Buchpreisen in SFr.
Rücksendung:
Reklamationen und Beanstandungen können nur berücksichtigt werden, wenn diese unverzüglich, unter Vorlage der Rechnung oder unter Angabe der Rechnungsnummer schriftlich angezeigt werden.
Eventuelle Rücksendungen bitte stets ankündigen und ausreichend frankieren. Unfreie Rücksendungen von bei uns bestellten Büchern, Publikationen und Produkten – gleich aus welchem Anlass – werden grundsätzlich nicht entgegen genommen, da die in diesem Fall völlig überhöhten Gebühren einen nicht akzeptablen Schaden für beide Seiten darstellen.

Bitte umseitige Angaben vollständig ausfüllen und unterschrieben per FAX an +49 (0)9371 67030 oder per Post einsenden.

- Centrum für

Klassische Homöopathie

Klingenweg 12

63920 Großheubach

Absender:
Bitte deutlich lesbar ausfüllen - Herzlichen Dank.

_____
Name, Vorname

_____
Straße

_____
PLZ, Ort

_____
Rückrufnummer   Bitte unbedingt angeben.

_____
Email

_____
Beruf   Bitte unbedingt angeben.

Hiermit bestelle ich
verbindlich die umseitig
aufgeführte Literatur.

_____
Datum, Unterschrift

**CKH© Versandbuchhandlung
und Vertrieb**

Klingenweg 12

63920 Großheubach